中原历代中医药名家文库

主编 许敬生

中医名家珍稀典籍校注丛书

太平圣惠方校注

5

〔宋〕王怀隐 等编
田文敬 任孝德 李更生
孙现鹏 王学超 校注

河南科学技术出版社
·郑州·

图书在版编目(CIP)数据

《太平圣惠方》校注. 5 / (宋) 王怀隐等编; 田文敬等校注.
—郑州: 河南科学技术出版社, 2015.10
ISBN 978 - 7 - 5349 - 7689 - 6

Ⅰ. ①太… Ⅱ. ①王… ②田… Ⅲ. ①食物疗法 - 验方
②《太平圣惠方》- 注释 Ⅳ. ①R247.1

中国版本图书馆 CIP 数据核字(2015)第 062795 号

出版发行: 河南科学技术出版社
地址: 郑州市经五路 66 号　邮编: 450002
电话: (0371) 65788613　65788629
网址: www.hnstp.cn
策划编辑: 李喜婷　马艳茹
责任编辑: 邓　为　高　杨　赵振华
责任校对: 柯　姣
封面设计: 张　伟
版式设计: 若　溪
责任印制: 朱　飞
印　刷: 河南省瑞光印务股份有限公司
经　销: 全国新华书店
幅面尺寸: 185 mm × 260 mm　印张: 25.25　字数: 300 千字
版　次: 2015 年 10 月第 1 版　2015 年 10 月第 1 次印刷
定　价: 138.00 元

本书主编　田文敬　任孝德

副 主 编　李更生　孙现鹏　王学超

目　　录

◎ **卷第四十五** ……… 一三七

卷第四十一

治发白令黑诸方

夫足少阴为肾之经也，主于骨髓，其华在发。若血气盛则肾气强，肾气强则骨髓充满，故发润而黑。若血气虚则肾气弱，肾气弱则骨髓枯竭，枯竭则令发白也。

治血虚脑髓空竭，诸脏虚之[①]，血气不足，少而蒜发及忧愁早白，远视䀮䀮，得风泪出，手足烦热，恍惚忘误，远年下痢，服之一月大验，甜瓜子散方。

甜瓜子（一升，微炒）　白芷（二两）　当归（二两，锉，微炒）　芎䓖（二[②]两）　甘草（二[③]两，炙微赤，锉）

右件药，捣细罗为散。每于食后，以酒或温水调下二钱，服之。

治血脑虚，发白早，宜服马齿苋还黑散方。

马齿苋子（一升）　白茯苓（二[④]两）　熟干地黄（四两）　泽泻（二两）　卷柏（二两）　人参（二两，去芦头）　松脂（四两，炼成者）　桂心（一两）

右件药，捣细罗为散。每日空心，以温酒调下二钱，渐加至三钱，晚食前再服，一月效。忌生葱、萝卜、大蒜等。

治人年未至四十，头须尽白，服此令黑方。

生地黄（五斤）　五加皮（半斤）　牛膝（半斤，去苗）

右件药，以酒浸地黄一[⑤]宿，曝干后，总九蒸九曝，同捣细罗为散。每日空心，以温酒调下二钱，若于羹粥中吃亦得。此药能化白令黑，添益筋力。忌生葱、萝卜、大蒜等。

又方。

白芷（一两）　旋复花（一两）　秦椒（一两，去目及闭口者，微炒去汗）　桂心（二两）

右件药，捣细罗为散。每服，以井华水调下二钱，日三服，三十日黑。

治须发早白，却变令黑，齿已摇动，却得坚牢，补血治气益颜色，服之延年神验方。

生地黄（三十斤，捣绞取汁）　杏仁（三升[6]，汤浸去皮尖双仁，点地黄汁研，令如稀膏）　胡桃瓤（一斤，研如膏）　大麻油（一升[7]）　丁香　木香　人参（去芦头）　牛膝（去苗）　白茯苓（各三两）　笺香　沉香（各一两）　安息香（二两，锉如棋子，水煮烂用之）　没石子　诃黎勒皮（各五两）　柳枝皮（三两，炙令干）　盐花（各三两）　乌油麻[8]（一升，点地黄汁研，以净布捩汁）　白松脂（八两，炼成者）　龙脑（一分）　白蜜（一升）　酥（一斤）

右件药，除地黄汁及脂膏蜜外，捣罗为末，然后都合一处，以诸药汁，调和如稀膏，于三两口瓷瓶中盛，仍强半不得令满。坐瓶于炉中砖上，四面以火逼之，候瓶中药沸，以柳木篦搅之，时时以匙抄，看堪圆乃止。候冷取出，以蜡纸密封头，勿歇药气。每日食后，含一圆如小弹子大，有津液即咽之，日可三圆，夜卧时含一圆，只十日觉异，一百日变白为黑。初服药，处净室一月，切慎葱、萝卜藕蒜，常宜吃生姜，即速验也。

黑髭发立验，一醉乌方。

地黄花　紫舌子花　龙葵花　青胡桃瓤　紫蜀葵花　麦蓝子（小麦地中生者）　莲子草　醋石榴（大者一枚，以上并一锦裹阴干）　母丁香　诃黎勒皮　香墨　（以上各一两）

右件药，捣罗为末，炼蜜和为圆，如弹子大。每服一圆，用好酒一中盏，研调，空心渐渐服之，令尽。若于注子嘴中吸咽之甚佳，如吃得三盏酒服三圆，饮得五盏服五圆，以醉为度，便见效也。忌生葱、萝卜、大蒜及五辛等。

黑须发一醉乌方。

诃黎勒（十枚，磨两头透） 生地黄汁（一升） 没石子（一两，捣末） 绿矾（半两，细研） 醋石榴（三枚大者，取汁） 硇砂（一分，细研） 硫黄（一分，细研）

右件药，都入于瓷瓶内，用二味汁浸，密封口，勿令透气，四十九日后取出，其诃子状如黑梅子。至夜临卧时，含一枚咽津，到晓烂嚼，以酒一中盏下之，良久更吃酒一两盏投之，至醉。其髭发，即三两日后自黑，更三两日再服之，转妙，忌生葱、萝卜、大蒜等。

变髭发，益气血，令终身不白，但黑润而已，黄者经六十日变黑，已白者服百日如漆，坚牙齿，益筋力，四时长常服，地骨皮圆方。

地骨皮（五两） 生干地黄（五两） 牛膝（三两，去苗） 覆盆子（三两） 黄芪（三两，锉） 五味子（三两） 桃仁（四两，汤浸去皮尖双仁，别研如膏） 菟丝子（四两，浸三日，曝干，别捣为末） 蒺藜子（四两，微炒，去刺）

右件药，捣罗为末，下桃仁，搅使相入，炼蜜和，更捣一二千⑨杵，圆如梧桐子大。每日空心，以温酒下四十圆，粥饮下，浆水下亦得。服药十日，即急拔去白者，二十日即黑者却生，神妙不可言，终身不得食蒜、牛肉、生葱、萝卜等。

变白发令黑，补益驻颜，苣藤圆方。

苣藤（二斤） 杏仁（四两，汤浸去皮尖双仁，麸炒微黄） 细辛（一两） 生地黄（五斤，捣绞取汁，以慢火熬去一半） 陈橘皮（一两，汤浸去白瓤，焙） 附子（一两，炮裂，去皮脐） 旋覆花（一两） 覆盆子（二两） 白芷（一两） 续断（一两） 秦皮（一两） 桂心（一两） 青葙子（二两） 秦椒（二两，去目及闭口者，微炒去汗） 熟干地黄（四两）

右件药，捣罗为末，入地黄汁中，以少蜜相和，捣五七百杵，圆如梧桐子大。每日空腹，以橘皮汤下三十圆，晚食前再服。忌生葱、萝卜、大蒜等。

治髭鬓早白，壮血脉，令复黑，柏子仁圆方。

柏子仁（三两） 醋石榴皮（二两） 秦椒（三两，去目及闭口者，

微炒去汗） 何首乌（二两） 马齿苋（二两） 莲子草（二两） 白芷（二两） 旋覆花（二两）

右件药，捣罗为末，炼蜜和圆，如梧桐子大。每日空心，以熟水下三十圆，晚食前再服。忌大蒜、生葱等。

治髭鬓早白，令变为黑方。

硫黄（一两，细研） 酸石榴皮（一两） 天竹黄（半两，细研） 磁石（二两，烧醋淬七遍，细研，水飞过）

右件药，先以和了面少许，裹硫黄，内于石榴皮中，又用面都裹石榴，于瓷碗中盛，饭甑内蒸两遍，取出晒干，捣罗为末。次入天竹黄、磁石等末，相合更研令匀，炼蜜和圆，如绿豆大。每日早晨，以杏仁汤下二十圆，其药服六七日已来，觉头痒，便是效也，白者自落，黑者再生，神效。

补益明目，壮气延年，令人好颜色，变髭发令黑，其功不可尽述，三倍圆方。

川椒（取红一斤） 牛膝（三斤，去苗） 生地黄（三十斤，净洗，捣绞取汁）

右件药，捣罗为末，用生地黄汁拌之令湿，晒干即更拌，以地黄汁尽为度，晒干，捣罗为末，和于木杵臼，捣十余杵，圆如梧桐子大。每日空心及晚食前，以温酒下四十圆，忌生葱、萝卜、大蒜等。

令发黑延年，久服可貌如童子，齿落重生，行如奔马，夜视有光，久服为地仙方。

远志（一斤[⑩]，去心） 白茯苓（一斤） 熟干地黄（一斤） 地骨皮（一斤） 麦门冬（一斤半，去心，焙） 苣藤（一斤，蒸，曝干，去皮）

右件药，捣罗为末，以枣肉和，木杵臼捣千余杵，圆如梧桐子大。每日空腹，以温酒下四十圆，晚食前再服，忌生葱、大蒜、萝卜等。

变白令黑，补益干地黄圆方。

熟干地黄（一斤） 牛膝（一斤，去苗） 枳壳（五两，麸炒微黄，去瓤） 茯神（三两） 菟丝子（五两，酒浸三日，曝干，别捣为末） 车前子（五两） 地骨皮（三两） 诃黎勒皮（三两）

右件药，别取生地黄肥者，捣绞取汁五升，浸牛膝及地黄，曝干，如前又浸，曝干，以地黄汁尽为度，放令干，捣罗为末，炼蜜和捣三五百杵，圆如梧桐子大。每服以温酒下三十圆，日再服，忌血食生葱、大蒜、萝卜等。

治血脑虚，发早白，宜服补益令黑，川椒圆方。

川椒（五两，去目及闭口者，微炒去汗） 苣藤（一升） 瓦松（半斤） 茜根（二斤，锉） 熟干地黄（三斤[11]） 覆盆子（一斤） 牛膝（一斤，去苗） 菟丝子（五两，酒浸三日，曝干，别捣为末）

右件药，捣罗为末，炼蜜和捣五七百杵，圆如梧桐子大。每服，以温酒下四十圆，食前服，忌生葱、萝卜、大蒜等。

治年少发白及心气虚，神不安方。

地骨皮（一两） 桂心（三分） 熟干地黄（二两） 白芷（三分） 旋覆花（三分） 诃黎勒皮（三分） 秦椒（三分，去目及闭口者，微炒去汗） 杏仁（一两，汤浸去皮尖双仁，麸炒微黄）

右件药，捣罗为末，炼蜜和圆，如梧桐子大。每日空心，以温酒下四十圆，忌生葱、大蒜、萝卜等。

内染鬓发变白为黑，驻颜益心神方。

熟干地黄（半斤） 牛膝（四两，去苗） 杏仁（半斤，汤浸去皮尖双仁，微炒，研如膏） 菟丝子（三两，酒浸三日，曝干，别捣[12]）

右件药，捣罗为末，都研合[13]匀，以炼蜜和捣三五百杵，圆如梧桐子大。每服，以温酒下四十圆，食前服，忌生葱、大蒜、萝卜。

变白发令黑方。

地骨皮 生干地黄 覆盆子 （以上各一斤）

右件药，捣罗为末，炼蜜和捣三五百杵，圆如梧桐子大。每服，以温酒下四十圆，食前服，忌生葱、大蒜、萝卜等。

变白发令黑，填骨髓，去万病方。

熟干地黄（四斤） 杏仁（一斤，汤浸去皮尖双仁，研如膏） 诃黎勒皮（半斤）

右件药，捣罗为末，入杏仁同研令匀，以炼蜜和捣三二百杵，圆如梧桐子大。每服，以温酒下三十圆，食前服，渐加至四十圆为度，于瓷器内密贮之。变白功效不可具述，切不得令孝子女人见，忌生葱、萝卜、大蒜等。

驻颜，变髭发令黑方。

莲子草（半斤） 杏仁（一斤，汤浸去皮尖双仁，麸炒微黄） 熟干地黄（一斤）

右件药，相和，捣一万杵，色当如漆，即圆如梧桐子大。每日空腹，以温酒下三十圆，晚再服之，久服髭发如漆，忌生葱、萝卜、大蒜等。

黑髭发方。

柏叶（四两） 松叶（四两） 丁香（二两） 没石子（二两）

右件药，捣罗为末，炼蜜和捣三二百杵，圆如梧桐子大。每日空心，以温酒下三十圆，夜临卧时，以豉汤下三十圆。

又方。

天门冬（一斤⑭，去心，焙） 熟干地黄（一斤⑮）

右件药，捣罗为末，炼蜜和捣五七百杵，圆如梧桐子大。每日食前，以酒饮任下三十圆，神效，忌生葱、萝卜、大蒜等。

又方。

生地黄（二斤，净洗，捣绞取汁） 茜根（一斤）

右件药，将茜根细锉，以水五大盏微煎，研绞取汁，更将滓再研煎。如此三度，取汁入银锅内与地黄汁缓火煎如膏，以瓷器盛之。每日空腹，以温酒调半匙服一月⑯日，髭发如漆，忌生葱、萝卜、大蒜等。

又方。

黄丹（三十两）

右内入瓷瓶中，以泥固济，四面厚一寸，放干，以马粪火养一百日，出之，细研为末，以枣瓤和圆如鸡头实大。每夜含一圆，六十日黑矣。

又方。

乌麻子（三斤，九蒸九曝）

右捣罗为末，以枣膏和圆，如梧桐子大。每日早晨，以温水下五十圆，晚再服之。

治眉发须不生诸方

夫足少阴之血气，其华在发，足太阳之血气盛，则眉美，足少阳之血气盛，则鬓美，足阳明之血气盛，则发美，手阳明之血气盛，则髭美，诸经血气盛，则眉髭须鬓发美泽。若血气虚少枯竭，则变黄白不生，若风邪乘其经络，血气改变，则异色恶发妄生也，则宜以药敷之，令生好发也。

治血气风热所攻，眉发髭不生，宜用松叶膏方。

松叶（半斤） 莲子草（半斤） 马鬐膏（半斤，炼成膏者） 韭根（半斤） 蔓荆子（二两） 防风（一两，去芦头） 白芷（一两） 辛夷（半两） 川升麻（半两） 吴蓝（半两） 芎䓖（半两） 独活（半两） 桑寄生（半两） 藿香（半两） 沉香（半两） 零陵香（半两）

右件药，细锉，先以桑寄生根白皮一[17]斤，以水八升，煮取五升，去滓。又以竹沥一升，相和浸润诸药一宿，后以猪脂二斤，煎候白芷色黄膏成，滤去滓，于瓷器中盛，每用涂之，日三五度，妙。

治须发眉皆不生方。

川升麻（二两） 荠苨（二两） 莽草（一两） 白芷（一两） 防风（二[18]两，去芦头） 蜣螂（四枚，微炙） 雄鸡脂（半斤） 马鬐膏（半两） 熊脂（半斤） 豹脂（半斤）

右件药，细锉，以诸脂膏相和，用慢火同煎令沸，候白芷色焦黄，住火良久，去滓，以瓷盒盛。每用药时，先净洗了敷药于上，隔日一度用之。

治血㿗脑虚、头风，致髭眉须不生，疏薄，宜用此方。

蔓荆子（半斤） 白芷 附子 防风（去芦头） 芎䓖 莽草 辛夷 黄芩 细辛（洗去苗土） 当归 汉椒（去目，以上各一两） 川大黄（一两半）

右件药，都细锉，以马鬐膏一斤，猪脂二斤，以慢火同煎，候白芷色焦黄，住火，去滓放冷，用瓷盒盛，净洗涂之，日三上，良。

治血虚眉发髭不生，宜用此青莲膏方。

莲子草汁（三升） 生苣藤油（一升） 牛乳（一升） 甘草（二

两，细锉）

右件药相和，于铛内，以慢火煎之，冕似鱼眼沸，便搅之勿住手，直至沫尽为熟，澄清滤去滓，盛于不津器中。每用候夜卧时，低枕仰卧，每鼻孔内，点三五点如小豆大，至六七遍止，良久乃起，有唾须唾，却勿得咽之，即啜少汤饮。如此点半斤季，白者却黑，落者重生，其药良验。忌生蒜、萝卜辛辣物。

治眉发髭不生，兼令黑方。

铁粉（二两） 附子（二两，去皮脐，生用） 羊踯躅（三两） 莲子草（二斤） 零陵香（三两） 没石子（五颗） 蔓荆子（二两）

右件药，捣粗罗为散。以生油五升，浸五七日后，用慢火煎取一半以下，去滓，于瓷盒内盛，于无眉发髭处，每日涂之，神验。切不得涂著口鼻，恐有毛生。

治眉发髭不生，墙[19]衣散方。

墙衣（五合，曝干，捣罗为末） 铁精（一合） 合欢木灰（二两） 水萍末（一合）

右件药相和，研令极细，旋以生油调如膏，涂拾[20]不生处，日夜再涂，即生，极妙。

治眉发髭不生，松脂膏方。

松脂（二两） 附子（二两，去皮脐，生用） 蔓荆子（半斤）

右件药，捣罗为末，以乌鸡脂和，瓷器中盛，密封头，于屋北阴干。百日药成，细研，以马鬐膏和薄，涂于不生处，勿令近面。

又方。

柏叶（切，一斤） 附子（二两，去皮脐，生用）

右件药，捣罗为末，以猪脂和，作三十圆，每日内一圆，入米泔中化破，洗之，每日用之。十日后再生新者，余药以帛裹，密器贮之，勿令泄气。

又方。

石灰（三升）

右以水拌炒，令极焦，以绢袋贮，以酒一斛斗渍之，密封。冬二七日，春秋七日，取温服一合，恒令酒气相接服之，即新者生也。

治血虚，眉发髭不生，宜用此方。

大麻子（一升，熬令黑）

右压取脂，每日敷之，三十日后渐生。

又方。

乌麻花，瓷器盛，密盖，埋之，六十日出，用涂之，易生而黑也。

又方。

右以温盐汤洗之，后以生油和蒲苇灰，每日敷之，渐生。

又方。

羊粪灰（三斗）

右以水麻[21]取汁洗之，三日一洗，不过十洗，即大生矣。

生发令长诸方

夫足少阴之经，血所荣也，气盛则发长而美[22]。若虚则发不长，治以药治之。

令发速长而黑方。

乌喙（三两，去皮脐，生用）　莽草（三两）　续断（三两）　皂荚（三两，去黑皮并子）　泽兰（三两）　白术（三两）　细辛（三两）　辛夷（一两）　柏叶（一两）　防风（一两，去芦头）　竹叶（一两）　杏仁（一两，汤浸去皮尖及双仁，生用）

右件药，细锉，以隔年米醋三升，渍一宿，滤出，以麻油二斤，猪脂二斤，同煎，药焦黄，药成去滓，以瓷器盛，每夜净洗头了涂之，三十日效。

长发及生发，摩发膏方。

细辛（一两）　防风（一两，去芦头）　续断（一两）　芎䓖（一两）　皂荚（一两）　柏叶（二两）　辛夷（一两）　白芷（二两半）　桑寄生（三两）　泽兰（二两半）　零陵香（二两半）　蔓荆子（四两）　竹叶（切，五合）　松叶（切，三合）　乌麻油（四升）

右件药，细锉，以桑根白皮半斤，以水三升，煮取一升，又取韭根汁三合相和，浸药一宿，以绵裹入于油中，微火煎三上三下，候白芷色黄，去滓，以瓷器盛之，用涂摩头发，日夜三两度，妙。

长发，令速生及黑润，胡麻膏方。

胡麻油（一升） 腊月猪脂（一升） 乌鸡脂（一合） 丁香（一两半） 甘松香（一两半） 零陵香（二[23]两） 芎䓖（一两） 竹叶（二两） 细辛（二两） 川椒（二两，去目） 苜蓿香（三两） 白芷（一两） 泽兰（一两） 大麻仁（一两） 桑根白皮（一两） 辛夷（一两） 桑寄生（一两） 牡荆子（一两） 防风（三两，去芦头） 杏仁（三两，汤浸去皮尖双仁） 莽草（二[24]两） 柏叶（三两）

右件药，都细锉，米醋浸一宿，滤出。内入油猪脂、鸡脂中，以慢火煎，候白芷色焦黄，膏成，绵滤去滓，以瓷盒盛之，用涂摩头发，日夜二三度，妙。

长发，涂香油方。

松皮（二[25]两） 天麻（二两） 莽草（一两） 秦艽（一两，去苗） 独活（二两） 川乌头（二[26]两） 川椒（二两，去目） 白芷（二两） 芎䓖（二两） 辛夷（二两） 甘松（一两） 零陵香（一两） 沉香（一两） 羊踯躅（一两） 木香（一两） 藿香[27]（一两） 甘菊花（一两） 牛膝（一两，去苗） 松叶（半斤） 杏仁（二两，汤浸去皮）

右件药，细锉，以醋五升，渍一宿，漉出，以生乌麻油六斤，于铛内微火煎令沸，候白芷色焦黄，膏成，以绵滤去滓，瓷器内盛，一依涂油之法，任意涂之，以发生为度。

长发神验方。

蔓荆子（三两） 青葙叶（三两） 莲子草（三两） 附子（三两，去皮脐，生用） 乱发灰（半两）

右件药，细锉，以酒五升，于瓷瓶中渍，密封头，经二七日药成。仍先以米泔洗发令净，每日以乌鸡脂和涂之，月余可长一尺也。

洗头令长发方。

梧桐叶（半斤） 大麻仁（半斤）

右二味，捣碎，以米泔汁一斗，煮至五升，去滓，每日洗头，半月即长发。

令发易长方。

蔓荆子（二斤） 附子（五枚，去皮脐，生用）

右件药，细锉，以酒一斗渍，以瓷器盛之，十日后渐用涂之，二十日，别取乌鸡脂同煎以涂之，半月当长一尺，勿令近面。

又方。

熊脂（一两） 蔓荆子（一两，末）

右件药，相和令匀，以醋调涂之，发即渐长。

又方。

莲子草（绞汁，三升） 羊乳（一升） 麻油（二升） 猪脂（一升）

右件药，先煎乳一沸，次入脂等，更煎三两沸，放冷，以瓷盒贮之。每日涂发，七日之外，不长者尽长。

又方。

东行桑[28]根（三尺）

右横安甑上中心，蒸之，两头汁出，收之，涂即发长。

又方。

大麻子（一升） 米油（五升）

右捣令极烂，内米泔中浸一宿，去滓，平旦沐发，一月用之即长。

令发润泽诸方

夫足少阴之经血，外养于发，血气盛则光润。若虚则血不能养发，故无润泽也，则须以药治，令润泽也。

益发令黑，光滑润泽，梳头零陵香油方。

零陵香（半两） 乌麻油（一斗[29]） 茅香（半两） 莲子草（一两） 细辛（半两） 藁本（半两） 芎䓖（半两） 白芷（半两） 生铧铁（五两，捣碎） 诃黎勒皮（一两） 没石子（一两） 醋石榴皮（一两） 牛膝（一两，去苗） 白檀香（一两） 沉香（一两） 地骨皮

（半两）

右件药，细锉，并铧铁，以绵裹入油中，浸四十九日，药成。常用梳头，经年尤验。

浸油长发，令黑光润泽方。

生麻油（五升） 干桑椹（一两） 栀子花（一两） 醋石榴花（一两） 诃黎勒皮（一两） 莲子草（一两） 细辛（半两） 白芷（半两） 藁本（一两） 零陵香（一两） 白蔹（一两） 生铁（三斤，捣碎） 硝石（一两） 地骨皮（一两） 没石子（一两）

右件药，细锉，并生铁，以绵裹入油中，浸经四十九日后，药成。常用梳头，经年尤效。

令生发，兼黑光润泽，无比神验方。

羊粪（二两半，烧半生） 瓦松（二两半，烧灰，半曝干） 铁粉（二两） 胡桃仁（一斤） 槐胶（二两）

右件药，前三味细罗为散，其胡桃仁、槐胶二味，别捣为一团，填于小口瓶子中，令实。又取槐子烂捣作一片厚饼子，劄作孔子数个，盖瓶口子，更别取一瓶子，须盛得前药瓶口者，仰空瓶子向上相合，即以马粪火烧之一宿，候冷开之，其向下瓶子，满中有清油，取此油调前羊粪等药，每日涂头，每日又须净洗后再涂，不久即生发尺余。

治风益发，令润泽不白，冷油涂头方。

干莲子草（半两） 蔓荆子 细辛 藁本 柏子仁 芎藭 白芷 甘松香 零陵香 白檀香 （以上各一两） 胡桃（二十颗，去皮） 铧铁（一斤，捣研）

右件药，都锉，并铧铁，以绵裹，用清油五斤，于瓷器中浸半月，药成，常用涂头，一月后甚验。

治血脉虚极，发鬓不得润泽，宜用此方。

桑根白皮（锉，一升） 柏叶（锉，一升）

右以水三斗，淹浸煮五六沸，去滓，沐头，数数为之，发即润泽。

治头风白屑诸方

夫头风白屑，由人体虚，诸阳经脉，为风邪所乘也。诸阳之脉，皆上走于头，若运动劳役，阳气发泄，腠理开疏，风邪入于脑中，伏留不散，故令头生白屑瘙痒也。

治头风，鼻塞头旋，白屑风痒，松叶膏方。

松叶（半斤） 天雄（半两，去皮脐） 松脂（半两） 杏仁（半两，汤浸，去皮尖） 白芷（二两） 莽活（半两） 甘松香（半两） 零陵香（半两） 甘菊花（半两） 秦艽（一两，去苗） 独活（一两） 辛夷（一两） 香附子（一两） 藿香（一两） 川乌头（半两，去皮脐） 川椒（一两半，去目） 芎䓖（一两半） 沉香（一两半） 木香（一两半） 牛膝（一两半，去苗） 踯躅花（一两）

右件药，细锉，以醋五升，浸一宿，滤出，以生麻油六升，煎醋味尽，候白芷色焦黄，即膏成，滤去滓，瓷器中盛，旋取，摩头发根下，日夜三两度，妙。

治头风痒白屑，涂顶膏方。

乌喙（去皮脐，生用） 莽草 石南 细辛 皂荚（去皮子） 续断 泽兰 白术 辛夷 防风（去芦头，以上各二两） 柏叶（二[30]斤） 松叶（二斤） 猪脂（四斤）

右件药，细锉，以酒一升，浸一宿，滤出，以猪脂煎药，焦黄，膏成，去滓，沐发了，以涂之，妙。

治头风白屑，长发令黑，莲子草膏方。

莲子草（汁，二升） 松叶 桐树白皮 桑根白皮 防风（去芦头） 芎䓖 白芷 辛夷 藁本 零陵香 沉香 秦艽 商陆 犀角屑 青竹茹 细辛 杜若 牡荆子 （以上各二两） 甘松香 白术 天雄（去皮脐） 柏树白皮 枫香 （以上各一两） 生地黄（汁，五升） 生油（四升） 马鬐膏（一升） 熊胆（二升） 蔓菁子油（一升）

右件药，细锉，以莲子草汁、地黄汁，浸药一宿，用脂膏油等，微火煎，三上三下，以白芷色黄焦，膏成，滤去滓，于瓷盒中贮之。每用时，取枣树根白皮，锉三升，以水一斗，煮取五升，去滓。以沐头了，然后涂膏，熟摩入肌肉。

治头风白屑瘙痒，及长发膏方。

蔓荆子（二两） 附子（二两，去皮脐） 泽兰（二两） 防风（二两，去芦头）　杏仁（二两，汤浸，去皮）　零陵香（二两）　藿香（二两）　芎䓖（二两）　天雄（二两，去皮脐）　辛夷（二两）　沉香（二两）　松脂（三两）　白芷（三两）　马鬐膏（一升）　松叶（切，一升）　熊胆（一升）　生麻油（四升）

右件药，细锉，以酒五升，浸一宿，漉出，以油脂膏煎，三上三下，候白芷色焦黄，膏成，滤去滓，瓷器中盛。每日三两度，用摩涂头上。

治头风白屑瘙痒，头重旋闷方。

蔓荆子（半斤）　附子（半斤，炮裂，去皮脐）　零陵香（二两）　踯躅花（四两）　甜葶苈（四两）　莲子草（四两）

右件药，细锉，以麻油四升，内药浸，经七日，常用梳头。若发稀及秃落，即入铁精二两于油中，旋取涂头，甚长良。

治头风白屑，经久不差，时时瘙痒方。

甘菊花　桑根白皮　附子（去皮脐）　藁本　松叶　莲子草　蔓荆子　零陵香　桑寄生　（以上各三两）

右件药，细锉，每用五两，以生绢袋盛，用桑寄柴灰汁一斗，煎令药味出，冷热得所，去药袋，沐头避风，不过五七度，差。

治头风白屑瘙痒，无问老少，宜用此方。

蔓荆子（半[31]斤）　防风（三两，去芦头）　桑寄生（三两）　秦椒（二两，去目）　大麻仁（一升）　白芷（三两）

右件药，都捣碎，以水一斗五升，煮取九升，滤去滓，分为三度洗头，一日内用之，避风。

治白屑立效方。

大麻子（半斤）　秦椒（半斤，去目）　皂荚末（一两）

右件药，捣碎，以水一斗，浸一宿，去滓，密室中沐头，不过三度，差。

又方。

附子（三两，去皮脐，生用）　桑根白皮（半斤，锉）　蔓荆子（半斤）

右件药，都捣碎，以水一斗二升，煮取七升，滤去滓，密室中沐头。

又方。

白芷（五两，细锉）　鸡子（三枚，去壳）　川芒硝（三两）

右件药，以水七升，先煎白芷取四升，滤去滓，停少冷，内鸡子及消，搅令匀，密室中洗头。

又方。

荆子（一斤）

右以水一斗，煮至五升，去滓，稍热洗头。

又方。

右用瓦松曝干，烧作灰，淋取汁，热暖洗头，不过五七度，差。

又方。

右用蚕砂，烧灰淋取汁，热暖洗头。

又方。

右用乌羊粪，烧作灰淋取汁，热暖洗头。

又方。

右用桑柴[32]灰汁洗头，甚效。

又方。

右用牛蒡并叶，捣绞取汁，熬令稍稠，卧时涂头，至明即以皂荚汤洗之。

又方。

右用羊蹄草根，曝干，捣罗为末，以羊胆汁调，揩涂头上，永除根本。

又方。

右以热汤五升，用新生鸡子三枚，打破，于碗中，木篦搅百遍，投入汤中，更搅令匀，冷热得所，洗头频作甚效。

治发黄令黑诸方

夫足少阴之经，血在养于发，血气盛发则润黑，若虚竭者，不能荣养，故令发黄也。

治发黄浸油，摩顶黑发方。

白芷　附子（去皮脐，生用）　连翘　防风（去芦头）　卷柏　零陵香　蔓荆子　莲子草　踯躅花　川芒硝　（以上各一两）

右件药，细锉，用绵裹，以生油二斤浸，经三日，略煎取药力，放冷，每用涂顶，揩令入肉。

治发鬓黄赤令黑方。

生柏叶（切，一升）　猪膏（一斤）

右件药，捣柏叶为末，以猪膏和为二十圆，用布裹一圆，内泔汁中，化破沐之，日一用，一月后，渐黑光润。

又方。

右用羊粪烧灰，以腊月猪脂相和涂之，日三夜一，取黑即止。

又方。

右以熊脂涂发，频频梳之，用此药不过一升尽，当黑矣。

又方。

乌梅（五十枚）

右略打碎，用生麻油一斤浸，常用敷头。

又方。

黑椹（二斤）

右以水一升浸，常用涂发，甚良。

又方。

黑豆（三升）

右以水七升，煮豆令烂，去豆，煎令稠，常用涂发良。

治头疮白秃诸方

凡人皆有九虫在腹内，值血气虚，则能侵蚀，而蛲虫发动，最能生疮，乃成疽癣瘑疥之属，无所不为，言白秃者，皆由此虫所作，谓头上生疮，有白痂甚痒，其上发并不生，故谓之白秃也。

治白秃，遍头生疮，经年不差，蛇床子膏方。

蛇床子（三两） 五味子（三两） 远志（三两，去心） 菟丝子（五两，别捣） 肉苁蓉（二两） 松脂（二两） 雄黄（一两，细研） 雌黄（一两，细研） 鸡粪白（半两，细研）

右件药，细锉，以猪脂一升二合，白蜜二合，先煎前五味药，三上三下，滤去滓，次下雄黄、雌黄，次下鸡粪、白松脂，同煎，候稀稠得所，膏成，用瓷盒贮之。先以桑灰汁洗头，候干，即敷膏，隔日一用。

治白秃及头面久[33]疮，煞虫止痛方。

王不留行（三两） 桃东南枝（三两） 吴茱萸根（三两） 蛇床子（五两） 牡荆子（五两） 苦竹叶（五两） 蒺藜子（五两） 大麻仁（五两）

右件药，细锉和匀，分为三度用，每度以水一斗半，煮取七升，去滓放温，用洗疮上，日一用之。

治白秃疮，宜用此方。

乌头末（半两，生用） 硫黄（半两，细研） 腻粉（一分） 狗粪（一两，白色者细研） 巴豆（一分，生去皮研）

右件药，同研令匀，以生油调拌，先用热米泔洗了，又以热浆水洗，又用生甘草水洗令净，然后剃却发，刮去痂，令赤色，便涂揩之，令入肉，便以故帛包裹，两日一上，三上即验。后用冬瓜皮，烧灰细研，油调涂之，头发生如常。

治白秃及百疮，木兰皮膏方。

木兰皮 牡荆子 秦艽（去苗） 附子（去皮脐，生用） 川大黄 石南 苦参 （以上各一两） 白矾 真珠末 雄黄 水银 松脂（以上各半两，一处细研至水银星尽）

右件药，先以木兰皮等七味，细锉，脂[34]拌令匀，经宿，用炼了猪脂二斤，于锅中，煎令附子等焦黄为度，以绵滤去滓，后入白矾等五味，更煎三五沸，离火候冷，于瓷盒中盛，日三度涂之。

治白秃疮，发不生，宜敷松沥膏方。

松沥（七分） 丹砂（二两，细研） 雄黄（二两，细研） 水银（二两） 黄连（二两，去须） 铅粉（一两） 白矾（一两）

右件药，捣罗为末，入松沥，研水银星尽，都搅令匀。每用药时，先以泔洗去疮痂，然后敷药，日一度敷，经三度后，以甘草汤洗去药，又如前敷之。前后经十度洗却，即差矣。

治白秃疮不愈，水银膏方。

水银（一两） 黄连（二两，去须） 细墨（一两）

右件药，先以黄连并墨二味，捣细罗为散。用不着水猪脂，和水银同研，令星尽，用涂疮上，神效。

治白秃方。

黑豆（一合，炒令微黄） 干桃花（一两）

右件药，捣细罗为散。以腊月猪脂调涂疮上，用帛子裹，勿令见风。

又方。

黑豆 髑髅骨（等分，并烧为灰）

右件药，细研，以腊月猪脂和涂之，立差。

又方。

右以鹁鸽粪，捣细罗为散。先以醋米泔洗了，敷之，立差。

又方。

桃白皮（锉，半升）

上以水五升，煮桃白皮汁三升，饮一小盏，并用洗头，良。

又方。

曲（三两） 豉（半两，微炒）

右捣细罗为散。先以米泔净洗，用醋和，敷之。

治须发秃落诸方

夫足少阳胆之经也，其荣在须，足少阴肾之经也，其华在发，冲任之脉，为十二经之海，谓之血海，其别络上唇口。若血盛则荣于须发，故须发美，若血气衰弱，经脉虚竭，不能荣润，故须发秃落也。

治血气虚惫，须发秃落不生，纵生，色黄不黑，宜服此南烛草煎圆方。

南烛草 醋石榴叶 旱莲子苗（各五斤）

右以上三味，于端午日内，收于瓷瓶子中，泥封令密，安日中，至六月中旬取出，皆如黑饧研之。又以生地黄五斤，绞取汁，及白蜜五合，同煎上件三味成膏，次下后诸药末。

地骨皮（四两） 熟干地黄（四两） 诃黎勒皮（二两） 秦椒（二两，去目及闭口者，微炒去汗） 白芷（二两） 旋覆花（二两） 桂心（二两） 杏仁（三两，汤浸去皮尖双仁，麸炒微黄）

右件药，捣罗为末，入上件膏中，用缓火煎，可圆即圆如梧桐子大。每日空腹，以温酒下三十圆，晚食后再服，服至四十九日，须发皆生，黑而复光。忌生葱、萝卜、大蒜等。

治须发秃落不生，补益牛膝圆方。

牛膝（一斤，去苗） 生干地黄（一斤） 枳壳（半斤，去瓤） 菟丝子（半斤） 地骨皮（半斤）

右件药，并生捣罗为末，炼蜜和圆，如梧桐子大。每日空心，以生姜汤下三十圆，渐加至五十圆，久服须发皆生，永黑不白。忌生葱、萝卜、大蒜等。

治血虚头风，须发秃落不生，蔓荆子膏方。

蔓荆子（三两） 桑寄生（三[35]两） 桑根白皮（二两） 白芷（二两） 韭根（二两） 鹿角屑（二两） 马鬐脂（五合） 五粒松叶（三两） 甘松香（一两） 零陵香（一两） 生乌麻油（三斤） 枣根皮汁（三升）

右件药，细锉，绵裹，内脂及油枣根汁中，浸一宿，以慢火煎，数数搅，候白芷色焦黄，膏成，去滓，收于瓷盒中，每日揩摩须发不生处。

治须发秃落方。

附子（二两，去皮脐，生用） 荆实（二两） 柏叶（三两） 乌鸡粪（三合） 松叶（三两）

右件药相和，于新瓷瓶中盛，阴干，百日出之，捣罗为末，以马鬐脂和如膏，涂之，经十日即生。

治须发秃落，头眩及头面风，宜用藺茹膏方。

藺茹 莽草 半夏（生用） 桂心 附子（去皮脐，生用） 川椒（去目及闭口者） 细辛 干姜（锉，生用，以上各一两）

右件药，捣罗为末，以猪肪[36]二十两，合煎，令稠成膏，夜沐头令净，以药摩于秃上，令须发顿生如旧也。

治须发秃落令重生，并黑润，莲子草膏方。

莲子草汁（一斤）　熊白脂（一合）　猪鬐膏（一合）　生麻油（一合）　柏树皮（切，三合）　韭根（切，三合）　瓦上青衣（切，三合）

右件药，相和，于铜器中煎之，三上三下，膏成，去滓，瓷盒中收，每夜用涂，其须发即生。

治须发秃落不生，令长方。

蔓荆子（二两）　附子（二两，去皮脐，生用）

右件药，捣细罗为散。以酒五升合和，于瓷器中密封，二十日药成，用时，先以乌鸡脂涂之，后取药汁梳须发，十日后长[37]。

又方。

生姜汁（一合）　生地黄汁（一合）　羊子肝汁（一合）

右件药，相和令匀，夜卧涂之，十日便生。

令生眉毛诸方

夫足太阳之经，其脉起于目内眦，上额交巅，血气盛则美眉有毫，血少则眉恶，又眉为风邪所伤，则眉脱，皆是血气伤损，不能荣养也，故须以药生之。

治风毒，眉毛堕落，宜服乌蛇圆方。

乌蛇肉（酒浸，炙令黄）　白附子（炮裂）　白僵蚕（微炒）　干蝎（微炒）　防风（去芦头，以上各半两）　麝香（一分，细研）　虎胫骨（半两，涂酥，炙令微黄）　藿香（半两）　腊月乌（一只，烧为灰）

右件药，捣罗为末，炼蜜和捣三二百杵，圆如梧桐子大。每日空心，以温酒下二十圆，夜临卧再服。

治眉毛脱落，宜用此方。

右以莲子草，捣绞取汁，磨生铁涂之，以手揩摩，令药气透闵[38]，一日可三两度涂之，为妙。

又方。

白矾（十[39]两，烧令汁尽）

右细研为末，以蒸饼和圆，如梧桐子大。每日空腹，以温水下七圆，日加一圆，至四十圆，又日减一圆，周而复始，效。

生眉毛方。

墙上青衣（末，一两）　铁粉（一两）

右二味，都细研，每夜以水调涂之。

又方。

七月乌麻花（阴干）

右捣罗为末，以生乌麻油浸之，每夜涂之，妙。

又方。

蔓菁子（四两，微炒）

右捣罗为末，以醋和，每夜涂之。

治眉痒毛落方。

雄黄（一两，细研）

右以醋和，每夜于眉上涂之。

又方。

右取垂柳叶阴干，捣罗为末，以母生姜汁，于生铁器中调，夜间涂之，渐以手摩令热为妙。

治头赤秃诸方

夫头赤秃者，此由头有疮虫蚀发，秃落，无白痂有汁，皮赤而痒，故谓之赤秃也。

治头赤秃方。

右捣黑椹取汁，每服一中盏，日三服。

又方。

右以桑灰汁洗讫，捣椹敷之。

又方。

右以马蹄烧灰，捣罗为末，以腊月猪脂，和敷之良。

又方。

右以猪毛烧灰，细研，以猪脂和敷之。

又方。

右用油磨钱衣涂之，即生。

染髭发及换白变黑诸方

换白令黑方。

莲子草汁（一升）　母丁香（半两）　铁生（一两）　毗黎勒（一两）　东引槐枝灰（一两）　菴摩勒（一两）

右件药，捣细罗为散，与莲子草汁相和，令匀。每欲换时，先点药于髭须根下，即拔却，涂药避风，于后生，即变黑，永不变也。其药于瓷器中盛，埋在土中，常令较软，稍似干即难用，如较干，入少蜜和，用之亦得。

又方。

老生姜皮（一斤）

右置于油腻不洁铛中，密盖之，勿令通气。令一精细人，曙色未分，便须缓缓煎之，尽一日，药成，置于瓷钵中细研。欲换时，以物点取药，如麻子大，先于白髭发根下，点药入肉，第四日当有黑者生矣。

染髭发令黑方。

没石子　乌药　鸡肠草　莲子草　青胡桃皮　醋石榴皮　马齿苋　青盐　熟干地黄　东南柳枝皮（锉，以上各一两）　猿猪鬃（五两，剪如半豆长）　麝香（一分，细研）

右件药，都捣，用蜜水和为剂，以舂大麦面裹，入瓷罐子内盛，用盐泥固济，候干，更泥。泥三度为妙，然后用熟火十斤，烧罐子令黑熖尽，冷之取出，入麝香同研如粉，以生姜自然汁调如稀饧，遇寅日染之良。

换髭法。

黑猳猪鬃（灰，一[40]两） 没石子（一七枚，酥炒黑焦） 醋石榴皮（末，四钱） 母丁香（末，三钱） 旱莲子（末，四钱）

右件药，都研令极细，每拔时，药末一字，生姜汁少许，旋折柳枝子搅如稀膏，别以新柳枝子点药，所贵免闭却孔子，点后三日，不得用皂荚水洗，即生黑者。

黑髭鬓，铅梳子方。

铅（十两） 锡（三两，二味同销为汁，去滓，令净） 没石子（二枚） 诃黎勒皮（二枚） 婆罗得（四枚） 硫黄（一分，细研） 醋石榴皮（半两） 磁石（一分） 绿矾（一分） 针砂（半两，醋炒） 熟干地黄（半两，烧令黑） 乌麻油（一合，炒焦） 茜草根（一两，锉） 胡桃瓤（半两）

右件药，捣罗为末，先销铅、锡为汁，取诸药末一半入铅、锡中，以柳枝木篦搅令匀，便倾入梳模子中，就侯冷取出，开齿，修事如法，将余药于铛中，以水煮梳子三日三夜，若水耗，即常以热水添之，日满取出，净洗拭干，以故帛数重裹三五日，以熟皮子衬手，梳之一百下，如乌色，每梳先用皂荚水洗净，候干，即梳之。

换髭法。

莲子草（一两） 没石子（五枚） 母丁香（十枚） 猳猪粪灰（一两） 醋石榴皮（一枚）

右都捣罗为末，用生姜自然汁和，瓷盒内盛，以东引柳枝子，点于白髭下，点药了，便拔了，更点药一点于上，如此每日旋旋点换。切忌五辛。

又方。

醋石榴根（三两，细锉） 白蜜（三两） 硫黄（一两，细研） 绿矾（一两，细研）

右件药相和，入瓶子中，从今年十二月埋之，至来年十二月内取出，用涂须发，甚良。

又方。

胡粉（二两） 石灰（六两）

右件药，以橘皮煎汤，和之如粥。先以皂荚汤，净洗发髭极净，候干，夜卧时，以药涂髭发上令匀讫，预收桑叶，缀作头巾，遍裹髭发一夜，至平旦，取醋浆热暖，净洗三遍，又以生胡麻苗，捣取汁三升，和水煮一两沸，净滤以濯之讫，又用油汤濯之，当色黑如漆。

又方。

硇砂（一两）　醋石榴（一两）

右件药，将硇砂，内在石榴中心，却盖封定，盛于瓷瓶中，埋于马粪内，三七日取出，用染之妙。

又方。

胡桃根皮（一秤）　莲子草（十斤）

右件药，碎锉，入瓷瓶子内，以水五斗，浸一日去滓，釜中熬至五升，入芸苔油一斗，以慢火同煎取五升，收贮瓶内。染头时，先用炭灰汁洗净，后用药涂之讫，即上用牛蒡叶苞裹，上更用绢油子裹，如此五七日黑也，常夜洗涂之为妙。

染髭鬓令黑，永不白方。

婆罗勒　生铁屎（捶碎）　母丁香　诃黎勒皮　莲子草　草豆蔻（去皮）　黄连（去须）　密陀僧　（以上各一两）

右件药，捣罗为末，用清浆水一升相和，即入瓷瓮中，以蜡纸密封头，不令水入，即于宅内渠中深泥下埋，满百日取出。先以面浆水洗髭发令净，干了，然后用梳梳药，令离根半寸已来，其药即自入肉内，勿以手把，仍不得著肉，即洗不落，正涂药时，仍口中含牛乳。候口中黑即吐却，更含白乳了，然后以故纸裹髭发，经一宿，次用面浆水洗泽，然可出入，一染已后，永黑不白也，随意取食，只忌大蒜，若不含牛乳，即令齿黑，永无洗处。

又方。

生麻油（二升）　干瓦松（一斤半）

右于油中煎瓦松令焦，即取出，细研为散。却别入生麻油内浸之，涂髭发，甚妙。

又方。

右取八九月经霜桐叶兼子，多收捣碎蒸之，以生布绞取油。先以泔洗头净后，涂此油，熟揩，经一宿，取蜀葵杆烧灰淋汁，泽之，一月十度用之，永黑不变也。

又方。

右用铧铁打作四十九片，如棋子大，烧令赤，即于浆水中淬之，又更烧淬，如此四十九遍，即将铁入竹沥中，浸三日后，用梳撚髭发便黑，甚妙。

揩齿令髭发黑诸方

变白发，神效揩齿药方。

醋石榴（一枚，以泥裹烧令通赤，候冷去泥取用）　茄子根（与槐枝同烧，令烟绝，急以物[41]盖之，候冷取用）　槐枝　马齿苋　兰香菜（并根）　薄荷　石膏　五倍子（烧熟）　川升麻　（以上各一两）

右件药，捣罗为散。用揩齿，不唯变白为黑，兼更牢固龈牙妙也。

治口齿百疾，兼黑髭鬓，揩齿方。

马齿苋（墙上生者阴干了一斤及盛时采，采时不得令鸡犬、孝子、女人、师僧等见，合药时亦复避之）　生干地黄（一斤）　牛膝（四两，去苗）　苣藤（四两）　川升麻（四两）　盐（二两）　皂荚（五梃，不蚛肥大者去皮子）　东引桃　柳枝（各一握）

右件药，各细锉讫，以新平底铁铛中，先下皂荚，次下桃柳枝，次下升麻，次下牛膝，次下马齿，次下苣藤盐花地黄讫，取一新瓦盆子盖铛，以盐泥固济，切须牢密，即于盆底上，钻作三个小窍子，以出阴气。从寅时以文火烧，以小瓦子于窍上盖之，候阴气尽，即速泥之，直烧至戌时，方用武火烧至亥时后停火，放冷，明旦开之，其色如鸦羽，其香馥人，药乃成矣，便以新瓷瓶盛之，密封。要即旋取出细研，用柳木枝点药，再三精意，揩齿悉令周遍，即闭口良久，待药力入牙齿内，始可嗽口，但能每日旦暮揩之，一月内髭发鬓黑润，异于常也。

黑髭揩齿方。

鲤鱼（一头，可盛得药者去肠肚不洗）　生地黄（八两，竹刀细切）

诃黎勒皮（二两）　没石子（一两）　醋石榴皮（一两）　茜根（一两）　盐（一两）　胡麻子（三合）

右以上都细锉，内入鱼腹中，以湿纸三重裹上，又以盐泥纸筋封裹，用砖衬鱼，以火十斤，烧令烟尽，候冷取出，细研。每夜先以生姜一小块子揩齿，微觉热，便使此药揩之，良久不要盥嗽。如白者三七日内从根下黑，黄者七日内变黑。忌萝卜、葱、蒜等。

又方。

燕子（一枚，雄者）　泥鳅鱼（一枚）　槐蕊子（一两）　狼杷草　醋石榴瓤（三枚）

右件药，捣作一团，安于瓦罐子内，以纸筋盐泥，固济罐子了，候干。先以慢火熵彻，后用炭十斤，烧令通赤，候冷取出，细研如常，作齿药用之，若用经一月已来，白者皆黑。

黑髭揩齿散方。

莲子草　鸡眼草　熟干地黄　马齿苋　醋石榴皮　海盐　青胡桃皮　没石子　（以上各一两）　丁香（半两）　川升麻（半两，末）　麝香（一分，细研）

右上件八味，捣罗为末，用春大麦面为饼子裹入瓶子内，密盖口，不令透气，烧通赤，候冷捣细罗为散，入麝香、丁香、升麻同研令匀。每日早晨及夜卧时常用揩齿，一月后，甚有神效。

变髭发驻颜，揩齿散方。

莲子草（端午日收）　破麻布（多年者）

右件药等分，细锉，内于瓷瓶中，以盐泥固济，大火烧半日，候冷取出，仍于铁臼中捣，细罗为散。每日常用揩之，旋旋有黑者生。

黑髭方。

莲子草　没石子　醋石榴皮　马齿苋　胡桃皮　生干地黄　青盐（以上各一两）

右件药，捣罗为散。用大麦面作饼裹之，入罐子中，以炭火烧，待罐子内黑烟绝，即住火候冷，取出细研为末。每日早晨、夜间两度揩齿，极妙。

又方。

生干地黄（五[42]两）　皂荚（三梃，不蚛者，炙黄焦）　醋石榴皮（三[43]两）　硫黄（二[44]两，细研）

右件药，捣罗为末，内一瓷瓶中，于炊饭下蒸一炊久，用蜜和圆，如酸枣大。每夜后，用生姜汁浸一圆揩齿，二七日髭鬓皆黑。

又方。

麻枯（八两，捣令碎）　盐花（三两）　肥生地黄（一斤[45]）

右捣绞取地黄汁，和前件药，于铛中熬令干，以铁盖子覆之。取炭末和盐泥泥之，烧通赤，候冷，捣罗为末，常用揩齒了。合药少时吐却，便吃姜茶一碗，欲得速见征效，平明、午后各一度揩之，即先从眉黑，一月内皆变黑矣。

拔白令黑良日法

拔白，令髭鬓生黑良日。

正月（四日）　二月（八日）　三月（十三日）　四月（十六日）　五月（二十日）　六月（二十四日）　七月（二十八日）　八月（十九日）　九月（二十五日）　十月（十日）　十一月（十一日）　十二月（七日）

右以上日并陆机法，须早晨拔之，永不白也。

又方。

正月（五日十三日）　二月（八日十八日）　三月（三日）　四月（十三日二十五日）　五月（五日十五日）　六月（十四日二十四日）　七月（十八日二十八日）　八月（九日十九日）　九月（八日十八日）　十月（十三日二十三日）　十一月（十日）　十二月（十六日）

右以上日月，并于午时前拔，此方深要依法用之久验也。凡拔白发，即先以水，于石上磨丁香汁，候拔了，急手敷于毛孔中，生黑发矣。

【校注】

① 之：日本抄本作“乏”字，义胜。
② 二：日本抄本作“一”。
③ 二：日本抄本作“一”。
④ 二：日本抄本作“一”。
⑤ 一：日本抄本作“二”。
⑥ 升：日本抄本作“十”字。
⑦ 升：日本抄本作“斤”字。
⑧ 油麻：日本抄本作“麻油”二字。
⑨ 千：日本抄本作“十”字。
⑩ 斤：日本抄本作“升”字。
⑪ 斤：日本抄本作“升”字。
⑫ 别捣：其下日本抄本有“为末”二字。
⑬ 合：日本抄本作“令”字。
⑭ 一斤：日本抄本作“二升”二字。
⑮ 斤：日本抄本作“升”字。
⑯ 一月：日本抄本作“百”字。
⑰ 一：日本抄本作“二”。
⑱ 二：日本抄本作“一”。
⑲ 墙：日本抄本作“垣”字。
⑳ 拾：日本抄本作“于”字，义长可从。
㉑ 麻：日本抄本作“淋”字，义胜。
㉒ 美：日本抄本作“华”字，义胜。
㉓ 二：日本抄本作“三”。
㉔ 二：日本抄本作“一”。
㉕ 二：日本抄本作“一”。
㉖ 二：日本抄本作“三”。
㉗ 藿香：日本抄本作“郁香”字。
㉘ 桑：日本抄本作“枣”字。
㉙ 斗：日本抄本作“两”字。
㉚ 二：日本抄本作“一”。
㉛ 半：日本抄本作“三”字。
㉜ 桑柴：日本抄本作“柴”字。
㉝ 久：日本抄本作“各”字。
㉞ 脂：日本抄本作“醋”字。
㉟ 三：日本抄本作“五”。
㊱ 肪：日本抄本作“脂”字。
㊲ 长：日本抄本作“良”字。
㊳ 闵：日本抄本作“内”字。
㊴ 十：日本抄本作“半”字。
㊵ 一：日本抄本作“二”。
㊶ 物：日本抄本作“盏”字。
㊷ 五：日本抄本作“三”。
㊸ 三：日本抄本作“二”。
㊹ 二：日本抄本作“三”。
㊺ 斤：日本抄本作“升”字。

卷第四十二

上气论

夫百病皆生于气，喜则气缓，悲则气消，恐则气下，寒则气收聚，热则腠理开，气泄也。忧则气乱，劳则气耗，思则气留，怒则气逆，喜则气和，荣卫通利，故气缓焉。悲则心系急，肺布叶举，使上焦不通，热气在内，故气消也。恐则精却，精却则上焦闭，闭则气还，还则下焦胀，故气不行。寒则经络凝涩，故气收聚。热则腠理开，荣卫通，故汗大泄也。忧则心无所寄，神无所归，虑无所定，故气乱矣。劳则喘且汗，外内迅，故气耗矣。思则身心有所止[①]，气留不行，故气咽矣。怒则气逆，甚则呕血，及食而气逆上也，诊寸口脉伏，胸中逆气，是诸[②]上冲胸中，故上气面胕肿，其脉浮大不治，上气脉燥而喘者，属肺，肺胀欲作风病外发，汗愈，脉洪则为气，其脉虚宁，宁伏匿者生，牢强者死，上气喘息低仰，其脉滑，手足温者生，脉涩，四肢寒者死，数者亦死，谓其形损故也。

治上气喘急诸方

夫肺者，通行脏腑之气，以荣华于经络也。若肺虚不足，为邪所乘，则气道不利，诸脏之气，上冲胸中，壅滞不通，故令上气喘急也。

治上气喘急，不得睡卧，宜服杏仁散方。

杏仁（一两，汤浸去皮尖双仁，麸炒微黄） 甘草（半两，炙微赤，锉） 紫苏子（一两，微炒） 麻黄（一两，去根节） 天门冬（一两，去心） 陈橘皮（三分，汤浸去白瓤，焙） 五味子（三分）

右件药，捣筛为散。每服三钱，以水一大盏，入生姜半分、枣三枚，煎至五分，去滓，不计时候温服。

治上气，厥逆喘急，呼吸欲绝，宜服此方。

麻黄（四两，去根节） 甘草（二两，炙微赤） 射干（二两）

右件药，都细锉和匀。每服半两，以水一大盏，入生姜半分、枣五枚，煎至五分，去滓，不计时候温服。

治上气，喘急不止，马兜铃散方。

马兜铃（一两） 人参（一两，去芦头） 贝母（一两，煨微黄） 甘草（一两，炙微赤，锉） 杏仁（一两，汤浸去皮尖双仁，麸炒微黄） 甜葶苈（一两，隔纸炒令紫色） 麻黄（一两，去根节） 五味子（一两） 威灵仙（一两） 桑根白皮（一两，锉） 款冬花（一两） 陈橘皮（一两，汤浸去白瓤，焙） 皂荚（一两，去黑皮，涂酥，炙令黄焦，去子）

右件药，捣筛为散。每服五钱，用淡浆水一大盏，煎至五分，去滓，不计时候温服。

治上气喘促，润肺通胸膈，紫苏散方。

紫苏茎叶（一两） 人参（一两，去芦头） 陈橘皮（一两，汤浸去白瓤，焙） 甘草（半两，炙微赤，锉） 桑根白皮（一两，锉） 五味子（一两） 赤茯苓（一两） 大腹皮（一两）

右件药，捣筛为散。每服五钱，以水一大盏，入枣三枚、生姜半分，煎至五分，去滓，不计时候温服。

治上气，喘急发，即坐卧不安方。

紫苏子（三两，微炒） 桔梗（二两，去芦头） 桂心（三两）

右件药，捣筛为散。每服三钱，以水一中盏，入生姜半分，煎至六分，去滓，不计时候温服。

治上气，喘急，胸中满闷，咽喉不利，杏仁散方。

杏仁（三分，汤浸去皮尖双仁，麸炒微黄） 桂心（三分） 厚朴（三分，去粗皮涂，生姜汁，炙令香熟） 人参（半两，去芦头） 陈橘皮（半两，汤浸去白瓤，焙） 甘草（半两，炙微黄，锉） 麻黄（三分，去根节） 赤茯苓（半两） 胡麻（半两） 白前（三分） 半夏（半两，汤洗七遍，去滑）

右件药，捣筛为散。每服，用鲤鱼肉五两，生姜半两，切碎，先以水二大盏，煮至一盏，去滓，下散五钱，煎至五分，去滓，不计时候温服。

治上气喘促，时有咳嗽，宜服此方。

麻黄（二两，去根节） 百合（一两） 杏仁（一两，汤浸去皮尖双仁，麸炒微黄）

右件药，捣筛为散。每服三钱，以水一中盏，入生姜半分，煎至六分，去滓，不计时候温服。

又方。

甘草（一两，炙微赤，锉） 桂心（一两）

右件药，捣筛为散。每服三钱，以水一中盏，入生姜半分，煎至六分，去滓，不计时候温服。

又方。

芥子（二两） 百合（二两）

右件药，捣罗为末，炼蜜和圆，如梧桐子大。不计时候，以新汲水下七圆。

治久上气诸方

夫肺主于气，通于呼吸，而气之行，循环表里，流注经络也。若脏腑虚弱，风冷之气，相并上攻于肺，肺气不足，邪之所乘，积蓄日久，不能宣通，则胸中气逆，喘息不利，此是久上气之候也。

治久上气喘急，坐卧不得，麻黄散方。

麻黄（一两，去根节） 杏仁（一两，汤浸去皮尖双仁，麸炒微黄）

赤茯苓（一两） 桑根白皮（一两，锉） 紫苏茎叶（一两） 陈橘皮（一两，汤浸去白瓤，焙） 甜葶苈（一两，隔纸炒令紫色）

右件药，捣筛为散。每服五钱，以水一盏，入生姜半分，煎至五分，去滓，不计时候温服。

治久上气，胸中疾[3]滞，妨闷，不能饮食，宜服杏仁散方。

杏仁（一两，汤浸去皮尖双仁，麸炒微黄） 麻黄（一两，去根节） 柴胡（一两，去苗） 木香（半两） 半夏（三分，汤洗七遍，去滑） 人参（三分，去芦头） 五味子（一两） 大腹皮（三分，锉） 枳壳（半两，麸炒微黄，去瓤） 甜葶苈（一两，隔纸炒令紫色） 陈橘皮（三分，汤浸去白瓤，炒）

右件药，捣筛为散。每服五钱，以水一大盏，入生姜半分、枣三枚，煎至五分，去滓，不计时候温服。

治久上气，心膈不利，吃食全征[4]，咳嗽不止，宜服赤茯苓散方。

赤茯苓（一两） 桂心（半两） 紫苏茎叶（三分） 陈橘皮（三分，汤浸去白瓤，焙） 杏仁（三分，汤浸去皮尖双仁，麸炒微黄） 诃黎勒皮（三分） 枳壳（半两，麸炒微黄，去瓤） 细辛（半两） 厚朴（三分，去粗皮，涂生姜汁，炙令香熟） 郁李仁（三分，汤浸去皮，微炒） 人参（三分，去芦头） 紫菀（三分，洗去苗土） 半夏（半两，汤洗七遍，去滑） 甘草（半两，炙微赤，锉）

右件药，捣筛为散。每服五钱，以水一大盏，入生姜半分、枣三枚，煎至五分，去滓，不计时候温服。

治久上气，心腹虚冷，胸满不食，时复呕沫，胡椒圆方。

胡椒（一两） 荜茇（一两） 干姜（三分，炮裂，锉） 白术（一两） 桂心（三分） 诃黎勒皮（三分） 人参（三分，去芦头） 款冬花（半两） 紫菀（一两，洗去苗土） 甘草（一两，炙微赤，锉） 赤茯苓（一两） 陈橘皮（一两，汤浸去白瓤，焙）

右件药，捣罗为末，炼蜜和捣三二百杵，圆如梧桐子大。每服，以姜橘汤下三十圆，日三四服。

治久上气，痰唾，气壅喘闷，旋覆花圆方。

旋覆花（一两） 皂荚（一两，去黑皮，涂酥炙微黄，去子） 川大

黄（一两半，锉碎，微炒）　杏仁（一两半，汤浸去皮尖双仁，麸炒微黄）　枳壳（一两，麸炒微黄，去瓤）

右件药，捣罗为末，炼蜜和捣三五百杵，圆如梧桐子大。每于食后，以温浆水下二十圆。

治久上气，时唾痰涎，不得眠卧方。

长大皂荚（一挺，去黑皮，涂酥，炙微黄焦，去子）

右件药，捣罗为末，炼蜜和圆，如梧桐子大。每于食后，煮枣粥饮下五圆。

治积季上气不差，垂死者，宜服此方。

莨菪子（一两，水淘去浮者，水煮令芽出，候干，炒令黄黑色）　熟羊肺（一具，晒干）

右件药，捣罗为末，以七月七日神醋，拌令相著，夜不食，空⑤服，以热水调一钱服之，须臾，若霓心闷者，可食白粥五七口止之，隔日服之，永差。

治久上气不差方。

大枣（五十枚，煮熟，去皮核）　豉（一百二十粒）　杏仁（一百二十枚，汤浸去皮尖双仁）　川椒（二百粒，去目及闭口者，微炒去汗，捣罗为末）

右件药，都捣熟为圆，如莲子大。不计时候，以绵裹一圆，含咽津。

治久上气不止，累疗不差方。

猪胒（三具，切）　枣（五十枚，切）　甜葶苈（一两，隔纸炒令紫色）

右件药，都以酒五升，浸三五日。每服，暖一小盏，日三服。

治卒上气诸方

夫肺主于气，若肺气虚实不调，或暴为风邪所乘，则脏腑不利，经络痞涩，气不宣和，则卒上气也。又因有所怒，则卒逆气上冲，甚则变呕血，为气血俱伤也。

治卒上气，喘急，气奔欲绝，麻黄散方。

麻黄（二两，去根节）　甘草（一两，炙微赤，锉）　桂心（一两）　马兜铃（一两）　杏仁（一两，汤浸去皮尖双仁，麸炒微黄）　细辛（一两）

右件药，捣筛为散。每服五钱，以水一大盏，入生姜半分，煎至五分，去滓，不计时候温服。

治卒上气，奔喘，五味子散方。

五味子（一两）　麻黄（二两，去根节）　甘草（一两，炙微赤，锉）　细辛（一两）　贝母（一两，煨微黄）

右件药，捣筛为散。每服五钱，以水一大盏，入生姜半分，煎至五分，去滓，不计时候温服。

治卒上气，胸中不利，痰逆，青橘皮散方。

青橘皮（一两，汤浸去白瓤，焙）　甘草（半两，炙微赤，锉）　诃黎勒皮（一两）　紫苏茎叶（二两）　枇杷叶（半两，拭去毛，炙微黄）

右件药，捣筛为散。每服五钱，以水一大盏，入生姜半分，煎至五分，去滓，不计时候温服。

治卒上气，心胸壅闷，头痛，细辛散方。

细辛（半两）　甘草（半两，炙微赤，锉）　五味子（一两）　人参（一两，去芦头）　桂心（三分）　半夏（一两，汤洗七遍，去滑）　麻黄（二两，去根节）　杏仁（一两，汤浸去皮尖双仁，麸炒微黄）　前胡（三分，去芦头）

右件药，捣筛为散。每服五钱，以水一大盏，入生姜半分、枣三枚，煎至五分，去滓，不计时候温服。

治卒上气喘急方。

杏仁（一两，汤浸去皮尖双仁，麸炒微黄）　人参（二两，去芦头）　陈橘皮（二两，汤浸去白瓤，焙）　甘草（半两，炙微赤，锉）　淡竹枝屑（二七茎，长一握）

右件药，捣筛为散。分为十服，每服以水一大盏，入生姜半分，煎至五分，去滓，不计时候温服。

治卒上气，喘急腹痛方。

干姜（一两，炮裂，锉）　五味子（一两）　木香（一两）

右件药，捣细罗为散。不计时候，以温酒调下二钱。

又方。

灯心（一两） 木通（一两） 陈橘皮（一两，汤浸去白瓤，焙）

右件药，细锉，以水二大盏，煎至一大盏，去滓，下牛酥一分，时时温服一合。

治上气胸满诸方

夫上气胸满者，由肺脏气实，上焦壅滞，荣卫否涩，气不宣通也。肺为华盖，居于膈上，主通于诸脏之气，若为邪所乘，则肺壅胀，气逆不顺，故令上气胸满也。

治上气肺壅胀，胸中满闷，喘急不利，宜服大腹皮散方。

大腹皮（一两，锉） 紫苏子（一两，微炒） 前胡（一两，去芦头） 诃黎勒皮（一两半） 五味子（一两） 赤茯苓（一两） 槟榔（半两） 甘草（半两，炙微赤，锉）

右件药，捣筛为散。每服三钱，以水一中盏，入生姜半分，煎至六分，去滓，不计时候温服。

治上气，肺实热，胸满烦闷，呼吸气促，喉咽不利，宜服桔梗散方。

桔梗（半两，去芦头） 射干（一两） 麦门冬（一两，去心） 青橘皮（三分，汤浸去白瓤，焙） 杏仁（一两，汤浸去皮尖双仁，麸炒微黄） 麻黄（一两，去根节） 赤茯苓（三分） 前胡（二分，去芦头） 木通（三分，锉） 大腹皮（三分，锉） 甘草（半两，炙微赤，锉）

右件药，捣筛为散。每服三钱，以水一中盏，入生姜半分，煎至六分，去滓，不计时候温服。

治上气，肺壅胸满，喘息不利，青橘皮散方。

青橘皮（一两，汤浸去白瓤，焙） 半夏（一两，汤浸七遍去滑） 紫苏子（一两，微炒） 五味子（一两） 杏仁（一两，汤浸去皮尖双仁，麸炒微黄） 槟榔（半两） 枳壳（半两，麸炒微黄，去瓤） 甘草（半两，炙微赤，锉）

右件药，捣筛为散。每服三钱，以水一中盏，入生姜半分，煎至六分，去滓，不计时候温服。

治上气，心胸满塞，不下食，桑根白皮散方。

桑根白皮（一两，锉） 大腹皮（一两，锉） 陈橘皮（一两，汤浸去白瓤，焙） 甘草（三分，炙微赤，锉） 桂心（三分） 赤茯苓（一两） 木通（一两，锉） 紫苏子（二两，微炒）

右件药，捣筛为散。每服五钱，以水一大盏，入生姜半分，煎至五分，去滓，不计时候温服。

治上气，胸心满塞，不下食，宜服半夏散方。

半夏（一两，汤洗七遍，去滑） 前胡（一两，去芦头） 紫苏子（一两，微炒） 陈橘皮（一两，汤浸去白瓤，焙） 桂心（一两） 甘草（半两，炙微赤，锉） 赤茯苓（一两）

右件药，捣筛为散。每服五钱，以水一大盏，入生姜半分、枣三枚，煎至五分，去滓，不计时候温服。

治上气，胸满，咽喉噎塞，心神烦闷，大小便不利，宜服大黄圆方。

川大黄（一两，锉碎，微炒） 海藻（一两，洗去咸味） 川朴硝（一两） 昆布（一两，洗去咸味） 苦瓠子仁（一两） 甜葶苈（一两，隔纸炒令紫色） 木通（一两，锉） 桃仁（一两，汤浸去皮尖双仁，麸炒微黄）

右件药，捣罗为末，炼蜜和捣三二百杵，圆如梧桐子大。每服，以生姜汤下三十圆，日三服。

治上气，胸中满闷，大便不利，宜服槟榔圆方。

槟榔（一两） 川大黄（一两，锉碎，微炒） 枳壳（一两，麸炒微黄，去瓤） 甜葶苈（一两，隔纸炒令紫色） 郁李仁（一两，汤浸去皮，微炒） 木通（一两，锉） 杏仁（一两，汤浸去皮尖双仁，麸炒微黄）

右件药，捣罗为末，炼蜜和捣三二百杵，圆如梧桐子大。每服，以生姜汤下三十圆，日三四服。

治上气不得睡卧诸方

夫脏腑之气，皆上注于肺，肺主于气也。若阴阳不调，肺气虚弱，邪之所攻，则肺胀气逆，胸中否塞，呼吸不利，气奔喘急，不得暂息，故令不得睡也。

治上气，咽喉窒塞，短气，不得睡卧，腰背强痛，四肢烦疼，腹满不能食，诃黎勒皮散方。

诃黎勒皮（一两） 槟榔（三分） 桑根白皮（一两，锉） 赤茯苓（一两） 陈橘皮（三分，汤浸去白瓤，焙） 麻黄（一两，去根节） 甘草（半两，炙微赤，锉） 枳壳（三分，麸炒微黄，去瓤） 紫菀（三分，洗去苗土） 半夏（三分，汤洗七遍，去滑） 杏仁（三分，汤浸去皮尖双仁，麸炒微黄）

右件药，捣筛为散。每服五钱，以水一大盏，入生姜半分，煎至五分，去滓，不计时候温服。

治上气，胸中满塞，不得喘息，枳实散方。

枳实（半两，麸炒微黄） 款冬花（三分） 赤茯苓（三分） 甘草（半两，炙微赤，锉） 杏仁（一两，汤浸去皮尖双仁，麸炒微黄） 陈橘皮（三分，汤浸去白瓤，焙） 人参（三分，去芦头） 干姜（半两，炮裂，锉） 半夏（三分，汤洗七遍，去滑） 麻黄（一两，去根节） 桂心（三分）

右件药，捣筛为散。每服五钱，以水一大盏，入生姜半分、枣三枚，煎至五分，去滓，不计时候温服。

治上气喘促，不得睡卧，宜服五味子散方。

五味子（三分） 陈橘皮（三分，汤浸去白瓤，焙） 紫菀（一两，洗去苗土） 贝母（三分，煨微黄） 杏仁（一两，汤浸去皮尖双仁，麸炒微黄） 麻黄（一两，去根节） 麦门冬（三分，去心） 甘草（半两，炙微赤，锉） 赤茯苓（三分） 柴胡（三分，去苗）

右件药，捣筛为散。每服五钱，以水一大盏，入生姜半分，煎至五

分，去滓，不计时候温服。

治上气，睡卧不得，攀物而坐，唾血，不能食饮，宜服紫苏子散方。

紫苏子（一两，微炒） 桑根白皮（一两，锉） 半夏（三分，汤洗七遍，去滑） 紫菀（一两，洗去苗土） 人参（三分，去芦头） 甘草（半两，炙微赤，锉） 麻黄（一两，去根节） 五味子（三分） 干姜（半两，炮裂，锉） 细辛（三分） 杏仁（三分，汤浸去皮尖双仁，麸炒微黄） 桂心（半两） 款冬花（半两） 射干（半两） 天门冬（三分，去心）

右件药，捣筛为散。每服五钱，以水一大盏，入生姜半分，煎至五分，去滓，不计时候温服。

治上气喘急，不得睡卧，腹胁有积气，宜服此方。

杏仁（半两，汤浸去皮尖双仁，麸炒微黄） 赤茯苓（一两） 木香（一两） 鳖甲（一两，涂醋炙令黄，去裙襕）

右件药，捣筛为散。每服五钱，以水一中盏，入生姜半分、灯心一大束，煎至六分，去滓，不计时候温服。

治上气，不得睡卧，短气方。

陈橘皮（一两，汤浸去白瓤，焙） 人参（一两，去芦头） 五味子（一两） 紫苏茎叶（一两）

右件药，捣筛为散。每服五钱，以水一大盏，入枣三枚、生姜半分，煎至五分，去滓，温服，日三四服。

治上气喘急，睡卧不得，咳嗽，涎唾不止方。

麻黄（一两，去根节） 杏仁（一两，汤浸去皮尖双仁，麸炒微黄） 赤茯苓（一两） 陈橘皮（三分，汤浸去白瓤，焙） 甜葶苈（一两，隔纸炒令紫色） 桑根白皮（一两，锉） 紫苏茎叶（一两）

右件药，捣筛为散。每服五钱，以水一大盏，入生姜半分，煎至五分，去滓，不计时候温服。

治上气胸满，昼夜不得眠卧，困笃，钟乳圆方。

钟乳粉（二两） 干姜（一两，炮） 款冬花（半两） 细辛（半两） 桑根白皮（一两，锉） 半夏（半两，汤洗七遍，去滑） 贝母（三分，煨微黄） 附子（三分，炮裂去皮脐） 芎䓖（半两） 紫菀

（一两，洗去苗土）　川椒（三分，去目及闭口者，微炒去汗）　杏仁（一两，汤浸去皮尖双仁，麸炒微黄）

右件药，捣罗为末，炼蜜和捣三二百杵，圆如梧桐子大。不计时候，以粥饮下三十圆。

治上气喉中作水鸡声诸方

夫肺主于气，若脏腑不和，肺气虚弱，风冷之气所乘，则胸满肺胀。胀则肺管不利，不利则肺道壅涩，则喘息不调，故令喉中作水鸡声也。

治上气，喉中作水鸡声，宜服麻黄散方。

麻黄（一两，去根节）　紫菀（一两，洗去苗土）　射干（一两）　款冬花（一两）　细辛（三分）　五味子（三分）　半夏（半两，汤洗七遍，去滑）

右件药，捣筛为散。每服五钱，以水一大盏，入生姜半分、枣三枚，煎至五分，去滓，温服，日三四服。

治上气肺壅，喘息不利，咽喉作水鸡声，宜服款冬花散方。

款冬花（三分）　杏仁（一两，汤浸去皮尖双仁，麸炒微黄）　紫菀（三分，洗去苗土）　木通（一两，锉）　桔梗（一两，去芦头）　马兜铃（三分）　赤芍药（三分）

右件药，捣筛为散。每服四钱，以水一中盏，入生姜半分，煎至六分，去滓，不计时候温服。

治上气不得喘息，喉中作水鸡声方。

桂心（半两）　赤茯苓（一两）　半夏（一两，汤洗七遍，去滑）　细辛（半两）　麻黄（二两，去根节）　五味子（一两）

右件药，捣粗罗为散。每服五钱，以水一大盏，入生姜半分，煎至五分，去滓，不计时候温服。

治上气喘急，喉中作水鸡声，无问年月远近方。

肥皂荚（五挺）　酥（二两）

右件皂荚刮去黑皮，旋旋涂酥，以慢火炙令酥尽，候焦黄，去子，捣罗为末，炼蜜和圆，如梧桐子大。每于食后，以粥饮下七圆。

又方。

腊月猪尾（烧为灰）

右件药，细研，每服，以温水调下二钱，日三四服。

治上气呕吐诸方

夫肺主于气，肺为邪所乘，则上气，此为膈内有热，胃间有寒，寒从胃上乘于肺，与膈内热相搏，故乍寒乍热而上气，上气动于胃，胃气逆，故令呕吐也。

治上气，心胸痰壅，喘促呕吐，诃黎勒散方。

诃黎勒皮（二两） 半夏（三分，汤洗七遍，去滑） 赤茯苓（一两） 陈橘皮（一两，汤浸去白瓤，焙） 甘草（半两，炙微赤，锉） 人参（五[6]分，去芦头） 前胡（一两，去芦头） 杏仁（一两，汤浸去皮尖双仁，麸炒微黄） 白术（一两） 槟榔（一两） 紫苏茎叶（一两）

右件药，捣筛为散。每服五钱，以水一大盏，入生姜半分、枣三枚，煎至五分，去滓，不计时候温服。

治上气呕吐，不能下食，半夏散方。

半夏（三分，汤洗七遍，去滑） 白术（半两） 人参（一两，去芦头） 桂心（半两） 甘草（半两，炙微赤，锉） 陈橘皮（半两，汤浸去白瓤，焙） 厚朴（二两，去粗皮，涂生姜汁，炙令香熟）

右件药，捣筛为散。每服五钱，以水一大盏，入生姜半分、枣三枚，煎至五分，去滓，温服，日三四服。

治上气呕吐，胸胁满闷，不思饮食，心神虚烦，宜服赤茯苓散方。

赤茯苓（一两） 陈橘皮（三分，汤浸去白瓤，焙） 诃黎勒皮（三分） 麦门冬（半两，去心） 白术（一两） 甘草（一分，炙微赤，锉） 半夏（半两，汤洗七遍，去滑） 杏仁（一两，汤浸去皮尖双仁，麸炒微黄）

右件药，捣筛为散。每服五钱，以水一大盏，入生姜半分，煎至五

分，去滓，不计时候温服。

治上气呕吐，心胸满闷，痰滞，不能饮食，枇杷叶散方。

枇杷叶（一两，拭去毛，炙微黄） 槟榔（一两） 赤茯苓（一两） 高良姜（半两） 陈橘皮（一两，汤浸去白瓤，焙） 前胡（一两，去芦头） 细辛（三分） 甘草（半两，炙微赤，锉）

右件药，捣筛为散。每服五钱，以水一大盏，入生姜半分，煎至五分，去滓，不计时候温服。

治上气呕吐，不能下食，橘皮散方。

陈橘皮（二两，汤浸去白瓤，焙） 紫苏子（一两，微炒） 人参（一两，去芦头） 赤茯苓（一两） 柴胡（一两，去苗） 杏仁（一两，汤浸去皮尖双仁，麸炒微黄）

右件药，捣筛为散。每服三钱，以水一中盏，入生姜半分、枣三枚，煎至六分，去滓，不计时候温服。

治上气，胃中烦热，痰壅吐逆，不能下食，宜服人参散方。

人参（二两，去芦头） 麦门冬（一两，去心） 陈橘皮（一两，汤浸去白瓤，焙） 黄芪（一两，锉） 紫苏茎叶（一两） 赤茯苓（一两） 枇杷叶（一两，拭去毛，炙微赤[⑦]） 诃黎勒皮（一两半） 甘草（半两，炙微赤，锉）

右件药，捣筛为散。每服三钱，以水一中盏，入生姜半分、枣三枚，煎至六分，去滓，不计时候温服。

治上气，胃中不和，呕吐，不能下食，虚弱无力，宜服白术圆方。

白术（一两） 五味子（一两） 陈橘皮（半两，汤浸去白瓤，焙） 人参（一两，去芦头） 桂心（一两） 白茯苓（一两） 沉香（一两） 厚朴（二两，去粗皮，涂生姜汁，炙令香熟） 紫苏子（一两，微炒） 草豆蔻（一两，去皮） 枳实（半两，麸炒微黄）

右件药，捣罗为末，炼蜜和捣三二百杵，圆如梧桐子大。每于食前，以生姜汤下三十圆。

治上气腹胀满诸方

夫上气腹胀满者，由脏腑虚弱，阴阳不调，阳气外虚，阴气内积[⑧]，风冷之气，在于腹脏，伏留不散，攻于脾肺，脾肺既虚，为邪所乘，则经络壅涩，气逆不通，故令上气腹胀满也。

治上气腹胀满，上焦壅滞，宜服大腹皮散方。

大腹皮（一两，锉） 甜葶苈（一两，隔纸炒令紫色） 桑根白皮（一两，锉） 桔梗（一两，去芦头） 赤茯苓（一两） 桂心（一两） 枳壳（一两，麸炒微黄，去瓤） 杏仁（一两，汤浸去皮尖双仁，麸炒微黄）

右件药，捣筛为散。每服五钱，以水一大盏，入生姜半分、枣三枚，煎至五分，去滓，不计时候温服。

治上气腹胀满，不下食，宜服赤茯苓散方。

赤茯苓（一两） 杏仁（一两，汤浸去皮尖双仁，麸炒微黄） 人参（三分，去芦头） 陈橘皮（三分，汤浸去白瓤，焙） 柴苏茎叶（三分） 桂心（半两） 白术（三分） 槟榔（一两） 枇杷叶（一两，拭去毛，炙微黄）

右件药，捣筛为散。每服五钱，以水一大盏，入生姜半分，煎至五分，去滓，不计时候温服。

治上气腹胀满，坐卧不得，少思饮食，前胡散方。

前胡（一两，去芦头） 枳壳（一两，麸炒微黄，去瓤） 人参（一两，去芦头） 陈橘皮（一两，汤浸去白瓤，焙） 槟榔（一两） 紫苏茎叶（一两） 甜葶苈（半两，隔纸炒令紫色） 甘草（半两，炙微赤，锉）

右件药，捣筛为散。每服五钱，以水一大盏，入生姜半分、枣三枚，煎至五分，去滓，温服，日三四服。

治上气腹满，烦闷，不欲饮食，木香散方。

木香（三分） 人参（三分，去芦头） 半夏（半两，汤洗七遍，去滑） 赤茯苓（三分） 甘草（半两，炙微赤，锉） 槟榔（三分） 桑根白皮（半两，锉） 陈橘皮（三分，汤浸去白瓤，焙） 桂心（半两） 枳实（半两，麸炒微黄）

右件药，捣筛为散。每服五钱，以水一大盏，入生姜半分、枣三枚，煎至五分，去滓，温服，日三四服。

治上气腹胀[⑨]满，不能下食，宜服半夏散方。

半夏（半两，汤洗七遍，去滑） 赤茯苓（一两） 陈橘皮（三分，汤浸去白瓤，焙） 人参（三分，去芦头） 前胡（三分，去芦头） 紫苏茎叶（一两） 木通（半两，锉） 木香（半两） 白术（三分） 槟榔（三分）

右件药，捣筛为散。每服五钱，以水一大盏，入生姜半分、枣三枚，煎至五分，去滓，不计时候温服。

治上气腹胀满，宜服此方。

枳实（一两，麸炒微黄） 桂心（一两） 槟榔（一两）

右件药，捣细罗为散。每服，以生姜汤调下二钱，日三四服。

治上气腹胀满，不下食方。

桑根白皮（三两，锉） 吴茱萸（一两，汤浸七遍，微炒） 白术（二两）

右件药，捣筛为散。每服三钱，以酒一中盏，入生姜半分，煎至六分，去滓，温温频服之。

治上气咳逆诸方

夫上气咳逆者，由肺脏虚弱，感于风寒，而成咳逆也。咳则气聚于肺，则令肺胀，心胸烦闷，是为咳逆也，此皆邪气与正气相搏，正气不得宣通，但逆行于咽喉之间，邪气动作，则气逆不顺，奔上胸膈，故谓之上气咳逆也。

治上气咳逆，支满喘嗽，气结胸中，心烦不利，宜服芫花散方。

芫花（半两，醋拌，炒令干） 桂心（三分） 干姜（半两，炮裂，锉） 陈橘皮（三分，汤浸去白瓤，焙） 细辛（半两） 前胡（三分，去芦头） 赤茯苓（一两） 诃黎勒皮（三分）

右件药，捣筛为散。每服三钱，以水一中盏，入生姜半分，煎至六分，去滓，温服，日三四服。

治上气咳逆，喉中不利，人参散方。

人参（一两，去芦头） 陈橘皮（三分，汤浸去白瓤，焙） 紫菀（一两，洗去苗土） 赤茯苓（一两） 款冬花（三分） 射干（一两） 细辛（三分） 杏仁（三分，汤浸去皮尖双仁，麸炒微黄） 菖蒲（三分）

右件药，捣筛为散。每服五钱，以水一大盏，入生姜半分，煎至五分，去滓，不计时候温服。

治上气咳逆，胸满多唾，宜服川椒圆方。

川椒（一两，去目及闭口者，微炒去汗） 人参（一两，去芦头） 款冬花（三分） 赤茯苓（一两） 干姜（半两，炮裂，锉） 桂心（一两） 紫菀（三分，洗去苗土） 附子（半两，炮裂，去皮脐） 五味子（三分） 白术（半两） 杏仁（三分，汤浸去皮尖双仁，麸炒微黄） 菖蒲（三分） 细辛（三分）

右件药，捣罗为末，炼蜜和捣五七百杵，圆如梧桐子大。每服，以温生姜汤下三十圆，日三四服。

治上气咳逆，心胸烦闷，小便不利，宜服麦门冬圆[10]方。

麦门冬（一两半，去心，焙） 昆布（三分，洗去咸味） 干姜（半两，炮裂，锉） 细辛（半两） 川椒（半两，去目及闭口者，微炒去汗） 海蛤（一两，细研） 桂心（半两）

右件药，捣罗为末，炼蜜和捣三五百杵，圆如梧桐子大。每于食前，以温生姜汤下三十圆。

治上气咳逆，腹中坚痞，往来寒热，令人羸瘦，不能饮食，或时下痢，腹中疼痛，桂心圆方。

桂心（一两） 川椒（三两，去目及闭口者，微炒去汗） 甘草（三分，炙微赤，锉） 当归（三分） 半夏（三分，汤洗七遍，去滑） 附子（一两，炮裂，去皮脐）

右件药，捣罗为末，炼蜜和捣三二百杵，圆如梧桐子大。不计时候，以生姜橘皮汤下三十圆。

治上气咳逆，多唾食少，宜服干姜圆方。

干姜（半两，炮裂，锉） 桂心（半两） 柑子皮（三分，汤浸去白

瓤）　细辛（半两）　甘草（半两，炙微赤，锉）　款冬花（三分）　紫菀（三分，洗去苗土）　附子（三分，炮裂，去皮脐）

右件药，捣罗为末，炼蜜和捣三五百杵，圆如梧桐子大。每服，不计时候，以姜枣汤下三十圆。

治上气喘急身面浮肿诸方

夫肺主于气，候于身之皮毛，而气之行，循环脏腑，流通经络，若为风邪所乘，则肤腠闭塞，荣卫壅涩，津液相并，不得泄越，故令上气而身面浮肿也。

治上气喘急，胸中满闷，身面浮肿，宜服葶苈散方。

甜葶苈（三分，隔纸炒令紫色）　枳壳（三分，麸炒微黄，去瓤）　赤茯苓（一两）　桑根白皮（一两，锉）　汉防己（半两）　陈橘皮（三分，汤浸去白瓤，焙）　甘草（半两，炙微赤，锉）

右件药，捣筛为散。每服四钱，以水一大盏，入生姜半分、枣三枚，煎至五分，去滓，不计时候温服。

治上气发，即不得眠卧，心腹胀满，喘急不能食，身面浮肿，宜服紫菀散方。

紫菀（一两，洗去苗土）　麻黄（一两，去根节）　贝母（三分，煨微黄）　大腹皮（三分，锉）　杏仁（三分，汤浸去皮尖双仁，麸炒微黄）　赤茯令（一两）　桑根白皮（一两，锉）　猪苓（一两，去黑皮）　槟榔（一两）

右件药，捣筛为散。每服五钱，以水一大盏，入生姜半分，煎至五分，去滓，不计时候温服。

治上气喘急，或多心腹气滞，身面浮肿，吃食减少，宜服陈橘皮圆方。

陈橘皮（一两，汤浸去白瓤，焙）　猪苓（一两，去黑皮）　紫菀（一两，洗去苗土）　桂心（一两）　郁李仁（一两，汤浸去皮，微炒）　桑根白皮（二两，锉）　人参（一两，去芦头）　麻黄（一两，去根节）　甘草（半两，炙微赤，锉）　杏仁（一两，汤浸去皮尖双仁，麸炒微黄）　甜葶苈（一两，隔纸炒令紫色）

右件药，捣罗为末，炼蜜和捣三五百杵，圆如梧桐子大。每于食前，以温粥饮，下三十圆。

治上气喘急，肺热咳嗽，不得坐卧，身面浮肿，不下饮食，宜服猪苓散方。

猪苓（一两，去黑皮） 汉防己（三分） 百合（一合） 紫菀（一两，洗去苗土） 杏仁（一两，汤浸去皮尖双仁，麸炒微黄） 赤茯苓（一两） 天门冬（一两，去心，焙） 枳壳（一两，麸炒微黄，去瓤） 桑根白皮（一两，锉） 郁李仁（一两，汤浸去皮，微炒）

右件药，捣罗为末，炼蜜和捣三五百杵，圆如梧桐子大。每于食前，以粥饮下三十圆。

又方。

甜葶苈（一两，隔纸炒令紫色） 陈橘皮（三分，汤浸去白瓤，焙） 赤茯苓（一两） 桑根白皮（一两，锉） 杏仁（一两，汤浸去皮尖双仁，麸炒微黄） 牵牛子（一两，微炒[11]）

右件药，捣罗为末，炼蜜和捣三五百杵，圆如梧桐子大。每于食前，以粥饮下三十圆。

治上气喘急，身面浮肿，不得眠卧，积季不差方。

皂荚（二两，刮去黑皮，涂酥，炙微黄焦，去子） 桑根白皮（一两，锉） 陈橘皮（一两，汤浸去白瓤，焙） 杏仁（一两半，汤浸去皮尖双仁，麸炒微黄，别研如膏） 汉防己（一两） 甜葶苈（二两，隔纸炒令紫色，别捣如泥）

右件药，捣罗为末，研入杏仁、葶苈，炼蜜和捣三五百杵，圆如梧桐子大。每服，食前以粥下三十圆。

治上气喘急，遍身浮肿，宜服此方。

甜葶苈（一升，隔纸炒令紫色）

右件药，捣令极细，用生绢袋盛，以清酒五升，浸三五日后，每服，抄一匙，用粥饮调下，日三四服。

治七气诸方

夫七气者，为寒气、热气、恚气、怒气、忧气、喜气、愁气。凡此七气，积聚坚牢，大如杯盘，在心下腹中，疼痛欲死，不能饮食，时来时去，每发极甚，如有祸祟，此皆七气所生也。寒气则呕吐恶心，热气则恍惚眩乱。怒气则上焦热痛不可忍，热[12]上抢心，短气欲死，不得气息。恚气则积在心下，不得饮食。喜气即不可疾行，不能久立。忧气则不可剧作，卧不安席。愁气则喜忘不安。故名七气也。

治忧恚寒热喜怒及饮食阻隔，内伤五脏，气攻上不能还下，心中悸动不安，宜服人参散方。

人参（一两，去芦头）　赤芍药（一两）　木香（一两）　桂心（一两）　吴茱萸（半两，汤浸七遍，焙干，微炒）　前胡（一两，去芦头）　白术（一两）　诃黎勒皮（一两）　半夏（一两，汤洗七遍，去滑）　甘草（半两，炙微赤，锉）　青橘皮（一两，汤浸去白瓤，焙）　熟干地黄（一两）

右件药，捣筛为散。每服五钱，以水一中盏，入生姜半分，煎至六分，去滓，每于食后稍热服。

治七气，脏腑虚冷，心胸气上，劳之[13]不能饮食，宜服半夏散方。

半夏（一两，汤洗七遍，去滑）　人参（一两，去芦头）　白术（一两）　厚朴（二两，去粗皮，涂生姜汁，炙令香熟）　陈橘皮（三分，汤浸去白瓤，焙）　附子（一两，炮裂，去皮脐）　沉香（一两）　桂心（一两）

右件药，捣筛为散。每服五钱，以水一中盏，入生姜半分，煎至六分，去滓，每于食前稍热服。

治七气，心腹积聚，结块如杯，呕吐寒热，胸心中短气，不能下食，宜服木香散方。

木香（一两）　桂心（一两）　人参（一两，去芦头）　细辛（半两）　诃黎勒皮（半两）　干姜（半两，炮裂，锉）　白术（半两）　甘草（一分，炙微赤，锉）　附子（半两，炮裂，去皮脐）　鳖甲（一两半，涂醋炙令黄，去裙襕）　吴茱萸（半两，汤浸七遍，焙干，微炒）　青橘皮（半两，汤浸去白瓤，焙）　京三棱（三分）　槟榔（半两）　赤茯苓（三分）　厚朴（半两，去粗皮，涂生姜汁，炙令香熟）　当归（三分）　莳香子（半两）

右件药，捣粗罗为散。每服五钱，以水一中盏，入生姜半分、枣三枚，煎至六分，去滓，每于食前稍热服。

治寒热恚怒喜忧愁等七气，积聚不散，在于心腹，结块如杯，胸中气隔，吐逆不能下食，腹胁疼痛，喜忘不安，呼吸短气，四肢不举，宜服乌头圆方。

川乌头（一两半，炮裂，去皮脐） 桃仁（三分，汤浸去皮尖双仁，麸炒微黄） 桂心（三分） 前胡（三分，去芦头） 人参（一两，去芦头） 芎䓖（三分） 防葵（一两） 甘遂（一两，煨微黄） 菖蒲（三分） 川大黄（一两半，锉碎，微炒） 紫菀（三分，洗去苗土） 赤茯苓（三分） 干姜（三分，炮裂，锉） 石膏（三分，细研，水飞过） 半夏（三分，汤洗七遍，去滑） 吴茱萸（三分，汤浸七遍，焙干，微炒） 川椒（三分，去目及闭口者，微炒去汗） 细辛（三分） 桔梗（三分，去芦头）

右件药，捣罗为末，炼蜜和捣五七百杵，圆如梧桐子大。每于食前，以温酒下五圆，渐加至十圆，常以通利为度。

治七气，积聚坚牢，心腹胀痛，宜服大黄圆方。

川大黄（一两，锉碎，微炒） 川椒（半两，去目及闭口者，微炒去汗） 人参（三分，去芦头） 半夏（三分，汤洗七遍，去滑） 桔梗（三分，去芦头） 菖蒲（三分） 柴胡（三分，去苗） 赤茯苓（三分） 芎䓖（三分） 桂心（三分） 桃仁（三分，汤浸去皮尖双仁，麸炒微黄） 木香（三分） 吴茱萸（三分，汤浸七遍，焙干，微炒） 干姜（三分，炮裂，锉） 细辛（三分）

右件药，捣罗为末，炼蜜和捣五七百杵，圆如梧桐子大。每于食前，以温酒下十圆，渐加至二十圆为度。

治短气诸方

夫平人无寒热，短气不足以息者，盖由体实，实则气盛，盛则气逆不通，故短气也。又肺虚则气不足，亦令短气，则其人气微，有如少气，故呼吸不利。诊其脉尺寸俱微，血气不足，其人短气，寸口脉沉，胸中短气，脉前小后大，则胸满短气，脉洪大者，亦短气也。

治肺实，胸中短气，上焦壅滞，不思饮食，宜服五味子散方。

五味子（一两） 木香（半两） 诃黎勒皮（一两） 甘草（半两，炙微赤，锉） 前胡（一两，去芦头） 陈橘皮（一两，汤浸去白瓤，焙） 桂心（三分） 半夏（三分，汤洗七遍，去滑）

右件药，捣筛为散。每服五钱，以水一大盏，入生姜半分、枣三枚，煎至五分，去滓，温服，日三四服。

治气虚，胸膈中寒热，短气不足，紫苏散方。

紫苏茎叶（二两） 五味子（一两） 甘草（三分，炙微赤，锉） 前胡（一两，去芦头） 陈橘皮（三分，汤浸去白瓤，焙） 桂心（三分）

右件药，捣筛为散。每服三钱，以水一中盏，入生姜半分、枣三枚，煎至六分，去滓，温服，日三服。

治肺气实，上焦烦热，短气胸满，呼吸不利，宜服木通圆方。

木通（一[14]两，锉） 杏仁（一[15]两，汤浸去皮尖双仁，麸炒微黄） 紫苏茎叶（一两） 柴胡（一两，去苗） 陈橘皮（一两，汤浸去白瓤，焙） 五味子（一两）

右件药，捣筛为散。每服五钱，以水一中盏，煎至六分，去滓，不计时候温服。

治肺热，短气呼吸不利，麦门冬散方。

麦门冬（一两半，去心） 半夏（三分，汤洗七遍，去滑） 人参（一两半，去芦头） 甘草（三分，炙微赤，锉） 前胡（一两，去芦头） 五味子（一两）

右件药，捣筛为散。每服三钱，以水一中盏，入生姜半分、枣三枚，煎至六分，去滓，不计时候温服。

治肺虚寒，胸中否塞，短气不足，少思饮食，宜服白术圆方。

白术（一[16]两） 人参（一两，去芦头） 陈橘皮（一两，汤浸去白瓤，焙） 桔梗（三分，去芦头） 杏仁（一两半，汤浸去皮尖双仁，麸炒微黄） 细辛（三分） 贝母（三分，煨微黄） 干姜（半两，炮裂，锉） 半夏（半两，汤洗七遍，去滑） 甘草（三分，炙微赤，锉） 桂心（三分） 诃黎勒皮（一[17]两）

右件药，捣罗为末，炼蜜和捣三五百杵，圆如梧桐子大。不计时候，以姜枣汤下二十圆。

治卒短气方。

枸杞叶（二[18]两） 生姜（一两，切）

右件药，以水二大盏，煎至一大盏，去滓，不计时候，分温二服。

又方。

紫苏茎叶（二两） 青橘皮（半两，汤浸去白瓤，焙）

右件药，细锉，以水二大盏，入枣七枚，煎至一大盏，去滓，不计时候，分温二[19]服。

治虚冷短气方。

右以川椒三两，去目及闭口者，以生绢袋盛，用无灰酒五升浸，经三日后，随性饮之。

治逆气诸方

夫怒则气逆，甚则呕血，又有因食而气逆上者，凡人有逆气不得卧，而息无音声者，有起居如故，而息有音声者，有能行而喘者，有不能行而喘者，有不能卧，卧而喘者，皆有所起，其不得卧而息有音声者，是阳明之逆，足三阳者下行，令逆而上行，故息有音声。阳明者胃之脉也，胃者六腑之海，其气亦下行，阳明气逆不顺，故不得卧。夫胃气不和，则卧不安，此之谓也，起居如故，而息有音声者，此肺之络逆，络脉之气，不得随经上下，故留经而不行，此络脉之疾也，人起居如故，而息有音声不得卧，卧则喘者，是水气之客于肺。夫水者循津液而流，肾者水脏，主津液，津液不顺，故卧而喘也。诊其脉太过，则令人逆气背痛温温然，寸口脉伏，胸中有逆气，关上脉细，其人逆气，腹中痛满也。

治脏腑虚寒，逆气上攻，胸膈否塞，吐逆，腹胁胀满，气不得息，四肢不利，宜服诃黎勒皮散方。

诃黎勒皮（一两） 木香（半两） 陈橘皮（一两，汤浸去白瓤，焙） 槟榔（半两） 附子（半两，炮裂，去皮脐） 草豆蔻（三分，去皮） 白术（半两） 当归（半两） 甘草（半两，炙微赤，锉） 干姜（半两，炮裂，锉） 枳实（三分，麸炒微黄） 半夏（半两，汤洗七遍，去滑） 人参（三分，去芦头） 赤茯苓（三分） 桂心（三分） 厚朴（一两，去粗皮，涂生姜汁，炙令香熟）

右件药，捣粗罗为散。每服五钱，以水一中盏，入生姜半分、枣三枚，煎至六分，去滓，稍热服之，日三四服。

治气实，胸中逆满，否塞不能食，呼吸短气，宜服槟榔散方。

槟榔（一两） 半夏（一两，汤洗七遍，去滑） 青橘皮（半两，汤浸去白瓤，焙） 前胡（一两，去芦头） 附子（半两，炮裂，去皮脐） 细辛（半两） 赤茯苓（一两） 桂心（一两） 紫苏茎叶（一两） 川大黄（一两半，锉碎，微炒） 甘草（半两，炙微赤，锉）

右件药，捣筛为散。每服三钱，以水一中盏，入生姜半分，煎至六分，去滓，不计时候温服。

治逆气，心腹满急，呕吐不下食，腹胁疼痛，皆因脏腑久冷，或忧恚结聚所成疾，宜服枳实散方。

枳实（一两，麸炒，微黄） 半夏（一两，汤洗七遍，去滑） 桂心（一两） 青橘皮（三分，汤浸去白瓤，焙） 木香（三分） 诃黎勒皮（一两） 当归（三分） 人参（三分，去芦头） 白术（三分） 甘草（半两，炙微赤，锉）

右件药，捣筛为散。每服三钱，以水一中盏，入生姜半分，煎至六分，去滓，不计时候温服。

治气上奔，胸中逆满，喘息短气，不得安卧，腹中冷气，肠鸣相逐，宜服半夏散方。

半夏（二两，汤洗七遍，去滑） 吴茱萸（半两，汤浸七遍，焙干，微炒） 桂心（一两） 人参（一两，去芦头） 白术（一两） 当归（一两） 厚朴（一两半，去粗皮，涂生姜汁，炙令香熟） 枳实（半两，麸炒微黄）

右件药，捣筛为散。每服五钱，以水一中盏，入生姜半分，煎至六分，去滓，不计时候温服。

治逆气，胸中痞塞，呼吸短气，腹内虚寒，食即呕逆，羸瘦不足，宜服诃黎

勒圆方。

诃黎勒皮（一两）　沉香（一两）　附子（一两，炮裂，去皮脐）　桂心（一两）　五味子（一两）　白术（一两）　草豆蔻（一两，去皮）　人参（一两，去芦头）　当归（一两）　枳壳（半两，麸炒微黄，去瓤）　干姜（半两，炮裂，锉）　厚朴（一两半，去粗皮，涂生姜汁，炙令香熟）

右件药，捣罗为末，炼蜜和圆，如梧桐子大。不计时候，以温酒下三十圆。

治逆气，胸中否满，不能喘息，脏腑虚寒，心腹坚痞，痰饮留滞，宿食不消，桔梗圆方。

桔梗（一两，去芦头）　胡椒（三分）　荜茇（三分）　青橘皮（半两，汤浸去白瓤，焙）　川椒（半两，去目及闭口者，微炒去汗）　川乌头（半两，炮裂，去皮脐）　人参（三分，去芦头）　干姜（半两，炮裂，锉）　桂心（三分）　细辛（三分）　厚朴（一两，去粗皮，涂生姜汁，炙令香熟）　枳壳（半两，麸炒微黄，去瓤）　附子（三分，炮裂，去皮脐）　前胡（三分，去芦头）　甜葶苈（三分，隔纸炒令紫色）　白术（三分）　防葵（三分）　槟榔（一两）　川大黄（一两半，锉碎，微炒）　甘草（半两，炙微赤，锉）　吴茱萸（三分，汤浸七遍，焙干，微炒）

右件药，捣罗为末，炼蜜和捣三二百杵，圆如梧桐子大。每服，以温酒下二十圆，日三服。

治因食热及饮冷水上气诸方

夫食热物，皆触动肺气，则热聚肺间，热气不歇，而饮冷水，冷热相搏，气聚不宣，为冷所乘，故令上气也。

治因食热及饮冷水，上气胸满，心下有水不散，虚喘妨闷，不下食，白术散方。

白术（一两）　桂心（三分）　陈橘皮（三分，汤浸去白瓤，焙）

泽泻（一两）　河黎勒皮（一两）

右件药，捣筛为散。每服五钱，以水一大盏，入生姜半分，煎至五分，去滓，温服，日三四服。

治因食热及饮冷水，上气胸满，不下食，陈橘皮散方。

陈橘皮（三分，汤浸去白瓤，焙）　泽泻（半两）　赤茯苓（半两）　人参（三分，去芦头）　白术（三分）　半夏（半两，汤洗七遍，去滑）　桂心（三分）　杏仁（三分，汤浸去皮尖双仁，麸炒微黄）　细辛（三分）　干姜（半两，炮裂，锉）

右件药，捣筛为散。每服五钱，以水一大盏，入枣三枚、生姜半分，煎至五分，去滓，稍热频服。

治走马奔喘，便饮冷水，因得上气发热，宜服此方。

竹叶（五十片）　陈橘皮（一两，汤浸去白瓤，焙）

右件药，以水一大盏，煮取六分，去滓，分为二服，温温相次服之。

治因食热及饮冷水过多，上气胸满方。

吴茱萸（三分，汤浸七遍，焙干，微炒）　泽泻（三分）　白术（三分）　赤茯苓（三分）　木香（半两）　青橘皮（三分，汤浸去白瓤，焙）　川大黄（一两，锉碎，微炒）

右件药，捣罗为末，炼蜜和捣三五[20]百杵，圆如梧桐子大。每服，以温生姜汤下二十圆。日三四服。

治因食热饱及饮冷水过多，上攻肺脏，喘急不已，宜服此方。

巴豆（一分，去皮研，纸裹压去油）　干姜（一两，炮裂，锉）　川大黄（一两，锉碎，微炒）

右件药，捣罗为末，炼蜜和圆，如梧桐子大。每服，以温水下十圆，得吐利愈。

治胸痹诸方

夫寒气客于五脏六腑，因虚而发，上冲于胸间，则为胸痹。胸痹之候者，胸中愊愊[21]如满，噎塞不利，习习如痒，喉里涩，唾燥沫，甚者，心强痞急痛，肌肉苦痹，绞急如刺，不得俯仰，胸前皮肉皆痛，手不能犯，胸满短气，咳唾引痛，烦闷自汗出，或背膂微痛，其脉浮而微者是也，不治，数日则杀人尔。

治胸痹喘息不通，利膈散方。

人参（一两，去芦头） 前胡（一两，去芦头） 甘草（半两，炙微赤，锉） 诃黎勒皮（三分） 陈橘皮（三分，汤浸去白瓤，焙） 桂心（半两） 白术（三分） 干姜（半两，炮裂，锉） 赤茯苓（一两）

右件药，捣筛为散。每服五钱，以水一大盏，入生姜半分，煎至五分，去滓，温温频服。

治胸痹疼痛痰逆，心膈不利方。

栝楼（一枚） 枳实（一两，麸炒微黄） 半夏（一两，汤洗七遍，去滑）

右件药，捣筛为散。每服五钱，以水一大盏，入生姜半分、薤白五茎，煎至五分，去滓，温温频服。

又方。

枳实（一两，麸炒微黄） 厚朴（一两，去粗皮，涂生姜汁，炙令香熟） 桂心（三分） 栝楼（一枚）

右件药，捣筛为散。每服五钱，以水一大盏，入生姜半分、薤白五茎，煎至五分，去滓，温温频服。

治胸痹壅闷，麝香圆方。

麝香（一分，细研） 牛膝（一两，去苗） 犀角屑（半两）

右件药，捣罗为末，炼蜜和圆，如梧桐子大。每服，以橘皮汤下二十圆，日三四服。

治胸痹，胸中愊愊如满，噎塞如痒[22]，咽喉中涩，唾沫方。

陈橘皮（二两，汤浸去白瓤，焙） 枳壳（二两，麸炒微黄，去瓤）

右件药，捣筛为散。每服三钱，以水一中盏，入生姜半分，同煎至六分，去滓，温温频服。

治胸痹，强急疼痛方。

雄黄（半两，细研） 巴豆（一分，去皮心研，纸裹压去油）

右件药，同研令细，用软饭和圆，如绿豆大。每服，以生姜橘皮汤下五圆。

治胸痹，气壅满闷，心膈不利方。

枳实（二两，麸炒微黄）

右件药，捣细罗为散。不计时候，以清粥饮调下二钱。

治胸痹已差，复更发者，宜服此方。

薤根（二斤，净洗去土）

右捣绞取汁，温服一小盏，立愈。

治胸痹噎塞诸方

夫脏腑不和，气血虚弱，风冷之气，伏留在内，因虚，上攻胸膈，则令胸中愊愊满塞，习习如痒，气道壅涩，咽喉不利，心下痞急，咳唾引痛，气不宣通，故令胸中痹闷而噎塞也。

治胸痹噎塞，心下烦满，半夏散方。

半夏（一两，汤洗七遍，去滑）　前胡（一两，去芦头）　射干（一两）　白术（一两）　桂心（一两）　人参（一两，去芦头）　枳壳（一两，麸炒微黄，去瓤）

右件药，捣筛为散。每服五钱，以水一大盏，入生姜半分、枣三枚，煎至五分，去滓，不计时候稍热服。

治胸痹噎塞，不能下食，宜服吴茱萸散方。

吴茱萸（一两，汤浸七遍，焙干，微炒）　半夏（一两，汤洗七遍，去滑）　白术（一两）　鳖甲（一两，涂醋炙令黄，去裙襕）　赤茯苓（一两）　前胡（一两，去芦头）　青橘皮（一两，汤浸去白瓤，焙）　京三棱（一两）　桂心（一两）　厚朴（一两，去粗皮，涂生姜汁，炙令香熟）　槟榔（一两）　枳壳（半两，麸炒微黄，去瓤）

右件药，捣筛为散。每服五钱，以水一大盏，入生姜半分、枣三枚，煎至五分，去滓，不计时候稍热服。

治胸痹气噎塞，疼闷方。

半夏（一两，汤洗七遍，去滑） 青橘皮（一两，汤浸去白瓤，焙） 木通（一两，锉） 桂心（一两） 吴茱萸（一分，汤浸七遍，焙干，微炒）

右件药，捣筛为散。每服五钱，以水一大盏，入生姜半分，煎至五分，去滓，不计时候稍热服。

治胸痹气膈，噎塞不通，脾虚胃冷，不能下食，宜服木香散方。

木香（三分） 桃仁（半两，汤浸去皮尖双仁，麸炒微黄） 诃黎勒皮（三分） 甘草（一分，炙微赤，锉） 枳实（三分，麸炒微黄） 干姜（半两，炮裂，锉） 白术（半两） 昆布（半两，洗去咸味） 陈橘皮（三分，汤浸去白瓤，焙） 鳖甲（三分，涂醋炙令黄，去裙襕） 桂心（半两）

右件药，捣筛为散。每服五钱，以水一大盏，入生姜半分，煎至五分，去滓，不计时候稍热服。

治胸痹痰壅，噎塞不下食，射干散方。

射干（一两） 半夏（一两，汤洗七遍，去滑） 赤茯苓（一两） 桔梗（一两，去芦头） 青橘皮（三分，汤浸去白瓤，焙） 桂心（三分） 枳壳（三分，麸炒微黄，去瓤） 甘草（三分，炙微赤，锉） 大腹皮（三分，锉） 前胡（三分，去芦头） 桑根白皮（三分，锉）

右件药，捣筛为散。每服五钱，以水一大盏，入生姜半分，煎至五分，去滓，不计时候温服。

治胸痹气喘噎塞，通气散方。

半夏（二两，汤洗七遍，去滑） 吴茱萸（一分，汤浸七遍，焙干，微炒） 桂心（一两）

右件药，捣粗罗为散。每服三钱，以水一中盏，入生姜半分，煎至六分，去滓，稍热频服。

治胸痹连心气闷，喉中噎塞唾沫方。

细辛（一两） 陈橘皮（三分，汤浸去白瓤，焙） 赤茯苓（一两） 枳壳（三分，麸炒微黄，去瓤） 栝楼（一枚） 桂心（三分）

右件药，捣筛为散。每服五钱，以水一大盏，入生姜半分，煎至五

分，去滓，不计时候，稍热细细呷服。

治胸痹气闷，喉中噎塞，宜服昆布圆方。

昆布（三分，洗去咸味） 赤茯苓（三分） 枳实（半两，麸炒微黄） 甘草（一分，炙微赤，锉） 半夏（半两，汤洗七遍，去滑） 干姜（一分，炮裂，锉） 木香（半两） 诃黎勒皮（一两） 槟榔（三分）

右件药，捣罗为末，炼蜜和圆，如梧桐子大。不计时候，以温酒下二十圆。

治胸痹短气诸方

夫胸痹短气者，由脏腑虚弱，阴阳不和，风冷邪气，攻注胸中，其脉太过与不及，阳微阴强，即胸痹而痛，所以然者，谓极虚故也。今阳虚属于上焦，所以胸痹，阴强则令心痛也，而又肺主于气，若肺虚不足，则令短气，又平人无寒热短气，若不足以息者，体实也，实则气盛，盛则气逆，逆则不通，故亦短气。凡脉沉迟小紧者，皆是胸痹短气候也。

治胸痹短气，喘息不利，心膈壅闷，宜服细辛散方。

细辛（一两） 生干地黄（一两） 甘草（半两，炙微赤，锉） 桂心（一两半） 赤茯苓（一两） 枳实（半两，麸炒微黄） 五味子（一两） 栝楼（一枚） 青橘皮（半两，汤浸去白瓤，焙）

右件药，捣筛为散。每服三钱，以水一中盏，煎至六分，去滓，不计时候温服。

治胸痹短气，脏腑久寒，脐腹疼痛，两胁胀满，心膈不利，宜服草豆蔻散方。

草豆蔻（一两，去皮） 当归（一两，锉，微炒） 白术（一两） 附子（一两，炮裂，去皮脐） 桂心（一两半） 高良姜（一两，锉） 赤茯苓（一两） 吴茱萸（半两，汤浸七遍，焙干，微炒） 桔梗（一两，去芦头） 厚朴（一两半，去粗皮，涂生姜汁，炙令香熟） 甘草（半两，炙微赤，锉）

右件药，捣筛为散。每服三钱，以水一中盏，入生姜半分，煎至六分，去滓，不计时候温服。

治胸痹短气，心中烦闷，宜服此方。

杏仁（一两，汤浸去皮尖双仁，麸炒微黄） 赤茯苓（一两） 槟榔（一两） 青橘皮（一两，汤浸去白瓤，焙） 甘草（半两，炙微赤，锉）

右件药，捣筛为散。每服三钱，以水一中盏，入生姜半分，煎至六分，去滓，不计时候温服。

治胸痹短气方。

栝楼（一枚） 陈橘皮（一两，汤浸去白瓤，焙） 半夏（一两，汤洗七遍，去滑） 枳实（二两，麸炒微黄）

右件药，捣筛为散。每服五钱，以水一大盏，入生姜半分、薤白五茎，煎至五分，去滓，不计时候稍热服。

治胸痹壅闷，闭塞短气方。

赤茯苓（一两） 甘草（半两，炙微赤，锉） 陈橘皮（三分，汤浸去白瓤，焙） 杏仁（三分，汤浸去皮尖双仁，麸炒微黄）

右件药，捣筛为散。每服五钱，以水一大盏，入生姜半分，煎至五分，去滓，不计时候稍热服。

治胸痹心下坚痞缓急诸方

夫胸痹心下坚痞者，由脏腑不调，风冷之气，攻注于胸膈，经络壅涩，气不宣通，则令心中坚满，咽喉干燥，时欲呕吐，胸背缓急不可俯仰，呼吸气短，咳唾引痛，胸中痞急也。

治胸痹，心下坚痞，胸背缓急，心腹不利，宜服此方。

枳实（一两，麸炒微黄） 木香（半两） 前胡（一两，去芦头） 陈橘皮（一两，汤浸去白瓤，焙） 赤茯苓（一两）

右件药，捣筛为散。每服五钱，以水一大盏，入生姜半分，煎至五分，去滓，温温频服之。

治胸痹，心下坚痞，胸背缓急疼痛，不能下食，宜服此方。

半夏（一两，汤浸七遍去滑） 赤茯苓（三分） 白术（三分） 枳实（三分，麸炒微黄） 木香（三分） 陈橘皮（三分，汤浸去白瓤，焙） 桂心（一两） 大腹皮（三分，锉） 甘草（一分，炙微赤，锉）

右件药，捣筛为散。每服三钱，以水一中盏，入生姜半分，煎至六分，去滓，温温频服之，

治胸痹，心下坚痞缓急，薏苡仁散方。

薏苡仁（二两） 附子（二两，炮裂，去皮脐） 甘草（一两，炙微赤，锉）

右件药，捣筛为散。每服三钱，以水一中盏，入生姜半分，煎至六分，去滓，稍热频服之。

治胸痹，心下坚痞缓急，气结不通方。

枳壳（二两，麸炒微黄，去瓤） 桂心（一两） 前胡（一两，去芦头） 半夏（一两，汤浸七遍去滑） 厚朴（二两，去粗皮，涂生姜汁，炙令香熟）

右件药，捣筛为散。每服三钱，以水一中盏，入生姜半分，煎至六分，去滓，稍热频服之。

治胸痹，心膈痞满，肩背缓急痛方。

桂心（半两） 干姜（半两，炮裂，锉） 人参（三分，去芦头） 细辛（三分） 吴茱萸（三分，汤浸七遍，焙干，微炒） 贝母（三分，煨微黄） 川乌头（半两，炮裂，去皮脐）

右件药，捣罗为末，炼蜜和捣三五百杵，圆如梧桐子大。每服，以温酒下十圆，日三四服。

治胸痹心背痛诸方

夫胸痹心背痛者，由脏腑虚寒，风冷邪气，积聚在内，上攻胸中，而乘于心，正气与邪气交争，阳气不足，阴气有余，阴阳不和，邪正相击，故令心背彻痛也。

治胸痹，心背痛腹胀，气满不下食饮，吴茱萸散方。

吴茱萸（半两，汤浸七遍，焙干，微炒）　桂心（半两）　高良姜（半两，锉）　赤茯苓（一两）　当归（一两）　陈橘皮（三分，汤浸去白瓤，焙）　槟榔（一[23]分）

右件药，捣细罗为散。每服，以热酒调下二钱，日三四服。

治胸痹，不得卧，心痛彻背方。

栝楼（一枚）　桂心（三分）　半夏（一两，汤洗七遍，去滑）

右件药，捣筛为散。每服三钱，以浆水一中盏，入薤白七茎、生姜半分，煎至六分，去滓，稍热频服。

治胸痹，心背痛，短气方。

细辛（半两）　甘草（半两，炙微赤，锉）　桂心（一两）　赤茯苓（一两）　熟干地黄（三分）　枳实（三分，麸炒微黄）　干姜（三分，炮裂，锉）　白术（三分）　栝楼（三分）

右件药，捣细罗为散。每服，以热酒调下二[24]钱，日三四服。

治胸痹，心背痛，恶气所攻，音声闭塞方。

槟榔（一两）　桂心（半两）

右件药，捣细罗为散。不计时候，煎生姜童子小便，调下一钱。

又方。

川椒（三分，去目及闭口者，微炒去汗）　吴茱萸（一两）　桂心（一两）　桔梗（三分，去芦头）　豉（半两）　川乌头（半两，炮裂，去皮脐）

右件药，捣细罗为散。不计时候，以温调酒下一钱。

治胸痹，心背痛，气逆，胸膈不利，饮食难下，宜服此方。

甘草（三分）　桂心（三分）　川椒（三分，去目及闭口者，微炒去汗）　干姜（三分，炮裂，锉）　细辛（三分）　附子（半两，炮裂，去皮脐）

右件药，捣罗为末，炼蜜和捣三五百杵，圆如梧桐子大。每服，以粥饮下三十圆，日三四服。

治胸痹，心背疼痛，气闷熨背散方。

细辛（二两）　附子（二两）　羌活（二两）　川椒（二两，去目）

桂心（二两）　川乌头（二两）　芎䓖（二两）

右件药，捣筛为散。入少醋，拌炒令极热，分二处，用熟帛裹熨背，冷即换之。

治心痹诸方

夫思虑烦多则损心，心虚故邪乘之，邪积而不去，则时害饮食，心中愊愊如满，蕴蕴而痛，是谓之心痹，诊其脉沉而弦者，心痹之候也。

治心痹，心中愊塞而痛，不能下食，木香散方。

木香（三分）　青橘皮（三分，汤浸去白瓤，焙）　半夏（三分，汤洗七遍，去滑）　枳壳（三分，麸炒微黄，去瓤）　诃黎勒皮（一两）　桂心（三[25]分）　前胡（一两，去芦头）　五味子（三分）

右件药，捣筛为散。每服三钱，以水一中盏，入生姜半分，煎至六分，去滓，不计时候稍热服。

治心痹，胸中满塞，心中微痛，烦闷不能食方。

赤茯苓（三分）　人参（三分，去芦头）　半夏（三分，汤洗七遍，去滑）　柴胡（三分，去苗）　前胡（三分，去芦头）　甘草（一分，炙微赤，锉）　桂心（三分）　桃仁（三分，汤浸去皮尖双仁，麸炒微黄）

右件药，捣筛为散。每服三钱，以水一中盏，入生姜半分、枣三枚，煎至六分，去滓，不计时候稍热服。

治心痹，满急刺痛，不可俯仰，气促，咳唾不利，宜服此方。

前胡（三分，去芦头）　木香（三分）　五味子（三分）　桔梗（三分，去芦头）　赤芍药（三分）　当归（三分）　槟榔（三分）　青橘皮（半两，汤浸去白瓤，焙）

右件药，捣筛为散。每服三钱，以水一中盏，入生姜半分，煎至六分，去滓，不计时候稍热服。

治心痹，胸中气坚急，心微痛，气短促，咳唾亦痛，不能食方。

枳实（三分，麸炒微黄）　青橘皮（一两，汤浸去白瓤，焙）　桂心（三分）　细辛（三分）　桔梗（三分，去芦头）

右件药，捣筛为散。每服三钱，以水一中盏，入生姜半分，煎至六分，去滓，不计时候温服。

治心气虚损，邪冷所乘，胸膈痞塞，心中痹痛，食饮不得，青橘皮圆方。

青橘皮（一两，汤浸去白瓤，焙） 桂心（一两） 当归（三分） 诃黎勒皮（一两） 吴茱萸（半两，汤浸七遍，焙干微炒） 细辛（半两） 白术（三分） 赤茯苓（三分） 枳壳（半两，麸炒微黄，去瓤） 萝卜子（半两，微炒） 木香（三分） 蓬莪茂（三分） 槟榔（三分）

右件药，捣罗为末，炼蜜和捣三二百杵，圆如梧桐子大。每服，以温酒下三十圆，日三四服。

【校注】

① 止：日本抄本作“乱止”二字。

② 诸：其下日本抄本有“气”字。

③ 疾：日本抄本作“瘀”字，义长可从。

④ 征：日本抄本作“微”字。

⑤ 空：其下日本抄本有“腹”字。

⑥ 五：日本抄本作“三”。

⑦ 赤：日本抄本作“黄”字。

⑧ 积：日本抄本作“损”字。

⑨ 腹胀：底本为“服服”二字，据文义改。

⑩ 圆：日本抄本作“散”字。

⑪ 一两，微炒：此四字底本无，据日本抄本补。

⑫ 热：日本抄本作“极”字。

⑬ 之：日本抄本作“乏”字。

⑭ 一：日本抄本作“二”。

⑮ 一：日本抄本作“二”。

⑯ 一：日本抄本作“二”。

⑰ 一：日本抄本作“二”。

⑱ 二：日本抄本作“一”。

⑲ 二：日本抄本作“三”。

⑳ 三五：日本抄本作“三二”。

㉑ 愊愊（bì 必）：郁结貌。

㉒ 痒：日本抄本作“痹”字。

㉓ 一：日本抄本作“二”。

㉔ 二：日本抄本作“三”。

㉕ 三：日本抄本作“二”。

卷第四十三

心痛论

夫心痛者，由风冷邪气乘于心也。其痛发有死者，有不成病者。心为诸脏之主，而藏神，其正经不可伤，伤之而痛，为真心痛，旦发夕死，夕发旦死，心有支别之络脉，其为风冷所乘，不伤于正经者，亦令心痛，则乍间乍甚，故成病不死。又心为火，与诸阳会合，而手少阴心经也，若诸阳气虚，少阴之经气逆，谓之阳虚阴厥，亦令心痛，其痛引喉是也。又诸脏虚受病，气乘于心者，亦令心痛，则心下急痛，谓之脾心痛也。足太阴为脾之经，与胃合，足阳明为胃之经，气虚逆乘于心而痛，其状，腹胀归于心而痛甚，谓之胃心痛也。肾之经足少阴是也，与膀胱合，膀胱之经，足太阳是也，此二经俱虚，而气逆乘心而痛者，其状下重，时苦泄寒中，为肾心痛也。诊其心脉急者，为心痛引背，食不下，寸口脉沉紧，苦心下有寒时痛，关上脉紧，心下苦痛，左手寸口脉沉，则为阴，阴绝者无心脉也，苦心下毒痛。

治九种心痛诸方

夫九种心痛者，一虫心痛，二疰心痛，三风心痛，四悸心痛，五食心痛，六饮心痛，七冷心痛，八热心痛，九生乘[①]心痛，谓之九种也，此皆诸邪之气乘于手之少阴之络，邪气搏于正气，邪正交结相击，故令心痛也。

治九种心痛，面色青，心腹妨闷，四肢不和，宜服沉香散方。

沉香（三分）　赤芍药（一[2]两）　醋石榴皮（一两）　桔梗（三分，去芦头）　槟榔（一两）　大腹皮（三分，锉）　紫雪（一两）

右件药，捣粗罗为散。每服四钱，以水一中盏，入葱白七寸，煎至六分，去滓，不计时候稍热服。

治九种心痛，多吐腹胀，宜服桂心散方。

桂心（一两）　当归（半两，锉，微炒）　食茱萸（半两）　赤芍药（半两）　厚朴（一两，去粗皮，涂生姜汁，炙令香熟）　槟榔（一两）　郁李仁（一两，汤浸去皮，微炒）

右件药，捣粗罗为散。每服五钱，以水一大盏，煎至五分，去滓，不计时候稍热服。

治九种心痛及冷气攻两胁，胸背疼痛，欲吐，宜服当归散方。

当归（一两，锉，微炒）　桔梗（一两，去芦头）　陈橘皮（一两，汤浸去白瓤，焙）　赤芍药（半两）　枳壳（一两，麸炒微黄，去瓤）　桂心（一两）　人参（半两，去芦头）　槟榔（二两）　木香（三分）

右件药，捣细罗为散。不计时候，煎生姜枣汤，调下二钱。

治九种心痛，腹胁气滞，宜服诃黎勒圆方。

诃黎勒（一两，煨用皮）　木香（半两）　桂心（一两）　干姜（半两，炮裂，锉）　川大黄（一两，锉碎，微炒）　吴茱萸（半两，汤浸七遍，焙干，微炒）　附子（半两，炮裂，去皮脐）

右件药，捣罗为末，酽醋煮面糊和圆，如梧桐子大。不计时候，以温酒下二十圆。

治九种心痛，腹内冷气积聚，宜服沉香圆方。

沉香（半两）　阿魏（半两，面裹煨，以面熟为度）　麝香（半两，细研）　木香（一两）　丁香（一两）　火前椿（一两）　干姜（半两，炮裂，锉）　槟榔（一两）

右件药，捣罗为末，入麝香同研，令匀，煎醋浸蒸饼和圆，如绿豆大。不计时候，以热酒嚼下十圆。

治九种心痛，腹胁气胀，不欲饮食，宜服附子圆方。

附子（二两，炮裂，去皮脐）　干姜（二两，炮裂，锉）　巴豆（半两，去皮心研，纸裹压去油）　人参（一两，去芦头）　狼毒（一两，锉碎，醋拌炒黄）　食茱萸（一两）

右件药，捣罗为末，入巴豆研令匀，炼蜜和捣三二百杵，圆如梧桐子大。不计时候，以热酒下三圆。

治九种心痛及腹胁气聚，滞不消方。

右取干漆二两，捣碎，炒令烟出，细研如粉，炼蜜和圆，如梧桐子大。不计时候，以热酒下五圆。

治九种心痛妨闷方。

桂心（半两末）

右以酒一大盏，煎至半盏，去滓，稍热服，立效。

又方。

槐树枝（一握，新生者）

右以水三大盏，煎取一盏，去滓，稍热分为二服。

治卒心痛诸方

夫卒心痛者，由脏腑虚弱，风邪冷热之气，客于手少阴之络。正气不足，邪气胜盛，邪正相击，上冲于心，心如寒状，痛不得息，故云卒心痛也。

治卒心痛，腹胁气胀，不欲饮食，宜服高良姜散方。

高良姜（一两半，锉）　厚朴（二两，去粗皮，涂生姜汁，炙令香熟）　桂心（一两）　当归（一两，锉碎，微炒）

右件药，捣筛为散。每服三钱，以水一中盏，煎至六分，去滓，不计时候热服。

治卒心痛，腹胀，去恶气麝香散方。

麝香（一两，细研）　犀角屑（半两）　木香（半两）

右件药，捣细罗为散。入麝香研令匀，不计时候，以热酒调下一钱。

治卒心痛，腹胁气滞方。

桂心（一两）　当归（一两，锉，微炒）　蓬莪茂（一两）

右件药，捣细罗为散。不计时候，以热酒调下一钱。

又方。

桂心（一两）　干姜（一两，炮裂，锉）

右件药，捣细罗为散。不计时候，以酒调下一[3]钱。

治卒心痛，气闷欲绝，面色青，四肢逆冷，吴茱萸圆方。

吴茱萸（一两，汤浸七遍，焙干，微炒）　干姜（一两，炮裂，锉）桂心（一两）　干漆（一两，捣碎，炒令烟出）　槟榔（一两）　青橘皮（一两，汤浸去白瓤，焙）　木香（一两）　白术（一两）　当归（一两，锉，微炒）　桔梗（一两，去芦头）　附子（一两，炮裂，去皮脐）

右件药，捣罗为末，炼蜜和捣三五百杵，圆如梧桐子大。不计时候，以热酒下二十圆。

又方。

桂心（二两）　川乌头（一两，炮裂，去皮脐）

右件药，捣罗为末，炼蜜和圆，如梧桐子大。不计时候，以醋汤下十圆。

又方。

生姜（半两）　熟干地黄（半两）

右件药，细锉，用水一大盏，煎至五分，去滓，不计时候热服。

又方。

酽醋（一合）　鸡子（一枚，打破）

右件药相和，搅令匀，暖过顿饮之。

又方。

白艾（二两，熟者）

右以水二大盏，煎至一盏，去滓，分为三服，稍热服之。

又方。

用青布裹盐如弹子大，烧令赤，都研为末，以热酒调，顿服之。

又方。

灶突中墨（半两）　盐（半两）

右件药，以水一大盏，煎五六沸，令盐消，去滓，分温二服，当吐之愈，未吐更服。

又方。

右用铛底墨，以热小便，调下二钱。

又方。

右用蒸大豆，或煮豆，以囊盛，更番熨痛处，冷复易之。

治诸虫心痛诸方

夫人脏腑虚弱，风邪冷热之气，交结成于诸虫，在于腹胃之间，因食甘肥，其虫发作，腹中种聚，行动往来，若攻于心络，则令心痛无休息，喜吐清水及有涎沫，蛔虫贯于心则杀人，宜速疗之也。

治诸虫心痛，多吐不食，宜服当归散方。

当归（一两，锉，微炒）　桔梗（一两，去芦头）　赤芍药（一两）　陈橘皮（一两，汤浸去白瓤，焙）　鹤虱（一两）　人参（一两，去芦头）　桂心（一两）　槟榔（二两）

右件药，捣粗罗为散。每服四钱，以水一中盏，入生姜半分，煎至六分，去滓，不计时候稍热服。

治诸虫心痛不可忍，多吐酸水，宜服石榴皮散方。

醋石榴皮（一两，锉）　桃符（二两，锉）　胡粉（一两）　酒（二合）　槟榔末（二钱）

右件药，以水二大盏，煎前二味至一盏，去滓，下胡粉、槟榔、酒，更煎一沸，稍热分为三服。

治诸虫心痛，每发，连脐腹刺痛，多吐涎沫，宜服桑白皮散方。

桑根白皮（半两）　醋石榴皮（半两）　芜荑（半两）　厚朴（一两，去粗皮，涂生姜汁，炙令香熟）　生姜（一两）　槟榔（末，二两）

右件药，细锉，以水二大盏，煎至一盏，去滓，下槟榔末，搅令匀，稍热分为三服。

又方。

醋石榴根（一[4]两） 桃白皮（一两） 陈橘皮（一分，汤浸去白瓤，焙） 高良姜（半两） 槟榔（一两）

右件药，细锉，和匀。每服半两，以水一大盏，煎至五分，去滓，不计时候，稍热服之。

治诸虫心痛不可忍，服之虫皆皆利下，雷圆散方。

雷圆 贯众 狼牙 当归（锉，微炒） 槟榔 陈橘皮（汤浸，去白瓤，焙） 桂心 鹤虱 （以上各一两）

右件药，捣细罗为散。每服，以蜜汤调下一钱，以利下虫为度。

治积年常患诸虫心痛，吐水不能食，鹤虱圆方。

鹤虱 附子（炮裂，去皮脐） 狼牙 槟榔 干漆（捣碎，炒令烟出） 白术 甘草（炙微赤，锉） 陈橘皮（汤浸，去白瓤，焙，以上各一两） 干姜（三分，炮裂，锉） 吴茱萸（三分，汤浸七遍，焙干，微炒） 狼毒（一两半，锉碎，醋拌炒黄）

右件药，捣罗为末，炼蜜和捣三二百杵，圆如梧桐子大。不计时候，以粥饮下十五圆。

治诸虫心痛，多吐，四肢不和，冷气上攻，心腹满闷，槟榔圆方。

槟榔 鹤虱 桂心 吴茱萸（汤浸七遍，焙干，微炒） 陈橘皮（汤浸，去白瓤，焙，以上各一两）

右件药，捣罗为末，炼蜜和捣百余杵，圆如梧桐子大。不计时候，以热酒下三十圆。

又方。

鹤虱（一两） 干漆（一两，捣碎，炒令烟出）

右件药，捣罗为末，炼蜜和圆，如梧桐子大。每服，不计时候，以醋汤下十圆。

又方。

槟榔（一两半） 鹤虱（一两）

右件药，捣细罗为散。不计时候，暖大麻仁汁，调下二钱。

又方。

东引石榴根（一两，锉） 腻粉（半两）

右件药，以水一大盏，煎石榴根至五分，去滓，调腻粉，以利下虫为效。

又方。

右以鳗鲡鱼，淡炙令熟，与患人三五两吃，永差。

又方。

右用熊胆如大豆许，细研，以温水和服之，立差。

又方。

丁香（半两）　乱发（如鸡子大，烧灰）

右件药，捣细罗为散。不计时候，以热酒调下一钱。

又方。

薰陆香（半两）

右捣细罗为散。每服，暖醋一合，调下一钱。

又方。

楝树东南根白皮（一两，树有子者）

右细锉，以水一大盏，煎至五分，去滓，空腹顿服。

治冷气心腹痛诸方

夫冷气心痛者，由脏腑虚弱，宿有冷疹，因外触风寒，内伤饮冷，而致发动邪气与正气相搏，随其上下，若上攻于心则心痛，或下攻于腹则腹痛也。

治冷气攻心，腹痛，胁肋妨闷，不思饮食，桔梗散方。

桔梗（去芦头）　当归（锉，微炒）　赤芍药　赤茯苓　陈橘皮（汤浸，去白瓤，焙）　白术　荜澄茄　厚朴（去粗皮，涂生姜汁，炙令香熟）　桂心　草豆蔻（去皮）　诃黎勒（煨用皮）　槟榔　（以上各一两）

右件药，捣粗罗为散。每服三钱，以水一大盏，入生姜半分、枣三枚，煎至六分，去滓，不计时候稍热服。

治冷气攻心腹痛不可忍，木香散方。

木香　青橘皮（汤浸，去白瓤，焙）　赤芍药　吴茱萸（汤浸七遍，

焙干，微炒） 当归（锉，微炒） 槟榔 附子（炮裂，去皮脐，以上各一两） 柴胡（一两，去苗） 麝香（三钱，细研）

右件药，捣粗罗为散。入麝香，和令匀，每服二钱，以水一中盏，煎至六分，去滓，不计时候稍热服。

治冷气不和，心腹疠痛，或时呕逆，不纳饮食，高良姜散方。

高良姜（一两） 桂心（一两） 芎䓖（半两） 丁香（半两） 白豆蔻（一两，去皮） 当归（半两，锉，微炒）

右件药，捣粗罗为散。每服三钱，以水一中盏，煎至六分，去滓，不计时候稍热服。

治冷气攻心腹痛，时复下利，当归散方。

当归（锉，微炒） 干姜（炮裂，锉） 青橘皮（汤浸，去白瓤，焙） 艾叶（炒令微炒[5]） 附子（炮裂，去皮脐） 白术 厚朴（去粗皮，涂生姜汁，炙令香熟，以上各一两） 木香（半两）

右件药，捣罗为散。每服二钱至三钱，水一中盏，煎至六分，去滓，不计时候，稍热服之。

治冷气攻心腹痛，多呕，不欲饮食，桂心散方。

桂心（一两） 高良姜（一两，锉） 当归（一两，锉，微炒） 厚朴（二两，去粗皮，涂生姜汁，炙令香熟） 草豆蔻（一两半，去皮） 人参（一两，去芦头）

右件药，捣筛为散。每服三钱，以水一中盏，煎至六分，去滓，不计时候稍热服。

治冷邪气攻心腹痛，不欲饮食，桃仁散方。

桃仁（三七枚，汤浸去皮尖双仁，麸炒微黄） 厚朴（一两，去粗皮，涂生姜汁，炙令香熟） 人参（半两，去芦头） 陈橘皮（一分，汤浸去白瓤，焙） 麦蘖（半两，微炒） 槟榔（半两） 附子（一两，炮裂，去皮脐） 桂心（一两） 当归（一两，锉，微炒）

右件药，捣筛为散。每服三钱，以水一中盏，煎至六分，去滓，不计时候稍热服。

治冷气攻心腹疠痛，少思饮食，槟榔散方。

槟榔（三分） 当归（一两，锉，微炒） 蓬莪茂（三分） 吴茱萸

（一分，汤浸七遍，焙干，微炒）　阿魏（一分，面裹煨，令面熟为度）　木香（一分）

右件药，捣细罗为散。不计时候，以热酒调下一钱。

治冷气攻心腹疼痛不可忍，荜茇散方。

荜茇（一分）　胡椒（一分）　桂心（一[⑥]分）　桃仁（半两，汤浸去皮尖双仁，麸炒微黄）　木香（半两）　当归（三分，锉，微炒）

右件药，捣细罗为散。不计时候，以热酒调下一钱。

治积冷气攻心腹痛，四肢多冷，面色青黄，不欲饮食，麝香圆方。

麝香（一分，细研）　槟榔（一两）　陈橘皮（一两，汤浸去白瓤，焙）　肉豆蔻（一两，去皮）　吴茱萸（一两）　木香（一两）

右件药，先将茱萸，以米醋煮一二[⑦]十沸，后掘一地坑子，可安得茱萸，先以大火半秤，烧坑子令通赤，以米醋半盏及茱萸入在坑内，用瓷碗盖之，四面以灰拥定，勿令泄气，候冷取出，与前药一处，捣罗为末，入麝香和匀，用醋煮面糊和圆，如绿豆大。不计时候，以热酒下二十圆。

治久积冷气攻心腹胀痛，或时吐逆下利，不思饮食，宜服内炙圆方。

荜茇（半两）　诃黎勒（半两，煨用皮）　干姜（一两，炮裂，锉）　附子（半两，炮裂，去皮脐）　桂心（半两）　白茯苓（半两）　人参（半两，去芦头）　肉豆蔻（半两，去皮）　缩砂（半两，去皮）　当归（三分，锉，微炒）　木香（半两）　胡椒（半两）

右件药，捣罗为末，炼蜜和捣三二百杵，圆如梧桐子大。不计时候，以生姜醋汤下二十圆。

治冷气攻心腹，痛久不差，面色青黄，四肢多冷，阿魏圆方。

阿魏（一两，以醋一碗，煎成膏）　桂心（一两）　干姜（一两，炮裂，锉）　附子（一两，炮裂，去皮脐）　吴茱萸（半两，汤浸七遍，焙干，微炒）　当归（一两，锉，微炒）

右件药，捣罗为末，用阿魏膏，和捣百余杵，圆如梧桐子大。不计时候，以温酒下二十圆。

治心腹痛胀满诸方

夫心腹痛胀满者，由脏虚而邪气客之，乘于心脾故也，足太阴脾之经也，脾虚则胀，足少阴肾之经也，其脉起于足小趾之下，循行上络膀胱，其直者从肾上入肺，其支者从肺出络于心，今虚邪之气，客于三经，与正气相搏，积聚在内，邪气并于心脾，故令心腹痛而胀，诊其脉迟而滑者，胀满也。

治久冷胸膈气滞，心腹痛，胀满，不能饮食，四肢虚乏，吃食全少，前胡散方。

前胡（一两，去芦头） 陈橘皮（一两，汤浸去白瓤，焙） 当归（一两，锉，微炒） 赤茯苓（一两） 白术（一两） 赤芍药（一两） 桂心（一两） 半夏（半两，汤洗七遍，去滑） 干姜（半两） 吴茱萸（半两，汤浸七遍，焙干，微炒）

右件药，捣筛为散。每服三钱，以水一中盏，入生姜半分、枣三枚，煎至六分，去滓，不计时候稍热服。

治心腹痛胀满，气促，肩背闷，四肢不和，少思饮食，诃黎勒散方。

诃黎勒皮（一两半） 前胡（一两半，去芦头） 赤茯苓（一两） 陈橘皮（二两，汤浸去白瓤，焙） 紫苏茎叶（一两） 赤芍药（一两） 槟榔（一两） 木香（半两） 桂心（一两）

右件药，捣筛为散。每服三钱，以水一中盏，入生姜半分，煎至六分，去滓，不计时候稍热服。

治冷气攻心腹，胀满疼痛，饮食不消，四肢羸瘦，厚朴散方。

厚朴（一两半，去粗皮，涂生姜汁，炙令香熟） 诃黎勒（一两半，煨用皮） 木香（一两） 苍术（一两） 枳壳（一两，麸炒微黄，去瓤） 当归（一两，锉，微炒） 桔梗（一两，去芦头） 陈橘皮（二两，汤浸去白瓤，焙）

右件药，捣筛为散。每服三钱，以水一中盏，入枣三枚，煎至六分，去滓，不计时候稍热服。

治心腹痛，胁肋气胀满，不下食，当归散方。

当归（锉，微炒） 赤茯苓 桔梗（去芦头） 陈橘皮（汤浸，去白瓤，焙） 人参（去芦头） 高良姜（锉） 槟榔 桂心 （以上各一两） 吴茱萸（半两，汤浸七遍，焙干，微炒）

右件药，捣筛为散。每服三钱，以水一中盏，入枣三枚，煎至六分，去滓，不计时候稍热服。

治心腹痛胀满，短气欲绝方。

吴茱萸（半两，汤浸七遍，焙干，微炒） 生姜（半两，细切） 豉（一分）

右件药，以酒二大盏，煎至一盏三分，去滓，不计时候，稍热分为三服。

治心腹痛胀满，喘促，不欲饮食，四肢少力，心神虚烦，桔梗散方。

桔梗（去芦头） 赤茯苓 枳壳（麸炒微黄，去瓤） 人参（去芦头） 厚朴（去粗皮，涂生姜汁，炙令香熟） 木香 赤芍药 陈橘皮（汤浸，去白瓤，焙） 桂心 槟榔（以上各一[⑧]两）

右件药，捣细罗为散。不计时候，以姜枣汤调下一钱。

治心腹痛胀满，食不消化，四肢不和，木香圆方。

木香（半两） 槟榔（半两） 赤芍药（半两） 枳壳（半两，麸炒微黄，去瓤） 诃黎勒（一两，煨用皮） 桂心（半两） 陈橘皮（一两，汤浸去白瓤，焙） 吴茱萸（一分，汤浸七遍，焙干，微炒）

右件药，捣罗为末，炼蜜和捣三二百杵，圆如梧桐子大。不计时候，以粥饮下三十圆。

治心腹痛胀满，脐下有积聚，不欲饮食，赤芍药圆方。

赤芍药（一两） 当归（一两，锉，微炒） 白术（一两） 鳖甲（一两，涂醋炙令黄，去裙襕） 诃黎勒（一两半，煨用皮） 干姜（三分，炮裂，锉） 人参（三分，去芦头） 肉豆蔻（半两，去壳） 雄雀粪（半两，微炒） 郁李仁（一两半，汤浸去皮，微炒）

右件药，捣罗为末，炼蜜和捣三二百杵，圆如梧桐子大。不计时候，以温酒下二十圆。

治久心痛诸方

夫心为诸脏之主，其正经不可伤，伤之而痛者，则朝发夕死，夕发朝死，不暇展治，其久心痛者，是心之支别络，为风邪冷热所乘痛也，故成疹不死，发作有时，经久不得差也。

治久心痛，冷气积聚，四肢不和，唇口青，时时恶寒，川椒散方。

川椒（一两，去目及闭口者，微炒去汗） 当归（半两，锉，微炒） 川乌头（半两，炮裂，去皮脐） 枳壳（半两，麸炒微黄，去瓤） 附子（半两，炮裂，去皮脐） 干姜（半两，炮裂，锉） 吴茱萸（半两，汤浸七遍，焙干，微炒） 甘草（半两，炙微赤，锉） 桂心（半两）

右件药，捣粗罗为散。每服三钱，以水一中盏，入枣三枚，煎至六分，去滓，不计时候稍热服。

治心痛，积年不差，发即数日不食及腹中积聚，邪毒气不散，犀角圆方。

犀角屑 麝香（细研） 朱砂（细研） 雄黄（细研） 桔梗（去芦头） 莽草（微[9]炙） 鬼臼（去须） 附子（炮裂，去皮脐） 桂心 甘草（煨，令微黄） 芫花（酥[10]拌炒令干，以上各半两） 巴豆（二十枚，去皮心研，纸裹压去油） 赤足蜈蚣（二枚，微炒，去足） 贝齿（五枚炒赤）

右件药，捣罗为末，入研了药令匀，炼蜜和捣三二百杵，圆如梧桐子大。每于食前，以粥饮下二圆。

治久心痛，经年不止及蛔虫，冷气心痛，宜服木香圆方。

木香 鹤虱 槟榔 诃黎勒（煨用皮） 芜荑 附子（炮裂，去皮脐） 干姜（炮裂，锉，以上各三分） 川大黄（一两，锉碎，微炒）

右件药，捣罗为末，炼蜜和捣三二百杵，圆如梧桐子大。每于食前，以橘皮汤下三十圆。

治久心痛，积年不差及冷气结块，少思饮食，艾煎圆方。

熟艾（一斤，末） 木香 陈橘皮（汤浸，去白瓤，焙） 厚朴（去粗皮，涂生姜汁，炙令香熟） 桃仁（汤浸去皮尖双仁，麸炒微黄） 川椒（去目及闭口者，微炒去汗） 山茱萸 干姜（炮裂，锉） 柏子仁 吴茱萸（汤浸七遍，焙干，微炒） 附子（炮裂，去皮脐） 白术 （以上各一两）

右件药，除熟艾，余并捣罗为末，入桃仁和研令匀，用酽醋五升，熬艾末成膏，入诸药，和捣三五百杵，圆如梧桐子大。每于食前，以粥饮下三十圆。

治久心痛不止方。

桑黄（半两，微炙）　木香（半两）

右件药，捣细罗为散。每于食前，以热酒调下一钱。

又方。

丁香（半两）　桂心（一两）

右件药，捣细罗为散。每于食前，以热酒调下一钱。

治久心痛不可忍，无问男女老少方。

桃白皮（五两）

右细锉，以水二大盏，煎至一[11]盏，去滓，频服，根皮亦良。

治久心痛，频发作，不可忍方。

小蒜（不限多少）

右以酽醋烂煮，空心随意食之。

治久心痛，时发不定，多吐清水，不下饮食，宜服此方。

雌黄（二两，细研）

右以醋二升，下雌黄末，慢火煎成膏，入干蒸饼末，和圆，如梧桐子大。每服，以生姜醋汤下七圆。

治恶疰心痛诸方

夫恶疰心痛者，由人阴阳俱虚，气血不足，风、寒、暑、湿不正之气，乘虚[12]入人肌体，流注经络，伏留脏腑，其邪毒之气，击于心包，故令心痛也。

治恶疰心痛，或疠刺腹胁或肩背，痛无常处，鬼箭羽散方。

鬼箭羽　桃仁（汤浸去皮尖双仁，麸炒微黄）　赤芍药　鬼臼（去须）　陈橘皮（汤浸，去白瓤，焙）　当归（锉，微炒）　桂心　柴胡（去苗）　朱砂（细研，以上各一两）　川大黄（二两，锉碎，微炒）

右件药，捣细罗为散。入朱砂，研令匀。每服，不计时候，以温酒调下一钱。

治恶疰心痛，发歇不定，木香散方。

木香（半两） 犀角屑（三分） 槟榔（一两） 麝香（一分，细研） 白术（半两） 当归（半两，锉，微炒） 桂心（半两） 桃仁（半两，汤浸去皮尖双仁，麸炒微黄） 川大黄（三分，锉碎，微炒）

右件药，捣细罗为散，入麝香，研令匀。每服，不计时候，以热酒调下一[13]钱。

治恶疰心痛，烦乱不可忍，犀角散方。

犀角屑（一两） 安息香（半两） 槟榔（一[14]两） 没药（半两） 肉桂（一两，去皴皮） 麝香（一两，细研）

右件药，捣罗为散。入麝香，研令匀。每服，不计时候，以热酒调下一钱。

治恶疰心痛，手足逆冷，槟榔散方。

槟榔（一两） 木香（三分） 高良姜（半两，锉） 青橘皮（半两，汤浸去白瓤，焙） 桃仁（半两，汤浸去皮尖双仁，麸炒微黄） 桂心（半两）

右件药，捣细罗为散，不计时候，以热酒调下一钱。

治恶疰，胁肋连心刺痛，当归散方。

当归（锉碎，微炒） 木香 槟榔 麝香（细研，以上各一两）

右件药，捣细罗为散。入麝香，研令匀。每服二钱，以童子小便一中盏，煎至五分，不计时候，和滓温服。

治恶疰，心腹痛如锥刀所刺，胀满欲死者，硝石圆方。

硝石（一两） 川大黄（一两半，锉碎，微炒） 巴豆（三七枚，去皮心研，纸裹压去油） 附子（三分，炮去皮脐） 干姜（三分，炮裂，锉）

右件药，捣罗为末，炼蜜和捣一二百杵，圆如麻子大。不计时候，以粥饮下五圆。

治中恶心痛诸方

夫中恶心痛者，由人脏腑气虚，精神衰弱，为毒邪鬼气之所中也。凡人阴阳理顺，荣卫和平，志清神守，则邪不干正。若表里俱虚，精神失守，邪毒之气，入于脏腑，攻击于心络，故令心腹刺痛也。

治中恶心痛，腹胀闷乱，大黄散方。

川大黄（锉碎，微炒） 赤芍药 川升麻 鬼箭羽 鬼臼（去根） 桂心 桔梗（去芦头） 柴胡（去苗，以上各一两） 川朴硝（二两）

右件药，捣筛为散。每服三钱，以水一中盏，煎至六分，去滓，不计时候温服。

治中恶心痛不可忍，沉香散方。

沉香（半两） 赤芍药（半两） 醋石榴皮（半两，锉，微炒） 桔梗（半两，去芦头） 槟榔（一两） 川芒硝（一两）

右件药，捣筛为散。每服三钱，以水一中盏，入葱白五寸，煎至六分，去滓，不计时候温服。

又方。

赤芍药（一两） 桔梗（一两，去芦头） 杏仁（一两，汤浸去皮尖双仁，麸炒微黄）

右件药，捣筛为散。每服三钱，以水一中盏，煎至六分，去滓，不计时候温服。

治中恶，心痛不可忍，如蛊毒鬼疰[15]之状，犀角散方。

犀角屑（一分） 木通（一分） 羌活（一分） 黑豆（半合） 甘草（一分，炙微赤，锉） 牛黄（半钱，细研） 麝香（半钱，细研） 桑根白皮（一分）

右件药，细锉，都以水二大盏，煎至一盏二分，去滓，入牛黄、麝香搅令匀。分温三服，不计时候服。

治中恶心痛，气急胀满，厌厌欲死，雄黄散方。

雄黄（半两，细研） 赤小豆（半两） 瓜蒂[16]（半两）

右件药，捣细罗为散。每服，以温水调下一钱，当吐立差，良久不吐，再服。

治中恶心痛，闷乱不识人，白芥子圆方。

白芥子（半两） 安息香（半两） 麝香（一钱，细研） 乌药（半两） 桃仁（半两，汤浸去皮尖双仁，麸炒微黄） 陈橘皮（半钱，汤浸

去白瓤，焙）

右件药，捣罗为末，入麝香，研令匀，以汤浸蒸饼，和捣一二百杵，圆如梧桐子大。不计时候，煎生姜童子小便，下十[17]圆。

治心痛多唾诸方

夫心痛多唾者，是停饮乘心之痛也，痛在心络，故停水液。为心气通于舌，小肠为之腑也，其水气下行入于小肠为溲便，则心络无有停饮也，膀胱与肾俱象水，膀胱为肾之腑，津液上为唾，肾气下通于阴。若脏腑平和，则水液下流，若冷热相冲，致脏腑不调，津液水饮停积，上迫于心，令心气不得宣畅，故心痛而多唾也。

治心痛气胀，心胸不利，痰饮不消，多唾，前胡散方。

前胡（一两，去芦头）　槟榔（一两）　半夏（半两，汤浸七遍去滑）　枳实（三分，麸炒微黄）　诃黎勒（一两，煨用皮）　桂心（半两）　赤茯苓（三分）　陈橘皮（一两，汤浸去白瓤，焙）　旋覆花（半两）　吴茱萸（一分，汤浸七遍，焙干，微炒）

右件药，捣粗罗为散。每服三钱，以水一中盏，入生姜半分，煎至六分，去滓，不计时候稍热服。

治心痛，痰饮多唾，不能食，人参散方。

人参（一两，去芦头）　赤茯苓（一两）　白术（一两）　枇杷叶（半两，拭去毛，炙微赤）　厚朴（一两半，去粗皮，涂生姜汁，炙令香熟）　桂心（一两）　陈橘皮（一两，汤浸去白瓤，焙）　木香（三分）　桔梗（一两，去芦头）

右件药，捣粗罗为散。每服三钱，以水一中盏，入生姜半分，煎至六分，去滓，不计时候温服。

治心痛，痰饮多唾，腹胀不能下食，白术散方。

白术（三分）　半夏（三分，汤浸七遍去滑）　槟榔（半两）　桂心（半两）　陈橘皮（三分，汤浸去白瓤，焙）　丁香（一分）　高良姜（半两，锉）　木香（一分）

右件药，捣罗为散。每服三钱，以水一中盏，煎至六分，去滓，不计时候温服。

治心痛多唾，不能饮食，木香散方。

木香（三分） 吴茱萸（一分，汤浸七遍，焙干，微炒） 当归（三分，锉，微炒） 赤芍药（三分） 槟榔（半两） 干姜（半两，炮裂，锉） 细辛（半两） 桂心（半两） 人参（三分，去芦头）

右件药，捣细罗为散。不计时候，以生姜枣汤，调下二钱。

治心痛，痰饮多唾，心腹胀满，不能下食，人参圆方。

人参（半两，去芦头） 白术（一两） 桂心（一两） 枳壳（一两，麸炒微黄，去瓤） 旋覆花（生干） 半夏（一两，汤浸七遍去滑） 厚朴（一两，去粗皮，涂生姜汁，炙令香熟） 赤茯苓（一两） 前胡（一两，去芦头） 木香（半两） 陈橘皮（一两，汤浸去白瓤，焙） 川大黄（一两半，锉碎，微炒） 槟榔（一两）

右件药，捣罗为末，炼蜜和捣三二百杵，圆如梧桐子大。不计时候，以生姜橘皮汤下二十圆。

治心痛，多唾清痰，胸中不利，数数欲呕，食不消化，干姜圆方。

干姜（半两，炮裂，锉） 桂心（半两） 白矾（半两，熬令汁尽） 半夏（二两，汤洗七遍，去滑） 川椒（半两，去目及闭口者，微炒去汗）

右件药，捣罗为末，炼蜜和捣一二百杵，圆如梧桐子大。不计时候，以生姜汤下十圆。

治心背彻痛诸方

夫心背彻痛者，由人脏腑虚弱，肾气不足，积冷之气，上攻于心，心气既虚，为邪所乘，则心与背俱痛而伛偻，如物从后所触，其心痛不可忍，故曰心背彻痛也。

治冷气攻心背彻痛，吴茱萸散方。

吴茱萸（半两，汤浸七遍，焙干，微炒） 槟榔（一两） 人参（一

两，去芦头）　半夏（半两，汤洗七遍，去滑）　肉桂（一两，去皴皮）　当归（一两，锉，微炒）

右件药，捣筛为散。每服三钱，以水一中盏，入生姜半分，煎至六分，去滓，不计时候稍热服。

治心背彻痛，发歇不定，木香圆方。

木香（半两）　附子（半两，炮裂，去皮脐）　巴豆（一分，去皮心膜，纸裹压去油）　吴茱萸（一分，汤浸七遍，焙干，微炒）　槟榔（半两）　桂心（半两）　麝香（一分，细研）

右件药，捣罗为末，入麝香巴豆令匀，醋煮面糊和圆，如绿豆大。不计时候，以温酒下三圆。

治心背彻痛不可忍，乌头圆方。

川乌头（半两，炮裂，去皮脐）　附子（半两，炮裂，去皮脐）　赤石脂（一两）　干姜（一两，炮裂，锉）　川椒（半两，去目及闭口者，微炒去汗）

右件药，捣罗为末，炼蜜和捣百余杵，圆如梧桐子大。不计时候，以醋汤下十圆。

治胃中气满，引心背彻痛，川椒圆方。

川椒（一两，去目及闭口者，微炒去汗）　半夏（一两，汤洗七遍，去滑）　附子（一两，炮裂，去皮脐）

右件药，捣罗为末，炼蜜和圆，如梧桐子大。不计时候，以醋汤下十圆。

治心背彻痛不可忍，连腹胁㽲刺，宜服此方。

芫花（半两，醋拌，炒令干）　川大黄（半两，锉碎，微炒）

右件药，捣细罗为散。每服一钱，以水、醋各半小盏，煎五七沸，温温顿服，须臾当吐，便愈，未效再服。

治心背彻痛，宜用此方。

川椒　乌头　桂心　芎䓖　细辛　附子　羌活　（以上各一两）　芫花（三两）

右件药，并细锉，用醋拌炒令热，以故帛裹熨痛处，冷即易之。

治心痛不能饮食诸方

夫心痛而不能饮食者，由积冷在内，客于脾而乘心络故也，心阳气也，冷阴气也，冷乘于心者，则阴阳相乘，冷热相击，故令痛也。脾主消水谷，冷气客之，则脾气冷弱，不能胜于水谷也。心为火，脾为土，是母子也，俱为邪气所乘，故心痛，复不能饮食也。

治心痛，冷气结聚，不能饮食，高良姜散方。

高良姜（一两，锉） 当归（一两，锉，微炒） 陈橘皮（一两，汤浸去白瓤，焙） 厚朴（二[18]两，去粗皮，涂生姜汁，炙令香熟） 桃仁（一两，汤浸去皮尖双仁，麸炒微黄） 桔梗（一两，去芦头） 干姜（半两，炮裂，锉） 诃黎勒（一两，煨用皮） 吴茱萸（半两，汤浸七遍，焙干，微炒）

右件药，捣筛为散。每服三钱，以水一中盏，煎至六分，去滓，不计时候稍热服。

治冷热气不和，心痛腹满，不能饮食，厚朴散方。

厚朴（一两半，去粗皮，涂生姜汁，炙令香熟） 赤茯苓（一两） 陈橘皮（一两，汤浸去白瓤，焙） 白术（一两） 人参（一两，去芦头） 高良姜（一两，锉）

右件药，捣筛为散。每服四钱，以水一中盏，入生姜半分、枣三枚，煎至六分，去滓，不计时候稍热服。

治心腹冷痛，全不思食，渐加羸弱，荜澄茄散方。

荜澄茄（一两） 白术（一两） 桂心（一两） 人参（一两，去芦头） 黄芪（一两） 当归（一两，锉，微炒） 陈橘皮（一两，汤浸去白瓤，焙） 甘草（半两，炙微赤，锉） 半夏（半两，汤洗[19]七遍，去滑） 厚朴（一两半，去粗皮，涂生姜汁，炙令香熟） 川椒（半两，去目及闭口者，微炒去汗） 干姜（半两，炮裂，锉）

右件药，捣筛为散。每服三钱，以水一中盏，入生姜半分、枣三枚，煎至六分，去滓，不计时候稍热服。

治久冷心痛，气攻两胁，妨闷，不能饮食，人参散方。

人参（去芦头） 白茯苓 桔梗（去芦头） 干木瓜 白术 桂心 当归（锉，微炒，以上各三分） 诃黎勒（一两，煨用皮） 干姜（半两，炮裂，锉） 吴茱萸（半两，汤浸七遍，焙干，微炒） 陈橘皮（一两，汤浸去白瓤，焙）

右件药，捣细罗为散。不计时候，以热粥饮调下一钱。

治心痛不能饮食，令人羸瘦少力，木香散方。

木香 人参（去芦头） 白术 缩砂（去皮） 桂心（以上各半两） 青橘皮（一两，汤浸去白瓤，焙） 吴茱萸（一两，汤浸七遍，焙干，微炒）

右件药，捣细罗为散。不计时候，煎姜枣汤调下一钱。

治心腹冷气，往来疼痛，脾胃气弱，不能饮食，四肢无力，丁香圆方。

丁香（半两） 胡椒（半两） 白术（一两） 桂心（一两） 人参（一两，去芦头） 木香（半两） 白茯苓（一两） 当归（三分，锉，微炒） 干姜（半两，炮裂，锉）

右件药，捣罗为末，炼蜜和捣三二百杵，圆如梧桐子大。不计时候，以姜枣汤下二十圆。

治心气冷痛，不能饮食，食即妨闷，木香圆方。

木香（一两） 槟榔（一两） 桂心（一两） 诃黎勒（一两半，煨用皮） 白术（一两） 当归（一两，捣碎，微炒） 赤芍药（一两） 厚朴（一两，去粗皮，涂生姜汁，炙令香熟） 神曲（二两，捣碎，微炒） 陈橘皮（一两，汤浸去白瓤，焙） 草豆蔻（一两，去皮）

右件药，捣罗为末，炼蜜和捣三二百杵，圆如梧桐子大。不计时候，以生姜汤下三十圆。

治心痛腹满，痰饮不能食，人参圆方。

人参（一两，去芦头） 白术（一两） 枳壳（半两，麸炒微黄，去瓤） 赤茯苓（半两） 厚朴（一两，去粗皮，涂生姜汁，炙令香熟） 木香（一两） 诃黎勒（一两半，煨用皮） 青橘皮（半两，汤浸去白瓤，焙） 川大黄（半两，锉碎，微炒） 槟榔（半两）

右件药，捣罗为末，炼蜜和捣三二百杵，圆如梧桐子大。不计时候，以橘皮汤下二十圆。

治心悬急懊痛诸方

夫心与小肠，合为表里，俱象于火，而火为阳气也，心为诸脏主，故正经不受邪。若为邪所伤而痛，即死，若支别络为风邪所乘而痛，则经久成疹，其疹悬急懊者，是邪迫于阳气不得宣畅，壅瘀生热，故心如悬而急烦懊痛也。

治心悬急懊痛，腹胀，四肢烦疼，木香散方。

木香（半两） 川朴硝（一两） 桃仁（半两，汤浸去皮尖双仁，麸炒微黄） 赤芍药（一两） 柴胡（一两，去苗） 白术（半两）

右件药，捣筛为散。每服三钱，以水一中盏，入生姜半分，煎至六分，去滓，不计时候温服。

治心悬急懊痛，郁金饮子方。

郁金（半两） 黄芩（一两） 赤芍药（一两） 枳壳（一两，麸炒微黄，去瓤） 生干地黄（一两） 大腹皮（一两，锉）

右件药，细锉和匀。每服一分，以水一中盏，入生姜半分，煎至六分，去滓，不计时候稍热服。

治心悬急，懊侬痛，气闷，筑筑引两乳间或如锥刺，桂心散方。

桂心（半两） 吴茱萸（半两，汤浸七遍，焙干，微炒） 赤芍药（半两） 当归（半两，锉，微炒） 木香（半两） 槟榔（半两）

右件药，捣筛为散。每服三钱，以水一中盏煎至六分，去滓，不计时候稍热服。

治心下悬急懊痛，宜服此方。

阿胶（二两，捣碎，炒令黄燥[20]） 桂心（一两） 生姜（一两）

右件药，细锉，以水二大盏煎至一盏二分，去滓，分为三服，稍热服。

治心悬急懊痛，腹胁妨闷，不能饮食，沉香散方。

沉香 木香 陈橘皮（汤浸，去白瓤，焙） 桂心（以上各半两）

槟榔（一两）　郁李仁（一两，汤浸去皮，微炒）　枳壳（一两，麸炒微黄，去瓤）　川大黄（一两，锉碎，微炒）　诃黎勒（一两，煨用皮）

右件药，捣细罗为散。不计时候，以生姜温酒调下一钱。

治心悬急，懊痛，气逆不顺，槟榔圆方。

槟榔（一两）　赤芍药（半两）　枳壳（半两，麸炒微黄，去瓤）　人参（半两，去芦头）　川大黄（一两，锉碎，微炒）　木香（一两）　桂心（一两）

右件药，捣罗为末，炼蜜和捣百余杵，圆如梧桐子大。每服不计时候，以温酒下二十圆。

治心腹相引痛诸方

夫心腹相引痛者，是足太阴之经与络俱虚，为寒冷邪气所乘也。足太阴是脾之脉，起于足大趾之端，上循属脾，络胃别上注心经，入于胃络注于心，此二脉俱虚，为邪所乘，正气与邪气交争，在于经，则胃管急痛，在于络，则心下急痛，经络之气往来，邪正相击，在于其间，所以心腹相引痛也，其脉太阳脉厥逆，骱急挛心痛，引腹痛也。

治冷气相引，心腹痛不可忍，当归散方。

当归（一两，锉，微炒）　槟榔（一两）　青橘皮（一两，汤浸去白瓤，焙）　赤芍药（一两）　桂心（一两）　干姜（半两，炮裂，锉）　吴茱萸（一两，汤浸七遍，焙干，微炒）　人参（一两，去芦头）

右件药，捣筛为散。每服三钱，以水一中盏，煎至六分，去滓，不计时候稍热服。

治心腹冷气相引痛，或时呕逆，四肢不和，少思饮食，渐加[21]无力，丁香散方。

丁香（半两）　槟榔（三分）　芎䓖（半两）　桂心（半两）　人参（半两，去芦头）　高良姜（半两，锉）　厚朴（一两，去粗皮，涂生姜汁，炙令香熟）　吴茱萸（一分，汤浸七遍，焙干，微炒）　当归（半两，锉，微炒）

右件药，捣粗罗为散。每服三钱，以水一中盏，入枣二枚，煎至五分，去滓，不计时候稍热服。

治冷气攻心腹，相引头痛，四肢逆冷，吴茱萸散方。

吴茱萸（一两，用米醋一中盏浸一宿，掘一地坑可深五六寸，用炭火烧令赤去灰，入茱萸及诸[22]用盆合，勿令泄气，候冷取出） 木香（半两） 当归（一两，锉，微炒） 桂心（半两） 青橘皮（一两，汤浸去白瓤，焙） 槟榔（三分）

右件药，捣细罗为散。不计时候，以热酒调下一钱。

治心腹相引痛，大肠不调，水谷难化，少思饮食，四肢羸瘦，诃黎勒圆方。

诃黎勒（一两，煨去皮） 木香（半两） 白术（一两） 槟榔（三分） 当归（三分，锉，微炒） 陈橘皮（一两，汤浸去白瓤，焙） 桂心（三分） 附子（三分，炮裂，去皮脐） 草豆蔻（一两，去皮） 干姜（半两，炮裂，锉） 神曲（一两，捣碎，微炒） 甘草（一分，炙微赤，锉）

右件药，捣罗为末，炼蜜和捣三二百杵，圆如梧桐子大。不计时候，以热酒下三十圆。

治心腹相引常胀满痛方。

狼毒（一两，锉碎，醋拌炒黄） 附子（一两，炮裂，去皮脐）

右件药，捣罗为末，炼蜜和圆，如梧桐子大。不计时候，以热酒下三圆。

又方。

吴茱萸（半两，汤浸七遍，焙干，微炒） 干姜（半两，炮裂，锉） 附子（半两，炮裂，去皮脐） 细辛（一两） 人参（一两，去芦头）

右件药，捣罗为末，炼蜜和圆，如梧桐子大。不计时候，以热酒下十五圆。

治腹虚胀诸方

夫腹虚胀者，由阳气外虚，阴气内积，故也。阳气外虚，受风冷邪气，风冷，阴气也，冷积于脏腑之间不散，与脾气相搏，脾虚则胀，故腹满而气微喘也。

治腹虚胀，两胁妨闷喘促，不思食，半夏散方。

半夏（半两，汤洗七遍，去滑） 桂心（半两） 赤茯苓（一两） 陈橘皮（一两，汤浸去白瓤，焙） 人参（半两，去芦头） 白术（半两） 大腹皮（一[23]两，锉） 桔梗（三分，去芦头） 枳壳（一两，麸炒微黄，去瓤）

右件药，捣筛为散。每服三钱，以水一中盏，入生姜半分，煎至六分，去滓，不计时候温服。

治腹虚胀满膨膨，饮食不下，烦热不得眠卧，厚朴散方。

厚朴（一两，去粗皮，涂生姜汁，炙令香熟） 桂心（三分） 赤芍药（三分） 半夏（三分，汤洗七遍，去滑） 枳壳（半两，麸炒微黄，去瓤） 甘草（半两，炙微赤，锉） 麦门冬（三分，去心） 紫苏子（三分，微炒） 桔梗（半两，去芦头） 人参（三分，去芦头） 大腹皮（半两，锉）

右件药，捣粗罗为散。每服三钱，以水一中盏，入生姜半分、枣三枚，煎至六分，去滓，不计时候温服。

治腹虚胀满，不下食，枳壳散方。

枳壳（一两，麸炒微黄，去瓤） 厚朴（一两，去粗皮，涂生姜汁，炙令香熟） 白术（一两） 诃黎勒（一两半，煨用皮） 桂心（一两） 人参（一两，去芦头） 甘草（半两，炙微赤，锉）

右件药，捣粗罗为散。每服三钱，以水一中盏，入生姜半分、枣三枚，煎至六分，去滓，不计时候温服。

治腹虚胀满，不欲饮食，前胡散方。

前胡（一两，去芦头） 厚朴（一两，去粗皮，涂生姜汁，炙令香熟） 赤茯苓（一两） 陈橘皮（三[24]分，汤浸去白瓤，焙） 紫苏子（一两，微炒） 槟榔（一两） 木香（三分） 草豆蔻（一两，去皮）

右件药，捣粗罗为散。每服三钱，以水一中盏，入生姜半分，煎至六分，去滓，不计时候温服。

治腹虚胀及胸满，腹中冷痛，白术散方。

白术（一两）　半夏（半两，汤洗七遍，去滑）　桂心（半两）　厚朴（一两，去粗皮，涂生姜汁，炙令香熟）　陈橘皮（三分，汤浸去白瓤，焙）　草豆蔻（一两，去皮）

右件药，捣粗罗为散。每服三钱，以水一中盏，入生姜半分，煎至六分，去滓，不计时候温服。

治腹虚胀，胁肋疼痛，不思饮食，木香散方。

木香　桂心　芎䓖　赤芍药　草豆蔻（去皮）　白术　川大黄（锉碎，微炒，以上各半两）　槟榔（一两）　陈橘皮（一两，汤浸去白瓤，焙）　当归（三分，锉，微炒）

右件药，捣细罗为散。不计时候，以温酒调下一钱。

治腹虚胀满，坚硬如石，积年不损，宜服此方。

白杨树（东南枝，锉，五升）

右用生绢袋盛，以酒七升，密封，浸七日后开，每日不计时候，温服一小盏。

治心腹鼓胀诸方

夫心腹鼓胀者，由阴阳不和，脏腑虚弱，风邪冷气在于腹内，与脏气相搏，脏为阴，腑为阳，令阳气外虚，阴气内积，脾虚风冷乘之，伏留在脏，则心腹坚满，饮食不消，气逆壅滞，故令心腹鼓胀也。

治心腹鼓胀，气促，大小便秘涩，木通散方。

木通（锉）　赤茯苓　玄参　桑根白皮（锉）　白薇　泽泻　人参（去芦头）　郁李仁（汤浸，去皮，微炒，以上各一两）　泽泻（半两）

右件药，捣筛为散。每服三钱，以水一中盏，煎至六分，去滓，食前温服。如人行十余里当利，未利再服。

治心腹鼓胀，喘促不欲食，桃仁散方。

桃仁（一两，汤浸去皮尖双仁，麸炒微黄）　桑根白皮（一两）　赤茯苓（一两）　槟榔（一两）　陈橘皮（一两，汤浸去白瓤，焙）　紫苏

茎叶（一两）

右件药，捣筛为散。每服四钱，以水一中盏，入生姜半分，煎至六分，去滓，不计时候温服。

治心腹鼓胀，腹中有宿水，连两肋，满闷气急冲心，坐卧不得，郁李仁圆方。

郁李仁（一两，汤浸去皮，微炒） 杏仁（一两，汤浸去皮尖双仁，麸炒微黄） 牵牛子（一两，微炒） 甘遂（半两，煨令微黄） 防葵（一两） 菴蕳子（一两） 桑根白皮（一两，锉） 槟榔（一两） 陈橘皮（一两，汤浸去白瓤，焙） 泽泻（一两） 赤茯苓（一两） 泽漆（半[25]两）

右件药，捣罗为末，炼蜜和捣三二百杵，圆如梧桐子大。每日空心及晚食前，以生姜汤下五圆。

治心腹鼓胀，肠胃秘结，喘促，不欲饮食，芫花圆方。

芫花（半两，醋拌炒，令干） 川大黄（一两，锉碎，微炒） 甜葶苈（半两，隔纸炒令紫色） 甘遂（半两，煨令微黄） 黄芩（一两） 白术（一两）

右件药，捣罗为末，炼蜜和捣百余杵，圆如梧桐子大。每日空心及晚食前，以温水下五圆。

治心腹鼓胀，心下硬痛，鳖甲圆方。

鳖甲（一两，涂醋炙令黄，去裙襕） 赤芍药（半两） 人参（半两，去芦头） 枳壳（一两，麸炒微黄，去瓤） 槟榔（一两） 诃黎勒（一两，煨用皮） 川大黄（三分，锉碎，微炒） 桂心（半两） 陈橘皮（一两，汤浸去白瓤，焙）

右件药，捣罗为末，炼蜜和捣三二百杵，圆如梧桐子大。不计时候，以温酒下二十圆。

治腹痛诸方

夫腹痛者，由腑脏气虚，寒气客于腹胃募源之间，结聚不散，正气与邪气相击，故痛也。其有寒气搏于阴经者，则腹痛而肠鸣，谓之寒中，是阳气不足，阴气有余者也。诊其寸口，脉沉而紧，则腹痛，尺脉紧脐下痛，脉沉迟，腹中痛，脉来触触者，小腹痛，脉阴弦，则腹痛。凡腹中有急痛，此里之有病，其脉当沉，若细而反浮大散者，当愈，其人不即愈者，必当死，以其病与脉相反故也。

治伤冷卒腹痛，当归散方。

当归（一两，锉，微炒） 桂心（一两） 干姜（三分，炮裂，锉） 红豆蔻（一两，去皮） 木香（一两） 附子（一两，炮裂，去皮脐）

右件药，捣筛为散。每服三钱，以水一中盏，煎至六分，去滓，不计时候稍热服。

治腹痛下利，四肢不和，白豆蔻散方。

白豆蔻（三分，去皮） 诃黎勒（一两，煨用皮） 白术（三分） 当归（三分，锉，微炒） 木香（半两） 干姜（三分，炮裂，锉） 厚朴（二两，去粗皮，涂生姜汁，炙令香熟） 吴茱萸（半两，汤浸七遍，焙干，微炒） 陈橘皮（一两，汤浸去白瓤，焙） 甘草（一分，炙微赤，锉）

右件药，捣筛为散。每服三钱，以水一中盏，入枣三枚，煎至六分，去滓，不计时候稍热服。

治腹痛不可忍，汗出不能食，青橘皮散方。

青橘皮（一两，汤浸去白瓤，焙） 蓬莪茂（三分） 附子（一两，炮裂，去皮脐） 桂心（一两） 高良姜（一两，锉） 当归（一两，锉，微炒）

右件药，捣细罗为散。不计时候，以热酒调下一钱。

治腹内㽲撮痛，吴茱萸散方。

吴茱萸（半两，汤浸七遍，焙干，微炒） 当归（一两，锉，微炒） 芎䓖（一两） 白豆蔻（半两，去皮） 干姜（半两，炮裂，锉） 桂心（一两） 赤芍药（半两） 木香（半两）

右件药，捣细罗为散。不计时候，以热酒调下一钱。

治腹痛体冷，呕沫，不欲食，红豆蔻圆方。

红豆蔻（半两，去皮） 荜茇（半两） 桂心（半两） 白术（半两）

当归（半两，锉，微炒） 人参（半两，去芦头） 附子（一两，炮裂，去皮脐） 白豆蔻（三分，去皮） 干姜（半两，炮裂，锉） 陈橘皮（三分，汤浸去白瓤，焙） 川椒（三分，去目及闭口者，微炒去汗）

右件药，捣罗为末，炼蜜和捣三二百杵，圆如梧桐子大。不计时候，以生姜汤下三十圆。

治腹痛不止方。

桂心（一两） 蓬莪茂（半两）

右件药，捣细罗为散。不计时候，以热酒调下一钱。

又方。

芸苔叶（一握，烂捣，绞取汁）

右以热酒一小盏，调和顿服。

又方。

当归（一两，锉，微炒）

右捣细罗为散。不计时候，以热酒一盏，调下一钱。

治心腹卒胀满诸方

夫心腹卒胀满者，由脏腑不调，寒气乘之，并于心脾也，脾主消于水谷，胃为水谷之海，今脾胃虚弱，饮食不消，风冷邪气攻于心脾，故令心腹卒胀满也。

治心腹气壅滞，卒胀满，不能饮食，草豆蔻散方。

草豆蔻（一两，去皮） 丁香（三分） 缩砂（三分，去皮） 桃仁（三分，汤浸去皮尖双仁，麸炒微黄） 青橘皮（三分，汤浸去白瓤，焙） 白术（三分） 萝卜子（三分，微炒） 桂心（三分） 木瓜（三分） 木香（三分） 枳壳（三分，麸炒微黄，去瓤） 槟榔（三分）

右件药，捣筛为散。每服三钱，以水一中盏，入生姜半分，煎至六分，去滓，不计时候温服。

治心腹气滞，卒胀满，不下食，当归散方。

当归（一两，锉，微炒） 赤茯苓（一两） 桔梗（一两，去芦头）

青橘皮（一两，汤浸去白瓤，焙） 高良姜（一两，锉） 槟榔（一两）

右件药，捣筛为散。每服三钱，以水一中盏，煎至六分，去滓，不计时候温服。

治心腹卒胀满，胁肋疼痛，不欲饮食，大黄散方。

川大黄（二[26]两，锉碎，微炒） 当归（半两，锉，微炒） 桂心（半两） 桃仁（半两，汤浸去皮尖双仁，麸炒微黄） 鳖甲（一两，涂醋炙令黄，去裙襕） 陈橘皮（一两，汤浸去白瓤，焙）

右件药，捣筛为散。每服三钱，以水一中盏，入生姜半分，煎至六分，去滓，不计时候稍热服。

治心腹卒胀满，肩背壅闷，大小肠气滞，牵牛子散方。

牵牛子（一两） 木通（三分，锉） 陈橘皮（三分，汤浸去白瓤，焙） 桑根白皮（三分，锉） 槟榔（一两） 赤茯苓（半两）

右件药，捣细罗为散。每服，食前煎生姜葱白汤，调下二钱。

治心腹卒胀满，胸膈不利，难下饮食，枳实散方。

枳实（一两，麸微炒） 桂心（一两） 诃黎勒（一两，煨用皮）

右件药，捣细罗为散。不计时候，煎生姜汤调下一钱。

治心腹俱冷，卒胀满，短气，吴茱萸圆方。

吴茱萸（一两，汤浸七遍，焙干，微炒） 青橘皮（半两，汤浸去白瓤，焙） 干姜（一[27]两，炮裂，锉） 附子（一两，炮裂，去皮脐） 细辛（半两） 人参（半两，去芦头）

右件药，捣罗为末，炼蜜和圆，如梧桐子大。不计时候，以温酒下二十圆。

又方。

草豆蔻（一两，去皮）

右捣细罗为散。不计时候，以木瓜生姜汤，调下半钱。

治胸胁痛诸方

夫胸胁痛者，由胆与肝及肾之支脉虚，为寒气所乘故也。足少阳胆之经也，其支脉从目眦下行，至胸循胁里，足厥阴肝之经也，其支脉起于足大趾丛毛上，循入贯膈布胁肋，足少阴肾之经也，其支脉并循行胸胁。邪气乘于胸胁，故伤其经脉，邪气与正气交击，故令胸胁相引而急痛也。诊其脉弦而滑，弦即为痛，滑即为实，弦滑相搏，故胸胁抱[28]急痛也。

治寒气伤于胸膈，引腹胁，疼痛拘急，桂心散方。

桂心（一两） 诃黎勒（一两半，煨用皮） 附子（炮裂，去皮脐） 白术 枳壳（麸炒微黄，去瓤） 桔梗（去芦头） 木香 赤芍药 槟榔 当归（锉，微炒，以上各三分）

右件药，捣筛为散。每服三钱，以水一中盏，入生姜半分，煎至六分，去滓，不计时候温服。

治胸胁虚气所攻[29]，胀闷疼痛，宜服桔梗散方。

桔梗（一两半，去芦头） 鬼箭羽 槟榔 木香 川大黄（锉碎，微炒） 赤芍药 （以上各一两）

右件药，捣粗罗为散。每服三钱，以水一中盏，煎至六分，去滓，不计时候稍热服。

治胸胁气不利，腹胀急痛，半夏散方。

半夏（一两半，汤洗七遍，去滑） 桂心（一两） 槟榔（一两）

右件药，捣筛为散。每服三钱，以水一中盏，入生姜半分，煎至六分，去滓，不计时候温服。

治胸胁气连心，疼痛不可忍，桃仁圆方。

桃仁（一两，汤浸去皮尖双仁，麸炒微黄） 当归（一两，锉，微炒） 赤芍药（一两） 诃黎勒（一两，煨用皮） 桂心（一两） 蓬莪茂（一两） 青橘皮（二两，汤浸去白瓤，焙） 槟榔（二两）

右件药，捣罗为末，炼蜜和捣三二百杵，圆如梧桐子大。不计时候，以温酒下二十圆。

治胸胁气妨闷，胃中壅滞，大便难，腹中痛，木香圆方。

木香（一两） 川大黄（二两，锉碎，微炒） 枳壳（三分，麸炒微黄，去瓤） 厚朴（一两，去粗皮，涂生姜汁，炙令香熟） 桃仁（半两，汤浸去皮尖双仁，麸炒微黄） 槟榔（一两） 当归（半两，锉，微炒）

右件药，捣罗为末，炼蜜和捣一二百杵，圆如梧桐子大。不计时候，以生姜汤下二十圆。

治胸胁气妨闷疼痛方。

吴茱萸（一两，汤浸七遍，焙干，微炒） 麝香（一两，细研） 当归（半两，锉，微炒）

右件药，捣罗为末，入麝香，研令匀，炼蜜和圆，如小豆大。不计时候，以热酒下二十圆。

治腹胀肠鸣切痛诸方

夫腹胀肠鸣切痛者，是食冷饮水过多，冷气侵于脾，流行入于大肠，中焦客热，下焦冷弱，胃气虚，阴阳气不顺，冷热相击，所以，腹胀肠鸣切痛也。

治腹内气胀肠鸣，胸背切痛，不欲饮食，丹参散方。

丹参 枳壳（麸炒微黄，去瓤） 桔梗（去芦头） 白术 赤芍药 槟榔 桂心 青橘皮（汤浸，去白瓤，焙，以上各一两）

右件药，捣粗罗为散。每服三钱，以水一中盏，煎至六分，去滓，不计时候温服。

治腹胀肠鸣切痛，发作有时，白术散方。

白术 赤茯苓 当归（锉，微炒） 桂心 桔梗（去芦头） 陈橘皮（汤浸，去白瓤，焙） 吴茱萸（汤浸七遍，焙干微炒） 人参（去芦头，以上各一两） 甘草（一分，炙微赤，锉） 细辛（半两） 厚朴（二两，去粗皮，涂生姜汁，炙令香熟）

右件药，捣筛为散。每服三钱，以水一中盏，入生姜半分、枣三枚，煎至六分，去滓，不计时候稍热服。

治脾虚腹胀，肠鸣切痛，食少无力，高良姜散方。

高良姜（半两，锉） 人参（三分，去芦头） 草豆蔻（一两，去皮） 陈橘皮（一两，汤浸去白瓤，焙） 诃黎勒（一两，煨用皮） 丁香（半两） 厚朴（一两，去粗皮，涂生姜汁，炙令香熟） 桂心（三

分）　甘草[30]

右件药，捣粗罗为散。每服三钱，以水一中盏，入枣二枚，煎至六分，去滓，不计时候稍热服。

治腹内气胀肠鸣，胸背切痛，槟榔散方。

槟榔　枳壳（麸炒微黄，去瓤）　桔梗（去芦头）　白术　赤芍药　丹参　（以上各一两）

右件药，捣筛为散。每服三[31]钱，以水一中盏，入生姜半分，煎至六分，去滓，不计时候温服。

治腹胀肠鸣切痛，桔梗散方。

桔梗（一两，去芦头）　食茱萸（一两）　细辛（三分）　厚朴（三分，去粗皮，涂生姜汁，炙令香熟）　丹参（一两）　草豆蔻（三分，去皮）

右件药，捣筛为散。每服三[32]钱　，以水一中盏，入生姜半分，煎至六分，去滓，不计时候温服。

治脏腑虚寒，腹胀肠鸣，时有切痛，吃食减少，诃黎勒圆方。

诃黎勒（一两，煨用皮）　干姜（半两，炮裂，锉）　神曲（一两，微炒）　木香[33]　桂心（半两）　槟榔（三分）　厚朴（一两，去粗皮，涂生姜汁，炙令香熟）　陈橘皮（一两，汤浸去白瓤，焙）　附子（三分，炮裂，去皮脐）

右件药，捣罗为末，炼蜜和捣三二百杵，圆如梧桐子大。不计时候，以生姜橘皮汤，下三十圆。

治脏腑虚冷气滞，腹胀肠鸣切痛，不思饮食，四肢少力，木香圆方。

木香（半两）　萝卜子（二[34]两，微炒）　陈橘皮（半两，汤浸去白瓤，焙）　白术（半两）　槟榔（一两）

右件药，捣罗为末，炼蜜和圆，如梧桐子大。不计时候，以生姜汤，嚼下二十圆。

治腹内诸气胀满诸方

夫人阳气外虚，阴气内积，脾胃乏弱，邪冷所乘，则令胀满，言诸气者，是脏腑一切气及脾胃伤冷，或饮食不消，或忧愁思虑，心腹气滞，不得宣通，皆生壅胀，故名为诸气胀满也。

治腹内诸气胀满，槟榔散方。

槟榔（一两） 海藻（一两，洗去咸味） 人参（一两，去芦头） 陈橘皮（一两，汤浸去白瓤，焙） 木香（半两） 芎䓖（一两） 桂心（一两） 干姜（半两，炮裂，锉）

右件药，捣粗罗为散。每服三钱，以水一中盏，入生姜半分，煎至六分，去滓，每于食前温服。

治腹内诸气胀满，两胁痛，不欲饮食，鳖甲散方。

鳖甲（一两，涂醋炙令黄，去裙襕） 木香（半两） 陈橘皮（一两，汤浸去白瓤，焙） 枳实（半两，麸炒微黄） 桂心（一两） 白术（半两） 川大黄（一两，锉碎，微炒） 当归（五分，锉，微炒）

右件药，捣筛为散。每服三钱，以水一中盏，入生姜半分，煎至六分，去滓，每于食后稍热服。

治腹内诸气胀满喘促，陈橘皮散方。

陈橘皮（一两，汤浸去白瓤，焙） 汉防己（半两） 赤茯苓（二[35]分） 槟榔（三分） 木通（三分，锉） 紫苏茎叶（一两） 木香（半两） 大腹皮（一两，锉）

右件药，捣筛为散。每服三钱，以水一中盏，入生姜半分，煎至六分，去滓，不计时候温服。

治腹内诸气胀满及心胸气隔不通，宜服此方。

盐（半斤，以油麻二合，和之用旧布一片急裹，以绳子系之，置瓦上烧令通赤，待冷取出） 木香（一两） 诃黎勒（二两，煨用皮）

右件药，捣细罗为散。不计时候，以生姜醋汤，调下半钱。

治腹内诸气胀满，上攻肩背，烦闷，四肢疼痛，不能饮食，大腹皮圆方。

大腹皮（二两，锉） 桔梗（三分，去芦头） 枳壳（一两，麸炒微黄，去瓤） 白术（半两） 当归（一两，锉，微炒） 川大黄（二两，锉碎，微炒） 桂心（半两） 木香（半两） 芎䓖（三分）

右件药，捣罗为末，炼蜜和捣三二百杵，圆如梧桐子大。不计时候，以生姜汤下二十圆。

治腹内诸气胀满，两胁妨闷，肩背气壅，宜服疏气圆方。

牵牛子（二[36]两，微炒）　木香（半两）　桂心（半两）　槟榔（一两）　诃黎勒（一两，煨用皮）　陈橘皮（一两，汤浸去白瓤，焙）　桑根白皮（三分，锉）　郁李仁（一两，汤浸去皮，微炒）

右件药，捣罗为末，炼蜜和捣百余杵，圆如梧桐子大。每于食前，以生姜橘皮汤下三十圆，以利为度。

治腹内诸气胀满，胁下坚硬，四肢羸瘦，面色萎黄，不欲饮食，干漆圆方。

干漆（一两，捣碎，炒令烟出）　木香（半两）　陈橘皮（一两，汤浸去白瓤，焙）　巴豆（一分，去皮心研，纸裹压去油）　当归（半两，锉，微炒）　干姜（半两，炮裂，锉）

右件药，捣罗为末，入巴豆，研令匀，炼蜜和捣百余杵，圆如绿豆大。每于食前，以生姜橘皮汤下五圆。

治腹内诸气胀满，不下食方。

诃黎勒（二两，煨用皮）　木香（一两）

右件药，捣罗为末，炼蜜和圆，如梧桐子大。不计时候，以生姜汤下二十圆。

治腹内诸气胀满，小芥子酒方。

小芥子（半升）

右捣碎，以生绢袋盛，用好酒五升，浸七日。每于食前，温一小盏服。

【校注】

① 生乘：日本抄本作"往来"二字。

② 一：日本抄本作"三"。

③ 一：日本抄本作"二"。

④ 一：日本抄本作"二"。

⑤ 炒：日本抄本作"焦"字，义胜。

⑥ 一：日本抄本作"二"。

⑦ 一二：日本抄本作"三"一字。

⑧ 一：日本抄本作"二"。

⑨ 微：其下日本抄本有"炒"字。

⑩ 酥：日本抄本作"醋"字。

⑪ 一：日本抄本作"二"。

⑫ 虚：其下日本抄本有"而"字。

⑬ 一：日本抄本作"五"。

⑭ 一：日本抄本作"二"。

⑮ 鬼疰：日本抄本作“恶疾”。

⑯ 蒂：日本抄本作“叶”字。

⑰ 十：日本抄本作“一”。

⑱ 二：日本抄本作“一”。

⑲ 洗：日本抄本作“微”字。

⑳ 燥：日本抄本作“焙”字。

㉑ 加：日本抄本作“至”字。

㉒ 诸：日本抄本作“醋”字。

㉓ 一：日本抄本作“三”。

㉔ 三：日本抄本作“二”。

㉕ 半：日本抄本作“一”。

㉖ 二：日本抄本作“一”。

㉗ 一：日本抄本作“半”字。

㉘ 抱：日本抄本作“拘”字，义长可从。

㉙ 攻：日本抄本作“致”字。

㉚ 甘草：日本抄本作“桂草一分圣济”六字。

㉛ 三：日本抄本作“二”。

㉜ 三：日本抄本作“一”。

㉝ 木香：诸本皆无剂量，待考。

㉞ 二：日本抄本作“一”。

㉟ 二：日本抄本作“三”。

㊱ 二：日本抄本作“一”。

卷第四十四

治五种腰痛诸方

夫肾主于腰脚，若肾虚损，而为风冷乘之，故腰痛也。又邪客于足太阳肾之络，令人腰痛，痛引小腹，不可以仰息，诊其尺脉沉者，主腰背痛，寸口脉弱，腰背痛，尺寸俱浮直下，此为督脉腰痛。凡腰痛有五：一曰少阴，少阴肾也，十月万物阳气皆衰，是以腰痛。二曰风痹，风寒着腰，是以痛。三曰肾虚，役用伤肾，是以痛。四曰臂腰腰痛，或堕伤腰，是以痛。五曰寝卧湿地，是以痛也。故曰五种腰痛也。

治五种腰痛，肾脏虚冷，行立艰难，附子散方。

附子（一两，炮裂，去皮脐）　杜仲（三分，去粗皮，炙微黄，锉）　五味子（三分）　磁石（三两，捣碎，水[①]去赤汁）　牡丹（三分）　萆薢（一两，锉）　桂心（三分）　续断（三分）　牛膝（三分，去苗）　熟干地黄（一两）　羌活（三分）　当归（三分，锉，微炒）　木香（三分）　枳壳（三分，麸炒微黄，去瓤）

右件药，捣粗罗为散。每服，用羊肾一对，切去脂膜，先以水一大盏半，煮肾令熟，去肾，入药末五钱，生姜半分、枣三枚、椒三七粒，煎至五分，去滓，空心温服，晚食前再服之。

治五种腰痛及脚弱不能行李，宜服桑寄生散方。

桑寄生（一[②]两）　附子（一两半，炮裂，去皮脐）　独活（二两）　当归（三分，锉，微炒）　狗脊（三分）　桂心（一两）　羌活（半两）

杜仲（一两，去粗皮，炙微黄，锉） 赤芍药（三分） 芎䓖（三分） 甘草（半两，炙微赤，锉） 石斛（三分，去根，锉） 牛膝（三分，去苗） 海桐皮（一两，锉）

右件药，捣粗罗为散。每服四钱，以水一中盏，煎至六分，去滓，每于食前温服。

治五种腰痛，肾经虚损，致风冷乘之，故多痛也，宜服杜仲圆方。

杜仲（一两，去粗皮，炙微黄，锉） 干姜（半两，炮裂，锉） 萆薢（一两，锉） 羌活（三分） 天雄（三分，炮裂，去皮脐） 川椒（三分，去目及闭口者，微炒去汗） 桂心（三分） 芎䓖（半两） 防风（半两，去芦头） 秦艽（半两，去苗） 川乌头（三分，炮裂，去皮脐） 细辛（三分） 五加皮（三分） 石斛（三分，去根，锉） 续断（二两） 当归（三分，锉，微炒） 五味子（三合） 槟榔（三分）

右件药，捣罗为末，炼蜜和捣五七百杵，圆如梧桐子大。每于空心，以温酒下三十圆，晚食前再服。

治五种腰痛，肾脏虚冷，颜容萎黄，形体消瘦，腰痛不可忍，虚惫无力，宜服鹿角圆方。

鹿角屑（一[③]斤，熬令微黄） 菟丝子（一斤，酒浸一宿，别捣为末） 远志（二[④]两，去心） 肉苁蓉（五两，酒浸一宿，刮去皴皮，炙干） 天雄（二两，炮裂，去皮脐） 熟干地黄（六两） 五味子（五两） 杜仲（二[⑤]两，去粗皮，炙微黄，锉）

右件药，捣罗为末，炼蜜和捣二三百杵，圆如梧桐子大。每日空腹以温酒下三十圆，晚食前再服。

治五种腰痛，肾脏衰冷，行立无力，钟乳圆方。

钟乳粉（二两） 吴茱萸（半两，汤浸七遍，焙干，微炒） 石斛（一两，去根，锉） 菟丝子（一两，酒浸一宿，别捣为末） 附子（一两，炮裂，去皮脐） 肉桂（一两半，去皴皮）

右件药，捣罗为末，炼蜜和捣三二百杵，圆如梧桐子大。每日空心，以温酒下三十圆，晚食前再服，服讫行二三百步。

治五种腰痛，并冷痹，桂心圆方。

桂心（二两） 干姜（二两，炮裂，锉） 丹参（三两） 杜仲（三

两，去粗皮，炙微黄，锉） 牛膝（三两，去苗） 续断（三分）

右件药，捣罗为末，炼蜜和捣三五百杵，圆如梧桐子大。每于食前，以温酒下三十圆。

治五种腰痛，轻身，利脚膝，狗脊圆方。

狗脊（二两） 萆薢（二两，锉） 菟丝子（二[6]两，酒浸三日，曝干，别捣）

右件药，捣罗为末，炼蜜和圆，如梧桐子大。每日空心及晚食前，服三十圆，以新萆薢渍酒二七日，取此酒下药，服经年之后，行及奔马，久立不倦。

又方。

鹿茸（二两，去毛，涂酥，炙微黄） 附子（二两，炮裂，去皮脐） 盐花（三分）

右件药，捣罗为末，煮枣肉和圆，如梧桐子大。每日空心，以温酒下三十圆，晚食前再服。

治五种腰痛，宜服杜仲酒方。

杜仲（一两半，去粗皮，炙微黄） 羌活（一两） 干姜（三分，炮裂，锉） 天雄（一两，炮裂，去皮脐） 萆薢（一两半） 川椒（一[7]两，去目及闭口者，微炒去汗） 桂心（一两） 芎䓖（一两） 五加皮（一两半） 续断（一两半） 甘草（半两，炙微赤，锉） 防风（二两，去芦头） 栝楼根（三分） 秦艽（一两，去苗） 地骨皮（一两） 石斛（一两，去根，锉） 川乌头（一两，炮裂，去皮脐） 桔梗（一两，去芦头） 细辛（三分）

右件药，细锉，以生绢袋盛，用好酒二斗浸，密封经五宿后间[8]，每于食前，暖一中盏服之。

治五种腰痛连脚膝，筋脉拘急酸疼，宜服萆薢浸酒方

萆薢（三两） 附子（二两，炮裂，去皮脐） 杜仲（二两，去粗皮，炙微黄） 狗脊（二两） 羌活（一两） 桂心（一两） 牛膝（三两，去苗） 桑寄生（二两）

右件药，细锉，用生绢袋盛，以酒二斗浸，密封七日后开，每于食前，暖一中盏服。

治五种腰痛，风冷气攻肾脏，致腰痛，转动不得，宜服钟乳散方。

钟乳粉（一两）　防风（半两，去芦头）　丹参（半两）　细辛（半两）　桂心（半两）　干姜（一分，炮裂，锉）

右件药，捣细罗为散。每于食前，以温酒下二钱。

治五种腰痛，转动艰难，宜服此方。

桑寄生（一两）　牡丹（一两）　桂心（一两）　鹿茸（一两，去毛，涂酥，炙微黄）　续断（一两）　芎䓖（一两）

右件药，捣细罗为散。每于食前，以温酒调下二钱。

治五种腰痛，下焦风冷，腰脚无力，宜服此方。

牛膝（一两，去苗）　山茱萸（一两）　桂心（三分）

右件药，捣细罗为散。每于食前[9]，以温酒调下二钱。

治五种腰痛，不可转动方。

威灵仙（二两）　当归（一两，锉，微炒）　桂心（一两）

右件药，捣细罗为散。每于食前，以温酒调下二钱。

又方。

杜仲（半斤，去粗皮，炙微黄，锉）　五味子（四两）　天雄（二两，炮裂，去皮脐）

右件药，捣筛为散。每服半两，以水二大盏，隔宿浸药，至五更，入生姜半分，煎至一大盏，去滓，入羊肾二枚，切去脂膜，内汤中煎令熟，空腹和肾吃之。

治五种腰痛，肾脏久冷，宜用摩腰圆方。

丁香末（半两）　麝香（半两，细研）　芸苔子末（一两）　硫黄（半两，细研）　龙脑（二钱，细研）　腽肭脐末（二两）

右件药，熬野驼脂和圆，如鸡头实大。每用两圆热炙手，于腰间摩令热彻为度，偏壮益肾气，若摩两脚，渐觉轻健。

治五种腰痛，肾气衰冷，阳惫腰痛，宜用摩[10]散方。

野狐头及尾骨（各一两，炙令为[11]黄）　硫黄（半两，细研）　硇砂（半两，细研）　黄狗阴茎（一具，炙微黄）　针砂（一两）

右件药，捣罗为末，取莨菪子半升，酒二升，浸一宿后，滤去莨菪子，取酒和前药末令匀，入于瓷瓶中，以油单密封。又坐于一大瓶中，以蚕沙埋却，坐于饭上蒸之，以饭熟为度，取中曝干，捣细罗为散，以黄狗胆及脂，入少许麝香，同[12]摩腰，须臾即效。

治五种腰痛，夜多小便，膀胱宿冷，宜服鹿角霜方。

右取鹿角嫩实处五斤，先用水煮三五十沸，后刷洗令净，即以大麻仁研取浓汁，煮角约一复时便软，后又顺刷洗锅器令净，更用真牛乳五升炼，专看如玉色即住，细研如面。每日空腹时，以温酒调下二钱，晚食前再服。

治五种腰痛不止方。

吴茱萸（一两）　芸苔子（一两）

右件药，捣细罗为散，每用三钱，生姜一两，同研令匀，摊在极薄纸上，贴于痛处。

治风湿腰痛诸方

夫风湿腰痛者，由劳伤肾气，经络既虚，或因卧湿[13]当风，而湿气乘虚搏于肾经，与血气相击而为腰痛，故云风湿腰痛也。

治肾脏风湿腰痛，连腿膝，顽痹不能运动，宜服独活散方。

独活（一两）　黄芪（半两，锉）　防风（三分，去芦头）　白鲜皮（半两）　茯神（一两）　芎䓖（半两）　羚羊角屑（半两）　桂心（三分）　酸枣仁（一两，微炒）　当归（半两，锉，微炒）　附子（一两，炮裂，去皮脐）

右件药，捣粗罗为散。每服四钱，以水一中盏，煎至六分，去滓，每于食前稍热服。

治肾脏风湿腰痛，行立不得，宜服巴戟散方。

巴戟（三分）　五加皮（半两）　萆薢（三分，锉）　牛膝（三分，去苗）　石斛（三分，去根，锉）　防风（半两，去芦头）　白茯苓（三分）　附子（一两，炮裂，去皮脐）　桂心（三分）

右件药，捣粗罗为散。每服四钱，以水一中盏，煎至五分，次入酒一合，更煎三两沸，去滓，每于食前温服。

治风湿痹，腰痛少力方。

牛膝（一两，去苗） 桂心（三分） 山茱萸（一两）

右件药，捣细罗为散。每于食前，以温酒调下二钱。

治肾脏气衰虚腰痛，或当风湿冷所中，腿膝冷痹缓弱，天雄圆方。

天雄（一两，炮裂，去皮脐） 独活（三分） 杜仲（一两半，去皴皮，炙微黄，锉） 附子（一两，炮裂，去皮脐） 牛膝（一两半，去苗） 干漆（三分，捣碎，炒令烟出） 桂心（一两） 没药（三分） 巴戟（一分） 鹿茸（一两，去毛，涂酥，炙微黄） 蝉壳（一两，酒浸，晒干） 虎胫骨（三分，酒浸，炙微黄） 萆薢（一两，锉） 乳香（三分） 蚶螂（三分，微炒） 天麻（一两） 白花蛇（二两，酒浸，去皮骨，炙微黄） 狗脊（三分） 川乌头（三分，炮裂，去皮脐） 当归（三分，锉，微炒） 芎䓖（三分） 地龙（一两，微炒） 朱砂（三分，细研，水飞过） 败龟（一两，涂醋，炙令黄） 麝香（半两，细研）

右件药，捣罗为末，入研了药令匀，炼蜜和捣五七百杵，圆如梧桐子大。每于食前，以温酒下三十圆。

治一切风湿腰痛，神验虎骨圆方。

虎胫骨（一[14]两，涂酥，炙[15]微黄） 桑寄生（一两） 黄芪（三分，锉） 枳壳（三分，麸炒，微黄，去瓤） 牛膝（一两，去苗） 白茯苓（一两） 熟干地黄（一两） 石南（一两） 桂心（一两） 防风（三分，去芦头） 羌活（三分） 酸枣仁（三分，微炒） 当归（三分，锉，微炒）

右件药，捣罗为末，炼蜜和捣三二百杵，圆如梧桐子大。每于食前，以温酒下三十圆。

治风湿积冷腰痛，行立无力，小便滑数，椒红圆方。

川椒（微炒去汗，取红五两） 磁石（三两，烧醋淬七遍，捣碎细研，水飞过） 白蒺藜（一两，微炒，去刺） 附子（三两，炮裂，去皮脐） 巴戟（二两） 硫黄（二两，细研） 厚朴（三两，去粗皮，涂生姜汁，炙令香熟） 莳香子（二两，微炒） 盐花（二两）

右件药，捣罗为末，以羊肾三对，尽去筋膜，细研，用好酒二升相和，于银锅内，熬成膏，和前药末捣三五百杵，圆如梧桐子大。每日空心，以温酒下三十圆，晚食前再服。

治下元风湿，久患腰痛，宜服四神丹方。

硇砂（二两） 阳起[16]（二两） 白矾（五两） 太阴玄精（六两）

右件药，捣罗为末，入瓷瓶子内，以纸筋盐泥固济，候干，先以小火逼令热彻，后以火一秤烧之，待火耗，即取罐子，候冷取药，于地上铺好黄土，用纸衬盆，合一宿，出火毒了，研如粉，以水浸蒸饼和圆，如梧桐子大。每日空心，以盐汤下十五圆，酒下亦得，妇人醋汤下。

治风湿腰痛牵引，流入腿胜，元气衰虚，宜服黑豆浸酒方。

黑豆（五合，炒令熟） 熟干地黄（三两） 杜仲（二两，去粗皮，炙微黄） 枸杞子（一两） 羌活（一两） 牛膝（三两，去苗） 仙灵脾（三分） 当归（一两） 石斛（二两，去根） 侧子（二两，炮裂，去皮脐） 茵芋（二两） 白茯苓（一两） 防风（三分，去芦头） 川椒（一两，去目及闭口者，微炒去汗） 桂心（一两） 芎䓖（三分） 白术（三分） 五加皮（一两） 酸枣仁（一两，微炒）

右件药，并细锉，用生绢袋盛，以酒二斗浸，密封，经七[17]日后开，每于食前，暖一中盏服之。

治肾脏风湿气腰痛，痛连胫中及骨髓疼痛，宜服五加皮浸酒方。

五加皮（二两半） 枳壳（二两半，麸炒微黄，去瓤） 独活（一两半） 乌喙（一两半，炮裂，去皮脐） 干姜（一两半，炮裂） 石南（一两半） 丹参（二两） 防风（二两，去芦头） 白术（一两） 地骨皮（二两） 芎䓖（二两） 猪椒根（二两） 熟干地黄（三两） 牛膝（三两，去苗） 虎胫骨（五两，涂酥，炙令微黄） 枸杞子（二两） 秦艽（二两，去苗）

右件药细锉，用生绢袋盛，以清酒二斗渍之，密封七日开，每于食前，暖一中盏服之。

治风湿气，著于腰间疼痛，坐卧不安，宜服牛蒡浸酒方。

牛蒡子（三两，微炒） 茵芋（三分） 白茯苓（一两半） 杜若（一两） 石斛（二两，微炒） 枸杞子（二两） 牛膝（二两，去苗）

侧子（二两，炮裂，去皮脐） 干姜（一两半，炮裂） 大豆（二合，炒熟） 川椒（一两半，去目及闭口者，微炒去汗） 大麻子（一合）

右件药，细锉，以生绢袋盛，内瓷瓶中，以好酒二斗浸，密封七日后开。每于食前，暖一小盏服之。

治风湿腰痛，行立不得，宜服巴戟浸酒方。

巴戟（二两） 羌活（一[18]两） 当归（三两） 牛膝（二[19]两，去苗） 川椒（半两，去目及闭口者，微炒去汗） 石斛（二两，去根） 生姜（三[20]两）

右件药，细锉，生绢袋盛，以酒一斗五升浸，密封七日开。每于食前，暖一小盏服之。

治风湿腰痛，通利关节，坚筋骨，令强健，悦泽，石斛浸酒方。

石斛（半斤，搥碎） 牛膝（一斤，去苗） 杜仲（半斤，去粗皮，炙微黄） 丹参（半斤） 生干地黄（半斤）

右件药，细锉，用生绢袋盛，以好酒三斗，瓷瓶中盛，密封，浸七日。每于食前，温一小盏服之。

治风湿腰痛，转动不得，必效方。

蒴藋叶，火燎过，厚铺未[21]上，承热卧于上，冷复易之，冬月取根舂碎，醋熬令热，以帛裹熨痛处亦效。

治久腰痛诸方

夫久腰痛者，皆由伤于肾气所为也，肾气虚则受于风邪，风邪停积于肾经，与血气相击，久而不散，故为久腰痛。

治风虚湿痹，腰间久痛不任行李，牛膝散方。

牛膝（一两，去苗） 五加皮（半两） 丹参（半两） 木香（三分） 桂心（三分） 羌活（半两） 当归（半两，锉，微炒） 防风（半两，去芦头） 补骨脂（三分，微炒） 附子（一两，炮裂，去皮脐） 安息香（三分，入胡桃仁同捣熟） 白芍药（半两） 石斛（三分，去根，锉） 枳实（半两，麸炒微黄） 鹿茸（四两，去毛，涂酥，

炙微黄）　虎胫骨（一两，涂酥，炙微黄）

右件药，捣细罗为散。每于食前，以热酒调下二钱。

治久患腰疼痛不差，宜服威灵仙散方。

威灵仙（一[22]两）　牵牛子（一两，微炒）　陈橘皮（半两，汤[23]浸，去白瓤，焙）　羌活（半两）　厚朴（半两，去粗皮，涂生姜汁，炙令香熟）　吴茱萸（一分，汤浸七遍，焙干，微炒）

右件药，捣细罗为散。每于食前，以温酒调下二钱，得微利即效。

又方。

熟干地黄（三分）　白术（半两）　干漆（半两，捣碎，炒令烟出）　桂心（三分）　甘草（半两，炙微赤，锉）　牛膝（半两，去苗）

右件药，捣细罗为散。每于食前，以温酒调下二钱。

治久患腰痛，气攻心腹满闷方。

当归（一两，锉，微炒）　汉椒（半两，去目及闭口者，微炒去汗）　槟榔（一两）

右件药，捣细罗为散。每于食前，以热酒调下二钱。

治肾脏风虚冷滞，腰间久痛，连腿膝痹麻，或时疼痛，乏力羸瘦，宜服沉香圆方。

沉香（三分）　补骨脂（一两，微炒）　石斛（三分，去根，锉）　桂心（三分）　木香（半两）　牛膝（三分，去苗）　萆薢（三分，锉）　附子（一两，炮裂，去皮脐）　羌活（三分）　芎䓖（半两）　杜仲（三分，去粗皮，炙微黄，锉）　白术（半两）　熟干地黄（三分）　防风（半两，去芦头）　漏芦（三分）　白茯苓（三分）　槟榔（三分）　当归（半两，锉，微炒）　海桐皮（三分，锉）

右件药，捣罗为末，炼蜜和捣三五百杵，圆如梧桐子大。每于空心，以温酒下三十圆，晚食前再服。

治肾脏虚惫，风冷所侵，致腰间久痛，行立不得，钟乳圆方。

钟乳粉（二两）　薯蓣（一两）　续断（一两）　桂心（一两）　肉苁蓉（一两，酒浸一宿，刮去皴皮，炙干）　附子（一两，炮裂，去皮脐）　牛膝（一两，去苗）　萆薢（一两，锉）　槟榔（一两半）　石斛（一两，去根，锉）　覆盆子（一两）　五味子（一两）　菟丝子（二两，酒浸三日，曝干，别捣为末） 山茱萸（一两） 蛇床子（一两） 狗脊（二两） 杜仲（二两，去粗皮，炙微黄，锉） 巴戟（一两） 熟干地黄（二[24]两）

右件药，捣罗为末，炼蜜和捣五七百杵，圆如梧桐子大。每于空腹，以温酒下三十圆，晚食前再服。

治肾气衰虚，或中风湿，而伤于肾经，致腰痛经久不差，宜服鹿茸圆方。

鹿茸（一两，去毛，涂酥，炙黄） 天雄（一两，炮裂，去皮脐） 附子（一两半，炮裂，去皮脐） 杜仲（一两，去粗皮，炙微黄，锉） 安息香（二两，用酒一大盏，熬成煎）

右件药，捣罗为末，用安息香煎和为圆，如梧桐子大。每于食前，以温酒下二十圆。

治腰久痛，不可转侧，宜服附子圆方。

附子（一两，炮裂，去皮脐） 川乌头（一两，炮裂，去皮脐） 天雄（一两，炮裂，去皮脐） 桂心（一两半） 干姜（一两半，炮裂，锉） 防风（一两半，去芦头） 槟榔（二两半）

右件药，捣罗为末，炼蜜和捣百余杵，圆如梧桐子大。每于食前，以温酒下二十圆。

治久腰痛及脚膝疼方。

牛膝（三两，去苗） 何首乌（三两）

右件药，细锉，以酒三升，浸三日后，焙干，捣细罗为散。每于食前，以温酒下二钱。

治久冷腰痛，摩腰方。

巴戟（一两） 附子（一两，生，去皮脐） 阳起石（一两，细研） 硫黄（一两，细研） 雄雀粪（一两） 川椒（一两，去目） 干姜（一两，锉） 木香（一两，锉） 菟丝子（一两，酒浸三日，曝干，别捣为末） 韭子（一两，微炒）

右件药，捣罗为末，以真野驼脂熬成油，滤去皮膜，待冷，入诸药末，和圆如弹子大。洗浴了，取一圆分作四圆，于腰眼上，热炙手摩之。

治卒腰痛诸方

夫卒腰痛者，为劳伤之人，肾气虚损故也，肾主腰脚，其经贯于肾，络于脊，若风邪乘虚，卒入肾经，故卒然而腰痛也。

治卒腰痛，行立不得，桂心散方。

桂心（一两）　牛膝（一两，去苗）　杜仲（一两，去粗皮，炙微黄，锉）　五加皮（三分）　独活（三分）　防风（三分，去芦头）　赤芍药（三分）　五味子（半两）　附子（三分，炮裂，去皮脐）

右件药，捣粗罗为散。每服四钱，以水一中盏，入生姜半分，煎至六分，去滓，每于食前温服。

治卒腰痛不可忍，杜仲散方。

杜仲（二两，去粗皮，炙微黄，锉）　丹参（一[25]两）　芎䓖（一两半）　桂心（一两）　细辛（三分）

右件药，捣粗罗为散。每服四钱，以水一中盏，煎至五分，去滓，次入酒二分，更煎三两沸，每于食前温服。

又方。

狗脊（一两）　漏芦（一两）　附子（一两，炮裂，去皮脐）　桂心（一两）

右件药，捣细罗为散。每于食前，以温酒调下二钱。

又方。

附子（一枚，炮裂，去皮脐）　木香（半两）　槟榔（半两）

右件药，捣细罗为散。每于食前，以温酒调下二钱。

治卒腰痛，连脚膝疼方。

胡麻（三合，新者）　附子（一两，炮裂，去皮脐）

右件药，熬胡麻令香，同捣罗为散。每于食前，以温酒调下二钱。

治卒腰痛，补肾方。

杜仲（一两，去粗皮，炙微黄，锉）

右以水二大盏，煎至一盏，去滓，用羊肾一对，细切去脂膜，入药汁中煮，次入薤白七茎，盐花醋、生姜、椒，调和作羹，空腹食之。

治卒腰痛至甚，起坐不得，宜用熁药方。

附子（一两，生用） 吴茱萸（一两） 蛇床子（一两）

右件药，捣罗为末，每用半两，以生姜自然汁调如膏，摊故帛上，于痛处贴熁，用衣服系定，觉通热即差，未退再贴。

治卒腰痛熨法方。

芫花（半两） 羊踯躅花（半斤）

右件药，以醋拌令湿，炒令热，用帛裹，分作两包，更番熨痛处，冷即复炒熨之。

治卒腰痛神效方。

芸苔子（一两）

右件药，捣罗为末，醋调，涂于蜡纸上，贴痛处，觉热极即去之，痛止。

治腰痛强直不能俯仰诸方

夫肾主腰脚，而三阴三阳，十二经，奇经八脉，背[26]贯于肾，络于腰脊，或劳损于肾，则动伤经络，又为风冷所浸，血气转相击搏，故腰痛也。阳痛[27]者不能俯，阴病者不能仰，阴阳俱受邪气者，故令腰痛而不能俯仰也。

治腰痛强直，不能俯仰，皆由肾气虚弱，卧冷湿地，或当风所得，宜服独活散方。

独活（一两半） 续断（一两） 杜仲（一两，去粗皮，炙微黄，锉） 桂心（一两） 防风（一两，去芦头） 芎䓖（一两半） 牛膝（一两，去苗） 细辛（一两） 秦艽（一两，去苗） 赤茯苓（一两） 海桐皮（一两，锉） 当归（一两，锉，微炒） 赤芍药（一两） 熟干地黄（二两）

右件药，捣粗罗为散。每服四钱，以水一中盏，入生姜半分，煎至六

分，去滓，每于食前温服。

治腰痛强直，不能俯仰及筋脉拘急，宜服附子散方。

附子（一两，炮裂，去皮脐） 牛膝（三分，去苗） 杜仲（一两，去粗皮，炙微黄，锉） 羌活（一两） 桂心（半两） 当归（一两半，锉，微炒） 防风（二两，去芦头） 延胡索（一两）

右件药，捣粗罗为散。每服四钱，以水一中盏，入生姜半分，煎至六分，去滓，每于食前温服。

治腰痛强直，不能俯仰，宜服疏风利筋脉，五加皮散方。

五加皮（一两） 赤芍药（一两） 川大黄（二两，锉碎，微炒）

右件药，捣筛为散。每服四钱，以水一中盏，入生姜半分，煎至六分，去滓，食前温服，微利即效。

治腰痛强直，连胁妨闷，不能俯仰，宜服郁李仁散方。

郁李仁（一两，汤浸去皮，微炒） 槟榔（一两） 诃黎勒（半两，煨用皮） 木香（半两） 川朴硝（一两半）

右件药，捣粗罗为散。每服四钱，以水一中盏，入生姜半分，煎至六分，去滓，食前温服，以利为效。

治腰痛急，强如板硬，俯仰不得，萆薢散方。

萆薢（一两，锉） 狗脊（一两） 桂心（一分） 槟榔（半两） 吴茱萸（一分，汤浸七遍，焙干，微炒） 桑根白皮（三分，锉） 川大黄（一两，锉碎，微炒）

右件药，捣筛为散。每服四钱，以水一中盏，煎至六分，去滓，每于食前温服。

治肾间冷气留滞，腰间攻刺疼痛，不能俯仰，牛膝圆方。

牛膝（三分，去苗） 附子（一两，炮裂，去皮脐） 桂心（三分） 木香（半两） 吴茱萸（半两，汤浸七遍，焙干，微炒） 干姜（半两，炮裂，锉） 牵牛子（二两，微炒）

右件药，捣罗为末，炼蜜和捣三二百杵，圆如梧桐子大。每于食前，以温酒下三十圆，生姜橘皮汤下亦得。

治风虚气滞腰痛，强直不能俯仰，宜服杜仲圆方。

杜仲（一两，去粗皮，炙微黄，锉） 萆薢（一两，锉） 细辛（一两） 丹参（一两半） 鹿角胶（一两，捣碎，炒令黄） 当归（一两，锉，微炒） 羌活（一两） 桂心（一两） 槟榔（一两） 郁李仁（二两，汤浸去皮，微炒） 酸枣仁（一两半，微炒） 大麻仁（一两）

右件药，捣罗为末，炼蜜和捣三五百杵，圆如梧桐子大。每日空心，以温酒下三十圆，晚食前再服。

治风虚冷气攻腰痛，强直不能俯仰，宜服石斛圆方。

石斛（三两，去根，锉） 天雄（一两，炮裂，去皮脐） 侧子（一两，炮裂，去皮脐[28]） 牛膝（三两，去苗） 赤茯苓（一两半） 狗脊（一两） 桂心（一两） 干姜（半两，炮裂，锉）

右件药，捣罗为末，炼蜜和捣三二百杵，圆如梧桐子大。每于食前，以温酒下三十圆。

治腰痛，牵引流入腿胜，元气衰虚，风冷所侵，腰脊拘急，俯仰不得，宜服天雄酒方。

天雄（一[29]两，炮裂，去皮脐） 杜仲（一两，去粗皮，炙微黄） 牛膝（三分，去苗） 仙灵脾（三分） 乌蛇（二两，酒浸，去皮骨，炙微黄） 石斛（三分，去根） 侧子（三分，炮裂，去皮脐） 防风（三分，去芦头） 桂心（一两） 芎䓖（三分） 川椒（三分，去目及闭口者，微炒去汗） 白术（三分） 五加皮（三分） 酸枣仁（一两，微炒）

右件药，细锉，以生绢袋盛，用酒二斗浸，密封，经七日后开。每于食前，温一小盏服之。

治肾脏风湿腰痛，不得俯仰，皮肤不仁，骨髓疼痛，茵芋酒浸[30]方。

茵芋（一两半） 萆薢（一两半） 狗脊（一两半） 桂心（一两半） 附子（一两半，炮裂，去皮脐） 牛膝（三两，去苗） 石斛（三两，去根） 川椒（半两，去目及闭口者，微炒去汗） 生姜（三两[31]）

右件药，细锉，生绢袋盛，以酒一斗五升浸，密封七日开。每于食前，温一小[32]盏服之。

治腰疼痛，俯仰不得，宜用摩腰圆方。

腻粉（一分） 麝香（一分，细研） 朱砂（一分，细研） 硫黄（一两，细研） 白矾灰（一两） 母丁香（一两） 干姜（一两） 木香（一两） 附子（一两） 吴茱萸（一两，汤浸七遍，焙干，微炒） 陈橘皮（一两，汤浸去白瓤，焙） 雀粪（一两，以绢袋子盛，于水中摆取白尽，取此水澄之曝干） 杏仁（一两，去皮尖，研之依前绢袋子盛，于水中摆清，取霜曝干）

右件药，捣罗为末，炼蜜和圆，如半枣大。用时，取生姜自然汁小半盏，于铫子中煎一两沸，倾于盏内，浸药一圆，良久药破，以指研之令细，旋旋以指点摩腰上，候热彻，摩尽为度，便以绵裹肚系之。

治冷气攻刺，腰间疼痛，俯仰不得，吴茱萸圆方。

吴茱萸（一升[33]）

右件药，用生绢袋盛，以醋三升，浸一复时取出，掘一地坑，可深尺余，以一秤炭火，烧令地通赤，去火，以火箸系茱萸袋子，悬于坑内，上以瓦盆子盖，四畔以土拥之，经宿后取出，捣罗为末，炼蜜和捣三五百杵，圆如梧桐子大。每日空心及晚食前，以温酒下三十圆。

又方。

虎胫骨（二条，涂酥，炙微黄）

右件药，捣碎，以绢袋子盛，以酒二斗置于瓷瓶中，安绢袋子在内，然后以糠火微煎，一炊久即止，任性饮之，当有微利便差。

治肾著腰痛诸方

夫肾主腰脚，今肾经虚，则受于风冷，内有积水，风水相浸渍于肾气，肾气内著，不能宣通，故令腰痛。其状身冷腰重，如坐于水中不温，小便自利，食饮如故，冬不变水，肾湿故也。

治肾著之为病，身体冷，从腰以下痛重，宜服甘草散方。

甘草（一两，炙微赤，锉） 干姜（一两，炮裂，锉） 白术（三两） 白茯苓（三两） 当归（二两）

右件药，捣粗罗为散。每服四钱，以水一中盏，煎至六分，去滓，每于食前温服。

治肾著腰痛，连腿膝不利，宜服桂心散方。

桂心（一两半） 白术（二两） 赤茯苓（二两） 甘草（一两，炙微赤，锉） 泽泻（一两） 牛膝（一两，去苗） 干姜（一两，炮裂，锉） 杜仲（一两半，去皴皮，炙微黄，锉）

右件药，捣粗罗为散。每服四钱，以水一中盏，煎至六分，去滓，每于食前温服。

治肾著腰痛及膀胱有积滞冷气，脓水不下，令腰膝不利，宜服牛膝散方。

牛膝（三分，去苗） 牡丹（半两） 桂心（半两） 泽泻（半分[34]） 槟榔（一[35]两）

右件药，捣筛为散。每服四钱，以水一中盏，煎至五分，次入酒二合，更煎三两沸，去滓，每于食前温服。

治肾著腰痛及膀胱，气壅不得宣通，致腿膝沉重，宜服此方。

甘遂（三分，煨令微黄） 木香（三分） 青橘皮（半两，汤浸去白瓤，焙） 桂心（一分）

右件药，捣细罗为散。每服，用豮猪肾一只，切作二片，去脂膜，内散一钱入肾中，用三五重湿纸裹，于灰火中煨令熟，五更初食之，后吃暖酒一中盏，相次吃稀粥无妨，得能利三两行为效，如未利，则隔日再服。

通利后，宜服磁石散方。

磁石（一两，捣碎，水淘去赤水） 沉香（半两） 山茱萸（半两） 黄芪（半两，锉） 桂心（半两） 五味子（半两） 熟干地黄（半两） 肉苁蓉（半两，酒浸一宿，刮去皴皮，炙干） 附子（半两，炮裂，去皮脐） 萆薢（半两，锉） 白茯苓（半两） 牛膝（半两，去苗） 人参（半两，去芦头）

右件药，捣粗罗为散。每服四钱，以水一中盏，入生姜半分、枣三枚，煎至六分，去滓，每于食前温服。

治肾著腰痛及风冷相攻，宜服此方。

桂心（一两半） 白术（二两） 甘草（一两，炙微赤，锉） 泽泻（一两） 牛膝（一两，去苗） 干姜（一两，炮裂，锉） 杜仲（一两半，去皴皮，炙微黄，锉）

右件药，捣细罗为散。每于食前，以温酒调下二钱。

又方。

萆薢（三分，锉）　牡丹（半两）　泽泻（三分）　桂心（三分）　附子（三分，炮裂，去皮脐）　木香（半两）

右件药，捣细罗为散。每于食前，以温酒调下二钱。

治臂腰诸方

夫臂腰者，谓卒然伤损于腰，而致痛也。此由虚损血搏于腰脊而为，若久不已，则令人气息乏少，面无颜色，此损肾故也。

治臂腰疼痛不止，是膀胱风壅气盛，血脉滞留于腰间，故攻击而痛，宜服槟榔散方。

槟榔（三分）　泽泻（半两）　牡丹（半两）　桂心（半两）　羌活（半两）　赤芍药（半两）　枳壳（半两，麸炒微黄，去瓤）　防风（半两，去芦头）　赤茯苓（半两）　羚羊角屑（半两）　木香（半两）　川大黄（一两，锉碎，微炒）

右件药，捣筛为散。每服四钱，以水一中盏，入生姜半分，煎至六分，去滓，每于食前温服。

治臂腰疼痛，大便壅滞，心腹闷乱方。

槟榔（三分）　木香（一分）　川大黄（半两，锉碎，微炒）

右件药，捣细罗为散。每于食前，用生姜汁、童子小便，调下三钱，以快利为度。

治臂腰疼痛，腹胁胀闷，大腹皮散方。

大腹皮（三分，锉）　桂心（一分）　赤茯苓（半两）　赤芍药（半两）　木香（一分）　泽泻（三[36]分）　枳壳（半两，麸炒微黄，去瓤）

右件药，捣粗罗为散。每服四钱，以水一中盏，入生姜半分，煎至六分，去滓，每于食前温服。

治臂腰疼痛，久治不差方。

爵床（三两）　鹿角胶（一两，捣碎，炒令黄燥）

右件药，捣粗罗为散。每服三钱，以水一中盏，煎至五分，去滓，入酒二合，更煎三两沸，每于食前温服。

治臂腰，腰中冷痛，宜用此方。

附子（一两，生用，去皮脐） 杏仁（一两，汤浸去皮） 汉椒（一两） 当归（一两） 桂心（一两） 乳香（一两） 白芷（一两） 巴豆（一分，去皮） 蜡（半斤）

右件药，捣罗为末，熔蜡调药末，搅令匀，倾出，捏作片，裹腰痛处。

治臂腰痛及下焦虚乏方。

鹿茸（二[37]两，去毛，涂酥，炙微黄）

右件药，捣细罗为散。每日空服，以温酒调下二钱，晚食前再服。

治臂腰疼痛不可忍，熁腰方。

桂心（一两） 附子（半两，去皮脐，生用）

右件药，捣细罗为散。以生姜汁调如稀糊，涂纸上，贴腰中，立效。

治臂腰疼痛及元脏久虚，桑寄生散方。

桑寄生（一两） 桂心（一两） 鹿角屑（一两，微炒） 杜仲（一两，去粗皮，炙微黄，锉）

右件药，捣细罗为散。每于食前，以温酒调下二钱。

治臂腰连膝疼痛，杜仲散方。

杜仲（一两，去粗皮，炙微黄，锉） 枳壳（一两，麸炒微黄，去瓤） 马芹子（一两，微炒） 萆薢（一两，锉） 续断（一两） 橘子仁（一两） 牛膝（一两，去苗） 牵牛子（一两，微炒）

右件药，捣细罗为散。每于食前，以温酒调下二钱。

治臂腰疼痛方。

菴蕳子（一两，微炒） 甜瓜子仁（半两，微炒） 杜仲（一两，去粗皮，炙微黄，锉）

右件药，捣细罗为散。每于食前，以温酒调下二钱。

治臂腰疼痛，不能转动，槟榔圆方。

槟榔（二枚） 牵牛子（一两，微炒） 陈橘皮（一分，汤浸去白瓤，焙） 食茱萸（半两）

右件药，捣罗为末，以稀饧和圆，如梧桐子大。每于食前，以温水下三十圆，以利为效。

治腎腰疼痛不可忍方。

缩砂（一两，去皮，为末）

右件药，入酽醋二合，搅令匀，熬令稠，次入茶末，酌量拌和得所，圆如梧桐子大。每于空腹，以醋汤下三十圆，晚食前再服。

治腎腰肿痛，展转不得方。

鹿角四两，大火烧赤后，入一升酒中淬，如此五遍，后捣细罗为散。每于食前，以温酒调下二钱。

又方。

附子（一枚，炮裂，去皮脐）　羌活（一分）

右件药，捣细罗为散。分为二服，每于空腹，以冷茶调服，良久觉腰中暖为效。

治腎腰，连小腹膀胱痛方。

巴豆半颗去皮，猪肾一只去心中筋膜，将巴豆入肾中，以湿纸裹，入于煻火中，煨令熟，去巴豆，放冷，空腹服尽，须臾，呷热茶汤投之，利下恶物，当日见效。

治腎腰，腰中冷痛，宜用此方。

硫黄（一两半，细研）　针砂（二两）

右件药，都研，于铫子中略熬过，以冷水拌令得所，用纸裹缠腰中冷痛处，须臾腰中如火，即差。

治腎腰痛及胜痛方。

棘针（一升，锉，微炒）　鹿角屑（二升，微炒）

右件药，以生绢袋盛，用酒一斗，于瓷瓶中，浸七日后，每于食前，温一中盏饮之。

治腎腰疼痛，连腹中冷气滞方。

羊肾（一对）

右切作两片，去心中筋膜，入胡椒末一钱，湿纸裹，煨令熟，空心食之，后吃一中盏温酒下之。

治腰脚冷痹诸方

夫腰脚冷痹者，由风、寒、湿三毒之气，共伤于人，合而成痹也，此皆肾弱髓虚，为风冷所搏故。肾居下焦，而主腰脚，其气荣润骨髓，令肾虚受于风寒，湿气留滞于经络，故令腰脚冷痹疼痛也。

治腰脚冷痹，或时疼痛不可忍，牛膝散方。

牛膝（一两，去苗） 独活（一两） 防风（一两，去芦头） 当归（一两，锉，微炒） 白茯苓（一两） 羚羊角屑（一两） 桂心（一两） 酸枣仁（一两，微炒） 附子（二两，炮裂，去皮脐）

右件药，捣粗罗为散。每服四钱，以水一中盏，入生姜半分，煎至六分，去滓，每于食前温服。

治腰脚冷痹及风麻不仁，骨髓疼痛，不欲饮食，渐加瘦，羌活散方。

羌活（三分） 防风（半两，去芦头） 茵芋（三[38]分） 五加皮（三分） 牛膝（一两，去苗） 丹参（半两） 酸枣仁（三分，微炒） 桂心（三分） 附子（一两，炮裂，去皮脐） 赤芍药（半两） 当归（半两，锉，微炒） 漏芦（一两）

右件药，捣粗罗为散。每服三钱，以水一中盏，入生姜半分，煎至六分，去滓，每于食前温服。

治腰脚冷痹，拘急疼痛方。

茵芋（一两） 防风（三分，去芦头） 牛膝（一两，去苗） 五加皮（三分） 桂心（三分） 赤芍药（一两） 羚羊角屑（三[39]分） 当归（三分，锉，微炒） 薏苡仁（一两） 芎䓖（半两） 羌活（一两） 附子（一两，炮裂，去皮脐）

右件药，捣粗罗为散。每服四钱，以水一中盏，入生姜半分，煎至六分，去滓，每于食前温服。

治腰脚冷痹风麻，肢节疼痛，不思饮食，宜服此方。

牛膝（二两，去苗） 白茯苓（一两） 桂心（三分） 芎䓖（半两） 防风（三分，去芦头） 人参（三分，去芦头） 附子（一两，炮裂，去皮脐）　当归（半两，锉，微炒）　川乌头（一两，炮裂，去皮脐）　羌活（三分）　甘草（一分，炙微赤，锉）　白术（半两）

右件药，捣筛为散。每服三钱，以水一中盏，入生姜半分、枣二枚，煎至六分，去滓，不计时候温服。

治腰脚冷痹缓弱，行李不得，宜服此方。

萆薢（二两）　桂心（三分）　杜仲（一两，去粗皮，炙微黄，锉）

右件药，捣细罗为散。每于食前，以温酒调下二[40]钱。

治腰脚冷痹，筋脉挛急，时有疼痛，行立不得，仙灵脾散方。

仙灵脾（一两）　牛膝（一两，去苗）　羌活（半两）　虎胫骨（一两，涂酥，炙微黄）　独活（半两）　羚羊角屑（半两）　防风（半两，去芦头）　桂心（一两）　酸枣仁（半两，微炒）　当归（半两，锉，微炒）　薏苡仁（半两）　侧子（一两，炮裂，去皮脐）

右件药，捣细罗为散。每于食前，以温酒调下二钱。

治肾气虚衰，腰脚冷痹，风麻不仁，独活散方。

独活（三分）　附子（一两，炮裂，去皮脐）　杜仲（一两，去粗皮，炙微黄，锉）　细辛（半两）　熟干地黄（三分）　当归（半两，锉，微炒）　白茯苓（半两）　桂心（一两）　牛膝（一两，去苗）　侧子（一两，炮裂，去皮脐）　防风（半两，去芦头）　白芍药（半两）

右件药，捣粗罗为散。每服三钱，以水一中盏，入生姜半分，煎至六分，去滓，每于食前温服。

治虚损，腰脚冷痹不仁，宜服桂心圆方。

桂心（三分）　干姜（半两，炮裂，锉）　丹参（一两）　杜仲（一两，去粗皮，炙微黄，锉）　牛膝（一两，去苗）　附子（三分，炮裂，去皮脐）　续断（一[41]两）

右件药，捣罗为末，炼蜜和捣三二百杵，圆如梧桐子大。每于食前，以温酒下三十圆。

治腰脚冷痹，沉重无力，萆薢圆方。

萆薢（一两，锉）　熟干地黄（三分）　牛膝（二两，去苗）　桂心（半两）　五加皮（半两）　酸枣仁（半两，微炒）　羌活（半两）　附子（一两，炮裂，去皮脐）　石斛（三分，去根，锉）　白芍药（三分）

右件药，捣罗为末，炼蜜和捣三二百杵，圆如梧桐子大。每于食前，以温酒下三十圆。

治腰脚疼痛诸方

夫腰脚疼痛者，由肾气不足，受风邪之所为也，劳伤则肾虚，肾虚则受于风冷，风冷与真气交争，故腰脚疼痛也。

治风毒，腰脚骨节疼痛，独活散方。

独活（三[42]分） 麻黄（半两，去根节） 细辛（半两） 丹参（三分） 牛膝（三分，去苗） 萆薢（三分，锉） 黄芪（三分，锉） 桂心（三分） 防风（一两，去芦头） 犀角屑（一两） 赤茯苓（一两） 羚羊角屑（一两） 当归（半两，锉，微炒） 芎䓖（半两） 赤芍药（三分）

右件药，捣粗罗为散。每服四钱，以水一中盏，煎至五分，后入酒二合，更煎三两沸，去滓，每于食前温服。

治腰脚冷疼不可忍方。

附子（一枚，炮裂，去皮脐，捣罗为末） 桂心末（一钱） 补骨脂末（一钱）

右件药，以水一大盏，煎至五分，和滓，空心温[43]服，后垂所患脚坐良久，以候药力。

治腰脚疼痛，经年不差，威灵仙方。

威灵仙（一两半） 牵牛子（一两，微炒） 陈橘皮（半两，汤浸去白瓤，焙） 吴茱萸（一分，汤浸七遍，焙干，微炒） 槟榔（一两） 木香（一两）

右件药，捣细罗为散。每于食前，以温酒调三钱，服之泻下恶物为效。

又方。

枳壳（一两，麸炒微黄，去瓤） 皂荚子仁（一合，微炒黄色） 白蒺藜（一两，微炒，去刺）

右件药，捣细罗为散。每于食前，以温酒调下一钱。

治腰脚疼痛久不差，夜合花圆方。

夜合花（四两） 牛膝（一两，去苗） 红蓝花（一两） 石盐（一两） 杏仁（半两，汤浸去皮尖双仁，麸炒微黄） 桂心（一两）

右件药，捣罗为末，炼蜜和捣百余杵，圆如梧桐子大。每日空心，以温酒下三十圆，晚食前再服。

治肝肾风毒，攻注腰脚，骨髓疼痛，不可屈伸及历节风等，牛膝圆方。

牛膝（二两，去苗） 虎胫骨（二两，涂酥，炙微黄） 羚羊角屑（二两） 松节（二两，锉） 当归（二两，锉，微炒） 附子（二两，炮裂，去皮脐） 威灵仙（二两） 桂心（二两）

右件药，捣罗为末，以酒一斗，先煮黑豆二升，令熟，去豆取酒，熬如稀饧，和前药末，捣三二百杵，圆如梧桐子大。每于食前，以温酒下三十圆。

治腰脚疼痛不止，神效方。

骨碎补（一两） 桂心（一两半） 牛膝（三两，去苗） 槟榔（二两） 补骨脂（三两，微炒） 安息香（一两，入胡桃仁，捣熟）

右件药，捣罗为末，炼蜜入安息香，和捣百余杵，圆如梧桐子大。每于食前，以温酒下二十圆。

治腰脚疼痛，大肠壅滞，大黄圆方。

川大黄（二两，锉碎，微炒） 芎䓖（半两） 桂心（半两） 杏仁（半两，汤浸去皮尖双仁，麸炒微黄）

右件药，捣罗为末，炼蜜和捣百余杵，圆如梧桐子大。每于食前，以温酒下三十圆，以利为度。

又方。

牛膝（二斤，捣碎，用生地黄汁五升浸一宿，曝干，又浸，再曝。如此以地黄汁尽为度） 附子（五两，炮裂，去皮脐） 干姜（三两，炮裂，锉）

右件药，捣罗为末，炼蜜和捣五七百杵，圆如梧桐子大。每于食前，以温酒下三十圆。

治腰脚，不问季岁，疼痛不可忍方。

乌鸡粪（二两）　垂柳梢（锉，二升）　黑豆（二升，紧小者）

右件药，并炒令微焦，用细布裹，以无灰酒一斗，于瓷瓶中盛浸，以蜡纸密封，系头，经七日后开，每于食前，温一中盏服之。

治腰脚疼痛，不任行立，宜服牛膝浸酒方。

牛膝（三两，去苗）　萆薢（三两）　桂心（二两）　羌活（二两半）　附子（二两，炮裂，去皮脐）　当归（二两）　防风（二两，去芦头）　虎胫骨（三两，涂酥，炙微黄）

右件药，细锉，以生绢袋盛，以酒二斗，于瓷瓶中浸，密封，经七日开，每于食前，温一小盏服食。

治腰脚疼痛，地黄酒方。

生干地黄（一斤，细切）　白杨树皮（半斤，锉）　生姜（二两，碎切，炒熟）　大豆（半升[44]，炒令熟）

右件药，用绢袋盛，以清酒一斗，于瓷瓶中浸，密封，经七日开，每于食前，温一小盏服。

治腰脚疼痛久不差，宜服威灵仙散方。

威灵仙（五两）

右件药，捣细罗为散。每于食前，以温酒调下一钱，逐日以微利为度。

又方。

取糟底酒，用摩腰脚痛处及筋挛处，甚验之。

又方。

取不著子皂荚树上刺五两，烧作灰，捣细罗为散。每于食前，以温酒调下二钱。

治腰脚疼痛，拜跪艰难，宜服此方。

玄参（一两）　熟干地黄（一两）

右件药，捣罗为末，每用药末三钱、盐一钱、面两匙，相和水溶擀作不既[45]，每日空心煮食之。

治腰脚疼痛，宜用蒸药方。

荆叶不限多少，蒸令极热，置于瓮中，其下著火温之，以病处就于叶中，剩著热叶盖之，须臾当汗出，未汗出，如饥，即就药中吃饭，稍倦即止，便以绵衣盖，避风，仍吃葱豉酒及豆淋酒并得。

治腰脚痛甚，起坐不得，五生膏方。

附子（一两）　吴茱萸（一两）　蛇床子（一两）　当归（一两）　桂心（一两）

右件药，捣细罗为散。每用一匙，以生姜汁调，摊于蜡纸上，可痛处贴之。

治腰脚疼痛挛急不得屈伸诸方

夫足少阴，肾之经也，主于腰脚，而荣于骨，足厥阴，肝之经也，内藏于血，而主于筋，若二脏俱虚，为风邪所乘，搏于经络，流于筋骨，故令腰脚疼痛，筋脉挛急，不得屈伸也。

治腰脚疼痛，筋脉挛急，不得屈伸，心神烦闷，少得睡卧，宜服羚羊角散方。

羚羊角屑（一两）　羌活（一两）　牛膝（一两，去苗）　海桐皮（三分，锉）　酸枣仁（一两，微炒）　赤芍药（三分）　赤茯苓（一两）　防风（三分，去芦头）　虎胫骨（二两，涂酥，炙微黄）　生干地黄（一两）

右件药，捣粗罗为散。每服三钱，以水一中盏，煎至六分，去滓，每于食前温服。

治腰脚疼痛，筋脉挛急，不得屈伸，坐卧皆难，宜服桑根白皮散方。

桑根白皮（一两，锉）　酸枣仁（一两[46]）　薏苡仁（一两）

右件药，捣筛为散。每服四钱，以水一中盏，煎至六分，去滓，每于食前温服。

治腰脚疼痛，挛急不得屈伸，宜服祛风利气止疼痛，萆薢圆方。

萆薢（一两半，锉）　牛膝（一两半，去苗）　杜仲（一两，去粗皮，炙微黄，锉）　酸枣仁（一两，微炒）　当归（三分，锉，微炒）　防风（一两，去芦头）　丹参（三分）　赤芍药（三分）　桂心（三分）

石斛（一两，去根，锉）　槟榔（一两）　郁李仁（一两，汤浸去皮，微炒）

右件药，捣罗为末，炼蜜和捣三二百杵，圆如梧桐子大。每于食前，以温酒下三十圆。

治腰脚疼痛，挛急不得屈伸及腿膝冷麻，牛膝圆方。

牛膝（三两，去苗）　石斛（一两半，去根，锉）　狗脊（一两半）　桂心（一两半）　川椒（一两半，去目及闭口者，微炒去汗）　附子（一两，炮裂，去皮脐）　干姜（一两半，炮裂，锉）

右件药，捣罗为末，炼蜜和捣三二百杵，圆如梧桐子大。每于食前，以温酒下三十圆。

又方。

杏仁（二两，汤浸去皮尖双仁，麸炒微黄）　桃仁（二两，汤浸去皮尖双仁，麸炒微黄）

右件药，同研为膏，炼蜜和圆，如梧桐子大。每日空心，以温酒下三十圆，晚食前再服。

又方。

虎脊骨（一具，胫骨两茎）

右件虎骨，用酥遍涂，以慢火匀炙令黄熟，都搥碎，投于无灰酒三斗中，密封，浸一七日。每日空腹及晚食前，温酒随意多少饮之。

治腰脚疼痛，筋急行走不得方。

取黑豆不限多少，著新手巾净拭洒水，如生蘖法，数令人看之，芽不得令苦长，才半寸便住，不得令豆皮落，便曝干，炒令熟，捣细罗为散。每于食前，以温酒调下二钱。

治腰脚疼痛，挛急不得屈伸及风壅气盛，宜服此方。

牛蒡子二升，轻捣，簸去粗皮，微炒，砂盆中研，以无灰酒五升，搅和捩汁，又取滓再研。取前酒盛于瓷瓶中，蜡纸封头，候七日，随性取暖服之。

治腰脚疼痛，筋脉挛急，不得屈伸，宜服此方。

取大豆五升，煮令熟，以两个布袋盛之，更互罨病处，冷即易之，切须避风，仍取白杨皮，浓煎汁洗濯之，甚佳。

又方。

柳树中虫蛀屑（一升半） 桂心（三两） 益母草（八两） 蚕沙（一升） 虎胫骨（五两）

右件药，捣筛为散。以好酒拌令湿，浥泥于平底铛中炒令匀热，煎槐白皮汤，夜间欲卧时，先濯所患处，然后吃温酒一二盏，令体中微热，遂取前药，以细布裹熨所患处，以被厚覆之，要睡但睡，候药冷，重暖用之，常宜避风。

治腰脚疼痛，筋脉挛急，蛇床子浸浴方。

蛇床子（一两） 细辛（一两） 牛膝（一两，去苗） 桂心（一两） 吴茱萸（一两） 川椒（一两） 白附子（半两） 天麻（半两） 白僵蚕（半两） 芎䓖（一两） 厚朴（一两） 白蒺藜（一两） 麻黄（一两） 香附子（一两）

右件药，捣粗罗为散。每使时，用醋浆水二斗，药五两，煎十余沸，去滓后，看冷暖，以盆中坐浸浴疼痛处。

浸腰脚拘挛方。

皂荚（半斤，长一尺无蚛孔者，搥碎生用） 川椒（四两，去子，生用）

右件药，用水五斗，煎取四斗，去滓，看冷暖，于盆中坐，添至脐已来，冷即添换，如汤少，更以此方分二处作。每日浸之，候三日止，每浸后，以衣覆出汗，切避风冷。

治腰胯疼痛诸方

夫腰胯疼痛者，由气血肤腠虚疏，而受风冷故也，肾主腰脚，肾脏虚弱，为风邪所乘，风冷客于腰胯之间，故令疼痛尔。

治冷滞风气攻刺，腰胯疼痛，独活散方。

独活（一两） 牛膝（二两，去苗） 附子（一两，炮裂，去皮脐） 芎䓖（三分） 桂心（三分） 赤芍药（三分） 当归（三分，锉，微炒） 桃仁（半两，汤浸去皮尖双仁，麸炒微黄）

右件药，捣粗罗为散。每服三钱，以水一中盏，入生姜半分，煎至六分，去滓，每于食前温服。

治腰胯连脚膝，晓夜疼痛不可忍，虎骨散方。

虎胫骨（一两，涂酥，炙微黄） 桂心（一两） 败龟（一两，涂酥，炙微黄） 当归（一两，锉，微炒） 芎䓖（一两） 萆薢（一[47]两锉） 牛膝（一两，去苗） 羌活（一两，锉）

右件药，捣细罗为散。每于食前，以温酒调下二钱。

治膀胱气实，腰胯间疼痛不可忍方。

甘遂（半两，煨，令微黄） 杜仲（半两，去粗皮，炙微黄，锉） 青橘皮（半两，汤浸去白瓤，焙）

右件药，捣细罗为散。每用羊肾一只，去脂膜，入药一钱，用湿纸裹，煨令熟，空心食之，然后吃暖酒一中盏，服后良久，不[48]便通利，如未快即再服。

治膀胱冷气攻腰胯，疼痛方。

桂心（一两） 牡丹（三分） 附子（半两，炮裂，去皮脐）

右件药，捣细罗为散。每于食前，以温酒调下二钱。

治腰胯及胁肋疼痛不可忍，熟地黄散方。

熟干地黄（一两） 牛膝（三分，去苗） 干漆（半两，捣碎，炒令烟出） 白术（半两） 桂心（半两） 木香（半两）

右件药，捣细罗为散。每于食前，以温酒调下二钱。

治肾脏虚冷，气攻腰胯疼痛，羸弱无力，宜服狗脊圆方。

狗脊（二两） 木香（一两） 薯蓣（一两） 桂心（一两） 附子（二两，炮裂，去皮脐） 槟榔（一两半） 牛膝（一两，去苗） 蛇床子（一两） 白茯苓（一两半） 五味子（一两半） 覆盆子（一两半） 独活（一两半） 熟干地黄（三两）

右件药，捣罗为末，炼蜜和捣三五百杵，圆如梧桐子大。每日空心，以温酒下三十圆，晚食前再服。

治腰胯疼痛，四肢少力，不能饮食，宜服牛膝圆方。

牛膝（一两，去苗） 当归（一两，锉，微炒） 干姜（半两，炮裂，锉） 白芍药（三分） 厚朴（一两半，去粗皮，涂生姜汁，炙令香

熟） 白术（三分） 芎䓖（半两） 附子（一两半，炮裂，去皮脐） 羌活（三分） 桂心（三分） 诃黎勒（一两，煨用皮）

右件药，捣罗为末，炼蜜和捣三二百杵，圆如梧桐子大。每于食前，以温酒下三十圆。

治久冷，腰胯疼痛，木香圆方。

木香（三分） 干姜（一[49]两，炮裂，锉） 当归（一两，锉，微炒） 附子（一两，炮裂，去皮脐） 羌活（一两） 桂心（一两） 莨菪子（三合，水淘去浮者，水煮令牙出，候干，炒令黄黑色）

右件药，捣罗为末，炼蜜和捣三二百杵，圆如梧桐子大。每于食前，以温酒下二十圆。

治腰胯疼痛，筋脉拘急，行动难，两胁妨痛，萆薢圆方。

萆薢（一两，锉） 牛膝（三分，去苗） 杜仲（三分，去粗皮，炙微黄，锉） 酸枣仁（三分，微炒） 当归（三分，锉，微炒） 防风（三分，去芦头） 丹参（三分） 赤芍药（三分） 桂心（半两） 石斛（三分，去根，锉） 郁李仁（一两，汤浸去皮，微炒） 槟榔（一[50]两）

右件药，捣罗为末，炼蜜和捣三二百杵，圆如梧桐子大。每于食前，以温酒下三十圆。

治风冷，腰胯疼痛，行步不得，巴戟圆方。

巴戟（一两半） 牛膝（三两，去苗） 羌活（一两半） 桂心（一两半） 五加皮（一两半） 杜仲（二两，去皴皮，炙微黄，锉） 干姜（一两半，炮裂，锉） 附子（一两半，炮裂，去皮脐）

右件药，捣罗为末，炼蜜和捣三二百杵，圆如梧桐子大。每于食前，以温酒饮下三十圆。

治腰胯连两胁，疼痛如打方。

右用大豆二分，熬令焦，用好酒一升，煮之令沸，去[51]豆稍热，于食前调下菴䕡子末二钱。

治腰胯疼痛，熨方。

芫花（二升） 川椒（三两） 羊踯躅（二升）

右件药，以醋拌令匀湿，分为两处，各内布囊中蒸之，极热[52]，适寒温，隔衣熨之，冷即更蒸熨之，以痛止为度。

治阴癞诸方

夫阴癞者，由肾气虚，为风冷所侵，流入肾经，不能宣散故也。癞有四种，有肠癞，有卵癞，有气癞，有水癞。肠癞、卵癞难差，气癞、水癞针灸易愈也。

治阴癞肿大，宜服白蒺藜圆方。

白蒺藜（二两半，微炒，去刺） 熟干地黄（二两半） 鹿茸（二两半，去毛，涂酥，炙微黄） 白蔹（一[53]两半） 磁石（三两，烧醋，淬七遍，细研，水飞过） 铁精（一两，细研） 桂心（一两） 续断（一两） 巴戟（二[54]两） 赤芍药（二两） 玄参（二两） 木通（二两） 海藻（二两，洗去咸味） 牛膝（二两，去苗） 桑寄生（二两） 泽泻（二两） 射干（一两半） 肉苁蓉（二两，酒浸一宿，刮去皴皮，炙干）

右件药，捣罗为末，入研了药令匀，炼蜜和捣五七百杵，圆如梧桐子大。每于空心及晚食前以温酒下三十圆。

治阴癞，核肿，疼痛，黄芪圆方。

黄芪（二两，锉） 桃仁（二两，汤浸去皮尖双仁，麸炒微黄） 山茱萸（二两） 五加皮（二两） 槟榔（二两） 白蒺藜（五两，微炒，去刺） 海藻（二两半，洗去咸味） 玄参（二两半） 五味子（四两半） 肉苁蓉（一两半，酒浸一宿，刮去皴皮，炙干） 牛膝（一两半，去苗） 赤茯苓（一两半） 枳壳（一两半，麸炒微黄，去瓤） 人参（一两，去芦头） 续断（一两半） 桂心（一两半） 远志（一两半，去心） 石南（一两） 龙骨（二两）

右件药，捣罗为末，炼蜜和捣三五百杵，圆如梧桐子大。每于空心及晚食前，以温酒下三十圆。

治阴癞肿痛，桃仁圆方。

桃仁（二两，汤浸去皮尖双仁，麸炒微黄） 海藻（二两，洗去咸味） 泽泻 防风（去芦头） 防葵 桂心 青橘皮（汤浸，去白瓤，焙） 五味子 赤芍药 白蒺藜（微炒，去刺） 地肤子 赤茯苓 细辛 牡丹 （以上各一两） 狐阴（一具，炙微黄）

右件药，捣罗为末，炼蜜和捣三二百杵，圆如梧桐子大。每日空心及晚食前，以温酒下三十圆。

治阴㿗偏大，宜服此方。

白蒺藜（一两，微炒，去刺） 鹿茸（一两，去毛，涂酥，炙微黄） 白蔹（一两） 铁精（半两，细研） 桂心（半两） 木通（半两，锉） 牛膝（半两，去苗） 磁石（一两，烧醋淬七遍，捣碎，细研，水飞过） 玄参（半两） 肉苁蓉（一两，酒浸一宿，刮去皴皮，炙干） 桑寄生（半两） 泽泻（半两） 熟干地黄（一两）

右件药，捣罗为末，炼蜜和捣五七百杵，圆如梧桐子大。每于食前，以温酒下三十圆。

治肾虚阴㿗，腰膝冷疼，阴囊肿痒，狐阴圆方。

狐阴（一只，炙微黄） 木香（一两半） 白蒺藜（一两半，微炒，去刺） 昆布（一两半，洗去咸味） 膃肭脐（一两半，酒刷，炙微黄） 牛膝（二两，去苗） 石斛（二两半，去根，锉） 槟榔（一两半） 菟丝子（二两，酒浸三日，曝干，别捣为末） 桃仁（二两半，汤浸去皮尖双仁，麸炒微黄）

右件药，捣罗为末，炼蜜和捣三五百杵，圆如绿豆大。每于食前，以温酒下二十圆。

又方。

汉椒（一两，去目及闭口者，微炒去汗） 昆布（半两，洗去咸味）

右件药，捣罗为末，用酒煮面糊和圆，如梧桐子大。每于食前，以冷椒汤下十圆。

又方。

狐阴（一只，炙微黄） 海藻（半两，洗去咸味） 牡丹（半两） 桂心（三分）

右件药，捣罗为末，炼蜜和圆，如梧桐子大。每于食前，以温酒下十五圆。

治癞偏大肿痛，天雄散方。

天雄（四颗，炮裂，去皮脐） 桃仁（半斤，汤浸去皮尖双仁[55]，研） 川楝子（三十枚） 胡芦芭（五两） 胡椒（一两） 干蝎（一两，微炒） 海藻（一两，洗去咸味） 莳香子（三两）

右件药，用酒二斗，于银器内盛，日煎二七日，曝干，捣细罗为散。入桃仁，研令匀，每于食前，以温酒调下二钱。

治癞偏大，气胀肿，防风散方。

防风（去芦头） 牡丹 桂心 铁精（以上各半两）

右件药，捣细罗为散。每于食前，以豉汁调下一钱。

治癞阴卵偏大，有气上下胀痛，或行走便发肿大，宜服此方。

黄柏（半两，锉） 牡丹（半两） 桂心（半两） 防风（半两，去芦头）

右件药，捣细罗为散。每于食前，以温酒调下二钱。

治跳跃举重，卒得阴癞方。

白术（一两半） 地肤子（二两半） 桂心（半两）

右件药，捣细罗为散。每于食前，以温酒调下二钱。

治癞卵偏坠方。

牡丹（三分） 防风（三分，去芦头）

右件药，捣细罗为散。每于食前，以温酒调下二钱。

治阴肿诸方

夫阴肿者，由风热客于肾经，流于阴，肾虚不能宣散，故致肿也。

治阴肿，不消，发歇疼痛，沉香散方。

沉香（三分） 槟榔（一两） 丹参（三分） 赤芍药（三分） 白蒺藜（三分，微炒，去刺） 枳壳（三分，麸炒微黄，去瓤） 赤茯苓（三分）

右件药，捣粗罗为散。每服三钱，以水一中盏，煎至六分，去滓，每于食前温服。

治阴肿，有气上下攻注，胀闷，木香散方。

木香（半两）　赤茯苓（一两）　牡丹（三分）　防风（半两，去芦头）　槟榔（一两）　泽泻（三分）　郁李仁（一两，汤浸去皮，微炒）

右件药，捣细罗为散。每于食前，以温酒调下二[56]钱。

治阴肿痛，人所不能忍者，浸浴方。

雄黄（二两，细研）　白矾（二两）　甘草（二[57]尺，锉）

右件药，以水一斗，煮取三升，稍热浴之。

治阴肿满，宜涂鸡屎矾散方。

鸡屎矾（三分）　火煎茶（三分）　龙牙草（三分）

右件药，捣细罗为散。以鸡子清，调涂肿处，日二易之。

治阴肿大如升方。

取鸡翅烧灰细研，每于食前，以粥饮调下二钱，患左取左翅，患右取右翅。

又方。

捣大蓟根汁，暖服一小盏，日三四服。

又方。

取伏龙肝，以鸡子白和敷之。

又方。

右以马齿苋捣取汁，涂之。

又方。

取桃仁，汤浸去皮，捣烂敷之。

又方。

蛇床子末，和鸡子黄敷之。

又方。

捣蔓菁根，和马鞭草敷之。

治阴痛诸方

夫阴痛者，由肾气虚损，为风邪所侵，气流入于肾经，与阴气相击，真邪交争，故令阴痛，但冷者则痛，挟热则肿也。

治阴疼痛或肿胀，宜服丹参散方。

丹参（一两）　槟榔（一两）　青橘皮（半两，汤浸去白瓤，焙）　茯香子（半两）

右件药，捣细罗为散。每于食前，以温酒调下二钱。

治阴忽疼痛方。

桃仁（一两，汤浸去皮尖双仁，麸炒微黄）　苦楝子（一两）　茯香子（一两）　没药（一两）

右件药，捣细罗为散。每于食前，以热酒调下二钱。

治阴风冷所伤，疼痛方。

白蒺藜（微炒，去刺）　附子（炮裂，去皮脐）　茯香子（微炒）

右件药，等分，捣细罗为散。每于食前，以温酒调下二钱。

治阴痛不可忍方。

硇砂（一两，细研，安于照子上，掘一坑子，以火烧令通赤后，著头醋[58]一大盏已来，浇[59]在坑子内，便安照子，著里面盆盖，用上四面拥之，至二七日取出，刮去硇砂细研）　木香末（一分）　肉豆蔻末（一分）

右件药，都细研，以糯米饭和圆，如梧桐子大。每服，煎茯香子汤下七圆，相次三两服取差。

又方。

铜绿　苦楝树向阳根（锉）　木香（以上各等分）

右件药，捣罗为末，煮面糊和圆，如梧桐子大。不计时候，以温酒下五圆。

又方。

苦楝子（三两）　附子（一两，炮裂，去皮脐）　硇砂（一两，以酒熬成膏）

右件药，捣罗为末，以硇砂膏和圆，如绿豆大。不计时候，以温酒下五圆。

又方。

吴茱萸（二[60]两，汤浸七遍，焙干，微炒）　槟榔（一两）　茯香子（一两）

右件药，捣罗为末，用醋煮面糊和圆，如梧桐子大。不计时候，以热酒下十圆。

治阴卒缩入腹，急痛，气欲绝方。

狼毒（半两，锉碎，醋拌，炒令黄色） 防葵（半两） 附子（三分，炮裂，去皮脐）

右件药，捣罗为末，炼蜜和圆，如梧桐子大。不计时候，以温酒下五圆。

治阴卒痛如刺，大汗出，宜用此方。

小蒜（一升） 薤根（一升） 杨柳根（一升[61]）

右件药，并锉，以酒三升，煮令沸，乘热气熏之，即愈。

治阴疮诸方

夫肾荣于阴，肾气虚，不能制津液，则汗湿，虚则为风邪乘，邪客腠理，而正气不泄，邪正相干，在于皮肤，故痒，搔之则生疮也。

治阴疮或痒，雄黄散方。

雄黄（半两） 白矾（半两，烧令汁尽） 麝香（一钱）

右件药，同研为散。每用少许，敷于疮上。

又方。

桑螵蛸灰（一[62]分） 胡粉（一分） 朱砂（一分） 麒麟竭（一分）

右件药，细研如粉，贴于疮上。

又方。

密陀僧（一分） 黄连（一分，去须末） 朱砂（一分）

右件药，都研令细，日三四上贴之。

治阴上生疮方

硫黄（半两） 赤石脂（半两） 麝香（一钱） 腻粉（一钱）

右件药都和，研如粉，每用，先以甜淡浆水，温温洗令净，裛干贴之。

治阴生疮肿痛方

胡粉（三钱） 黄连末（一钱） 五倍子末（一钱）

右件药，都和研为散。先以甘豆汤净洗，拭令干，以药末敷于疮上，日再用之。

又方。

天雄（一枚，末）　腻粉（一钱）　麝香（一钱）

右件药，都细研为散。以温浆水洗疮净，后用津唾调涂之。

治阴疮及恶疮方。

鼓子草根（一把）　大麦（三十粒）　盐（少许）

右件药，都捣令烂，敷疮上，日一易，经三日后，三日一易。

治阴疮烂痛不可忍方。

豉（一合）　地龙新粪（半两）

右件药，以水少许，和研如稀膏涂之，干即再涂。

治阴疮脓血不绝，宜用猪蹄汤洗之方。

猪蹄（二枚）　黄柏（三分，锉）　败酱（三分）　黄芩（半两）　黄连（三分）　甘草（一两，锉）　营实根（一两）

右件药，捣罗为散。用浆水二升，煎至一升半，热用洗之。

治阴蚀疮方。

蒲黄（三两）　水银（一两）

右件药，同研，水银星尽，每用少许，敷疮。

治阴疮，洗疮方。

地榆（四两）　黄柏（四两）

右件药，细锉，以水六升，煮至三升，去滓，温暖得所洗疮。

又方。

狼牙（五两）

右细锉，以水五升，煮至三升，温暖洗疮。

治阴疮宜洗方。

桑枝（二握，锉）　葱（二握）

右件药，以水三升，煎至二升，去滓，稍热浴疮上。

治阴蚀疮方。

鸡屎矾（一分）　火煎茶（一分）

右件药，捣更研如粉，先用桑枝葱白豉汤洗，后贴药，日三度贴之[63]。

治阴蚀欲尽，疮痛甚者方。

虾蟆（一枚，烧灰）　兔粪（一两）

右件药，同研令细，日三四度，用少许敷疮上。

治阴生疮蚀欲落者方。

鲜鲫鱼（一枚，去肠肚、鳞）

右以密陀僧细研，满填鱼腹内，用线缝合，用慢火炙令干，不得焦黑，捣为末，入麝香一钱细研，每用药，先以暖盐浆水洗令净洁，用软帛拭干，避风贴散，以帛慢系，一日一洗一换，五七日差。

治阴生疮方。

右以硫黄末敷之。

又方。

右烧杏仁，研为末敷之。

治阴边生疮及湿痒方。

槐树枝，北面不见日处，一大握，以水二升，煮取一升，日三五遍洗之。

又方。

黄柏（二两，锉）　黄芩（一两）

右用水煎汤洗之，后更敷黄连粉即差。

又方。

黄连（一分）　胡粉（一方）

右二味作末，相和敷之，即差。

又方。

取停水处干卷地皮末，敷之神效。

治阴下湿痒诸方

夫虚劳损肾，肾气不足，故阴冷汗液自泄，风邪乘之，则瘙痒也。

治阴囊下湿痒皮剥，乌梅洗方。

乌梅（四十枚）　钱（四十文）　盐（三钱）　醋（一升）

右件药，于铜器中浸九日，去滓洗之。

治阴下湿痒，成疮方。

猪蹄（二枚）　槐树寄生白皮（切一升）

右件药，都以水一斗，煮猪蹄烂为度，去滓，稍热洗疮，一日五六遍洗，差为度。

又方。

右煮桑根皮汁，洗之。

又方。

右煮桃皮汤，洗之。

又方。

甘草（一尺，锉）

右以水五升，煮取三升，日三四度洗渍。

又方。

吴茱萸（三合）

右用水三升，煮三五沸，以洗之，诸疮亦治，甚妙也。

治阴痒，生疮方。

右以胡麻，嚼之立验，涂。

治阴痒，汁出，疼痛方。

嚼生大豆黄，日二三上涂之，以差为度。

【校注】

① 水：其下日本抄本有“淘”字。

② 一：日本抄本作“三”。

③ 一：日本抄本作“十”字。

④ 二：日本抄本作“一”。

⑤ 二：日本抄本作“一”。

⑥ 二：日本抄本作“一”。

⑦ 一：日本抄本作“三”。

⑧ 间：日本抄本作“开”字，义长可从。

⑨ 前：日本抄本作“后”字。

⑩ 摩：其下日本抄本有“腰”字。

⑪ 为：日本抄本作“燋”字。

⑫ 同：日本抄本作“圆”字。

⑬ 湿：日本抄本作“地”字。

⑭ 一：日本抄本作“二”。

⑮ 炙：其下日本抄本有“令”字。

⑯ 起：其下日本抄本有“石”字。

⑰ 七：日本抄本作"十"字。

⑱ 一：日本抄本作"二"。

⑲ 二：日本抄本作"一"。

⑳ 三：日本抄本作"二"。

㉑ 未：日本抄本作"床"字，义胜。

㉒ 一：日本抄本作"半"字。

㉓ 汤：日本抄本作"微"字。

㉔ 二：日本抄本作"一"。

㉕ 一：日本抄本作"二"。

㉖ 背：日本抄本作"皆"字。义胜。

㉗ 痛：日本抄本作"病"字。

㉘ 一两，炮裂，去皮脐：日本抄本作"三两去苗"。

㉙ 一：日本抄本作"二"。

㉚ 酒浸：日本抄本作"浸酒"二字。

㉛ 两：日本抄本作"分"字。

㉜ 小：日本抄本作"中"字。

㉝ 升：日本抄本作"两"字。

㉞ 分：日本抄本作"两"字。

㉟ 一：日本抄本作"半"字。

㊱ 三：日本抄本作"二"。

㊲ 二：日本抄本作"一"。

㊳ 三：日本抄本作"二"。

㊴ 三：日本抄本作"二"。

㊵ 二：日本抄本作"三"。

㊶ 一：日本抄本作"二"。

㊷ 三：日本抄本作"二"。

㊸ 温：日本抄本作"酒"字。

㊹ 升：日本抄本作"斤"字。

㊺ 不既：人卫本作"馎饦"。

㊻ 一两：其下日本抄本有"微炒"二字。

㊼ 一：日本抄本作"二"。

㊽ 不：日本抄本作"小"字，义长可从。

㊾ 一：日本抄本作"半"字。

㊿ 一：日本抄本作"二"。

51 去：日本抄本作"大"。

52 极热：日本抄本作"令极热"三字。

53 一：日本抄本作"二"。

54 二：日本抄本作"三"。

55 双仁：日本抄本作"力入"二字。

56 二：日本抄本作"一"。

57 二：日本抄本作"三"。

58 醋：日本抄本作"酥"字。

59 浇：日本抄本作"烧"字。

60 二：日本抄本作"三"。

61 升：日本抄本作"斤"字。

62 一：日本抄本作"二"。

63 之：其下日本抄本有"妙"字。

卷第四十五

脚气论

论曰，夫脚气者，晋宋以前，名为缓风，小品谓之脚弱。古来无脚气之说，而病源有脚气之候者，皆因良医所立，以其病从脚起，故曰脚气。如此则缓风脚弱，得其总称矣，然皆由感于风毒所致，其病先由脚起，渐入腿胜，遍及四肢，令人不觉，或见食呕吐，恶闻食气，或腹痛不利，大小便涩，或胸中忪悸，不欲见光明，或精神昏沉，或多喜忘误，言语謇涩，头痛心烦，或肢节热疼，或身体酷冷，脚膝顽痹，或时复转筋，或小腹不仁，或脚肿不肿，或百节挛急，或缓纵不随，此皆脚气之候也。然此病多即不觉，或无他疾而忽得之，或因众病后得之，初起甚微，食饮嬉戏气力如故，唯卒起屈弱者，是其始也。若不早治，渐至不仁，毒气上攻于心，便致危殆，急不旋踵，宽延岁月尔。古方多用风引续命等汤，疗气毒，而风多者得差，若以脚气法，用疗风病药，而十愈八九矣。如应病用药，终无不差，脚气非死病，若不肯疗，自取其毙，非病能杀人也。

夫江东岭南，土地卑湿，气候不同，夏则炎毒郁蒸，冬则温暖无雪，风湿之气，易伤于人。故经云：浸湿袭虚，病起于下，所以风毒多从下上，脚先屈弱，然后痹疼，两胫微肿，小腹不仁，卒上冲心，便至危困。其病多以春末夏初发动，得之皆因热蒸，春发如轻，夏发更重，入秋稍轻，至冬自歇，大约如此，亦时有异于此候者，京国室女妇人，或少年学士，得此病者，皆以不在江岭，庸医不识，证为他疾，皆错疗之。而有死者，则风毒行天下，非独江岭间也。妇人亦病，又非肾虚，而得自卑湿之地，斯病由众不为此疗，枉死甚多，深可哀悼也。

脚气诊脉诀

夫诊候者，当察四时之脉，兼明三部九候七诊虚实，然始知尔，若非洞晓微妙，无以别其生死。夫脚气入脏，脉有三品，内外证候相似，但脉异尔，若病人脉大而缓者，宜服续命汤，若风盛者，宜作越婢汤，加白术服之，若脉转快而紧，宜作竹沥汤，若脉微而弱者，经言自差，浮大而紧快者，三品之中恶脉也，若得沉细而快者，此脉正与浮大紧者，同是恶脉。浮大者病在表，沉细者病在里，治亦不异，当以意消息尔，上气脉数不得卧者死，脚气心脉急，气喘不停，或自汗数出，乍寒乍热，其脉促短而数，呕吐不止者死。

脚气所中处论

问曰：风毒中人，随处皆得作病，何为偏着于脚。答曰：夫人有五脏，心肺二脏，经络所起，在手十指，脾、肝、肾三脏，经络所起，在足十趾，夫风毒之气，皆起于地，地之寒、暑、风、湿，皆作蒸气，足常履之。所以风毒之中人也，必先中于脚，久而不差，流入四肢、腹、背、头项。凡风毒中人，即卒不觉，渐入脏腑，翕然大闷，方始觉之，或遇庸医不能自别，漫作余治，方法违背，往往多毙，既有阴阳逆顺，当须依候疗之，若此乖违，皆是夭横也。

脚气得之因由论

夫四时之中，皆不得久坐久立湿冷之地，亦不得因酒醉汗出，脱衣靴帽，当风取凉，皆成脚气。若暑月久坐久立湿地者，则热湿之气承入经络，病发必热，四肢疼闷。若寒月久坐久立湿冷之地，则冷湿之气上入经络，病发则身体皆酷冷转筋。若当风取凉得之者，病发则皮肉顽痹，诸处瞤动，渐渐向头。凡常之日，忽然暴热，人皆不能忍得，当于此时，必不得顿取于寒以快意也，卒有暴寒，复不得受之，皆生病也。世有勤学之士，一心注意于事，久坐行立湿地，不得转动，冷风来击，入于经络，不觉成病，故风毒中人，或先中足十趾，因汗毛孔开，腠理疏通，风如激箭，或先中足心，或先中足趺，或先中膝以下腨胫表里者。若欲使不成病者，初觉即灸所觉处三十壮，因此即愈，不复发也。

脚气兼诸病论

夫脚气或兼诸病者，则依证以余药对之。若乳石发动，则以利大小便药疗之，若皮肤虚肿或水病，则以治水之药疗之，余皆仿此也。

脚气补泻论

夫脚气之病，皆因风湿毒气所致，亦云肾虚受之，为疗之法，如须察其虚实，或庸医但见病者虚羸，即用补药，或服不终剂，则多其毙。且补泻之法，须顺四时，春秋二时宜急补泻，夏月疾盛，专须利汗，入冬以后及用补药纵小小加减终不越此法，且风毒之气形候不同，发动既殊，为疗亦别，虽前方经效，后用加增，旬日之间变候不等，不可专为胶桂以自误也。若风毒未退，恒须服药，此见病者皆以轻疾致毙，或以病小，则言自差，废药不服，或已服药而患未退，药病相违，乃改为他疗，盖由自误，非天之夭也。

脚气虚实调养论

夫脚气病者，虽虚羸，不可多服补药，补药令人心腹胀，气实便死，非泻不差，又不可见虚而不泻也，见气实而死者甚众，十中无一人服药致虚而殂者。纵甚虚羸，亦须微微通泄，亦宜时取汗也。其有大虚者，微用补药助之，兼折风毒，十月以后，酒中通用补药，病者有冷有热，须临时详察，不可专用旧方，若患微者，服煮散压之，风盛当服大汤，非煮散能制，若不时时服药，攻心便死。然此疾不宜多卧，每食了须徐徐用力以散谷气，舒畅性情，勿恣睡也，数令按按身体，勿令邪气稽留于荣卫之中，仍须数动关节，此亦调养之要，常能如此，关节中气即自消散，不能为病尔。

脚气灸法论

凡得脚气，便速灸之，并服诸汤散，无不差者，唯宜急治之。若人恒灸而不服药，服药而不灸者，则半差半死矣，若著灸服药得差者，或至一二年后复更发动，觉得便须依法速灸之而兼服汤散者，治十十愈。若轻此病者，当时虽不即恶，疗之不猛，根源不除，久久期于杀人，不可不精以为意也。凡风毒气，若攻内，则心急壅闷，不疗致死，若攻外，毒出皮肤，则顽痹不仁，宜摩膏为佳，若未出皮肤，在荣卫刺痛者，随痛处急宜灸，二三十壮即差，不必要在正俞穴也。但腹、背、手、足诸要穴皆能疗此病，纵明堂无正文，但随所苦火灸彻处毒气便散，远方无药物处，便宜灸之，如不遇仓卒依穴次第灸之，善莫加矣，又灸疮差后，瘢色赤白平复如本，则风毒尽矣，若色青黑者，其毒仍在，史[①]灸勿止，待肢体轻利，乃住矣。

治脚气缓弱诸方

夫脚气缓弱者，皆感于风毒所致。初得此病多不即觉，或先无他病而忽得之，或因众病后所得，始即甚微饮食嬉戏，气力如故，当熟察之。其状自膝至脚，已有不仁，或即痹，或淫淫如虫所缘，或脚趾及胫，洒洒酸痛，或屈弱不能行，或微肿及酷冷，或疼痛，或缓纵，或不遂，或挛急，或至困，能饮食者，或有不能者，或见饮食而呕吐，恶闻食气，或有物如指，发于踹肠径上冲心气上者，或举体转筋，或壮热头痛，或胸心忪悸，寝处不欲见明，或腹内苦痛而兼下者，或言语错乱有妄误者，或眼浊精神昏愦，此皆病之证也。若治之稍缓，便上入腹，入腹或不肿，胸胁气满，便即杀人，急者不全日，缓者或一二三月。初得此病，宜速治之，不同常病，既入脏则难疗也。

治脚气缓弱，烦疼闷乱，不遂行李，宜服羚羊角散方。

羚羊角屑（三分） 石斛（一两，去根，锉） 白术（半两） 防风（半两，去芦头） 赤茯苓（一两） 白前（半两） 独活（一两） 芎䓖（半两） 桑根白皮（一两，锉） 黄芩（半两） 附子（半两，炮裂，去皮脐） 桂心（半两） 汉防己（半两）

右件药，捣粗罗为散。每服四钱，以水一中盏，入生姜半分，煎至六分，去滓，不计时候温服。

治脚气缓弱，顽痹少力，语涩心烦，宜服麻黄散方。

麻黄（三分，去根节） 防风（三分，去芦头） 桂心（半两） 当归（半两，锉碎，微炒） 槟榔（半两） 黄芩（三分） 独活（三分） 甘草（半两，炙微赤，锉） 川升麻（三分） 犀角屑（三分） 赤茯苓（三分）

右件药，捣筛为散。每服四钱，以水一中盏，入生姜半分，煎至六分，去滓，不计时候温服。

治脚气，皮肉顽痹，筋骨疼痛，脚膝缓弱，行李不得，独活散方。

独活（一两） 丹参（半两） 附子（半两，炮裂，去皮脐） 细辛

（半两） 五加皮（半两） 牛膝（半两，去苗） 芎䓖（半两） 白僵蚕（半两，微炒） 桑根白皮（一两半，锉） 麻黄（一两，去根，锉） 杏仁（三分，汤浸去皮尖双仁，麸炒微黄）

右件药，捣筛为散。每服四钱，以水一中盏，煎至六分，去滓，不计时候温服。

治脚气，缓弱顽痹，行立无力，天雄散方。

天雄（半两，炮裂，去皮脐） 羌活（半两） 木香（半两） 川大黄（三分，锉碎，微炒） 大麻仁（三分） 桂心（半两） 诃黎勒皮（三分） 枳壳（三分，麸炒微黄，去瓤） 青橘皮（半两，汤浸去白瓤，焙） 萆薢（三分，锉） 防风（三分，去芦头） 独活（三分） 芎䓖（三分） 山茱萸（三分） 桑根白皮（一两，锉） 大腹皮（一两，锉） 汉防己（半两） 槟榔（三分） 郁李仁（一两，汤浸去皮，微炒）

右件药，捣筛为散。每服四钱，以水一中盏，入生姜半分，煎至六分，去滓，不计时候温服。

治脚气，缓弱顽痹，心神烦闷，言语謇涩，不欲饮食，宜服汉防已散方。

汉防已（一两） 麻黄（一两，去根节） 赤茯苓（一两） 丹参（一两） 牛膝（一两，去苗） 独活（一两） 黄芪（一两，锉） 防风（一两，去芦头） 人参（半两，去芦头） 犀角屑（一两） 羚羊角屑（一两） 木香（半两） 桂心（一两） 石膏（一两） 半夏（半两，汤洗七遍，去滑） 槟榔（一两） 杏仁（一两，汤浸去皮尖双仁，麸炒微黄） 川大黄（半两，锉碎，微炒） 桑根白皮（一两，锉） 附子（一两，炮裂，去皮脐） 枳壳（半两，麸炒微黄，去瓤）

右件药，捣筛为散。每服三钱，以水一中盏，入生姜半分，煎至六分，去滓，不计时候温服。

治脚气，缓弱顽痹，痰壅气满，心胸闷乱，不欲饮食，宜服此方。

独活（一两） 枳壳（一两，麸炒微黄，去瓤） 天门冬（一两，去心） 黄芪（一两，锉） 甘菊花（一两） 防风（一两，去芦头） 侧子（一两，炮裂，去皮脐） 汉防己（一两） 槟榔（一两） 赤茯苓（一两） 牛膝（一两，去苗） 天雄（一两，炮裂，去皮脐） 生干地

黄（一两）　半夏（三[2]分，汤洗七遍，去清[3]）　甘草（半两，炙微赤，锉）

右件药，捣筛为散。每服四钱，以水一中盏，入生姜半分，煎至六分，去滓，不计时候温服。

治脚气，缓弱无力，不能行步，宜服此方。

黑豆（三升）　附子（二[4]两，生用，去皮脐）　天雄（二两，生用，去皮脐）

以上三味，用水一斗，同煮，候豆烂熟，即出，薄切焙干，去豆用汁。

天麻（二[4]两）　五加皮（二两）　牛膝（二两，去苗）　威灵仙（二两）

右件药，都捣细罗为散。入豆汁中，煎如稀饧，每于食前，以温酒调下半匙。

治脚气，缓弱顽痹，胀满上气，不下食，宜服此方。

枳实（一两，麸炒微黄）　桂心（一两）　白术（三分）　赤茯苓（三分）

右件药，捣细罗为散。每服，不计时候，以温酒调下一钱。

治脚气缓弱，皮肉顽痹，关节抽痛，骨热烦疼，头旋目眩，眼暗漠漠，肾连膀胱相应，时复气攻疼闷，宜服牛膝圆方。

牛膝（一[5]两，去苗）　丹参（一两）　独活（一两）　白蒺藜（一两，微炒，去刺）　萆薢（一两，锉）　大麻仁（一两）　木香（三分）　桂心（三分）　附子（三分，炮裂，去皮脐）　玄参（三分）　羚羊角屑（三分）　车前子（三分）

右件药，捣罗为末，炼蜜和捣三二百杵，丸如梧桐子大。每于食前，以暖酒下三十圆。

治脚气，缓弱无力，心腹满闷，石斛丸方。

石斛（一两，去根，锉）　牛膝（一两，去苗）　桂心（三分）　丹参（三分）　独活（三分）　赤茯苓（一两）　萆薢（一两，锉）　薏苡仁（一两）　附子（一两，炮裂，去皮脐）　枳壳（一两，麸炒微黄，去瓤）　槟榔（二两）　白蒺藜（一两，微炒，去刺）　麻黄（一两，去根

节）　楮实（三分，水淘去浮者，晒干，微炒）

右件药，捣罗为末，炼蜜和捣三二百杵，丸如梧桐子大。每于食前，以暖酒下三十圆。

治脚气痹挛诸方

夫脚气痹挛者，皆由风、寒、湿三气并客于分肉之间，真气不周，故为痹也。其风气最多则肿，为行痹，走无常处，其寒多者，则为痛痹，其湿多者，则为著痹，冷而无汗，濡痹也，但随血脉上下，不能左右去者，为周痹，痹在肌中，或发上下，左以应右，右以应左者，偏痹也。夫痹甚，阳气少而阴气多者，令人身寒，阳气多而阴气少者，则痹但热。诸痹风胜者易愈，在皮间亦易愈，在筋骨挛痛者，则难痊也。冬痹入深，令荣卫涩，经络滞，则不知痛痒，风痹不可已者，足履冷时如入汤，腹中股胫烦疼，或呕吐心悬，时时汗出，目眩悲恐，短气不乐者，是其候也。又风、湿、着入四肢，并使不收不随，入脏便喑哑，四肢缓纵，口舌不收摄也，其病偏从脚上者，盖地土卑湿。冬月少霜雪，山水蒸气常猥退，暖令人腠理开，受风湿气，其地春月常如细雨，或便冷，或小寒，使风湿深搏，不能得泄，故多脚弱也，亦有端然振寒便发黄者，此是风、湿、气内搏，或是先遇热，后遇寒，搏于热，热入脏，寒在外，然如此者，喜使人干呕吐逆。冬大暖，少霜雪，名为时行湿气，夫风毒藏人肌肉中，至春夏得暴，令湿折之，使四肢缓弱，体盛多热者，其人则或壮热而不随，其脉当浮大紧者是也。虚而有冷者，脉当缓弱迟微为证，夫因虚而遇毒者，宜先攻其毒，毒衰，乃当疗其虚，若挟毒而补其虚，则毒盛矣，要当将防其虚，不得与实盛人等也。

治脚气痹挛不随，风毒攻四肢，壮热如火，头项挛急，气冲胸中，宜服大续命汤方。

当归（二两）　芎䓖（一两）　桂心（一两）　麻黄（二⑥两，去根节）　赤芍药（一两）　石膏（二⑦两）　人参（一两，去芦头）　防风（一两，去芦头）　黄芩（一两）　甘草（一两，炙微赤，锉）　杏仁

（一两，汤浸去皮尖双仁，麸炒微黄）

右件药，捣筛为散。每服四钱，以水一中盏，入生姜半分，煎至六分，去滓，不计时候温服。

治脚气痹挛，风毒所攻，口不能语，咽中如塞，或缓或急，身体不自收持，冒昧不知痛处，拘急不能转侧，宜服小续命汤方。

麻黄（三两，去根节）　甘草（一两，炙微赤，锉）　桂心（一两）　石膏（二两）　芎䓖（半两）　干姜（半两，炮裂，锉）　黄芩（三分）　当归（半两）

右件药，捣筛为散。每服四钱，以水一中盏，煎至六分，去滓，不计时候温服。

治脚气痹挛肿疼，或不仁，拘屈不得，宜服大风引汤方。

麻黄（一两，去根节）　吴茱萸（半两，汤浸七遍，焙干，微炒）　独活（一两）　秦艽（半两，去苗）　杏仁（一两，汤浸去皮尖双仁，麸炒微黄）　细辛（半两）　白术（一两）　赤茯苓（一两）　桂心（半两）　人参（半两，去芦头）　干姜（半两，炮裂，锉）　防风（半两，去芦头）　汉防己（半两）　芎䓖（半两）　甘草（半两，炙微赤，锉）

右件药，捣粗罗为散。每服四钱，以水一中盏，煎至六分，去滓，不计时候温服。

治脚气痹挛，风毒攻腰脚疼痛，宜服小风引汤方。

独活（一两）　防风（一两，去芦头）　当归（三分）　赤茯苓（一两）　大豆（二合，熟炒）　人参（一两，去芦头）　干姜（三分，炮裂）　附子（一两，炮裂，去皮脐）　石斛（一两，去芦头）

右件药，捣粗罗为散。每服四钱，以水酒各半中盏，煎至六分，去滓，不计时候温服。

治脚气痹挛，风毒所攻，口噤不能语，四肢顽痹缓弱，挛急疼痛，风经五脏，恍惚恚怒，宜服大竹沥汤方。

竹沥（每服一合）　独活（一两）　赤芍药（一两）　桂心（半两）　防风（一两，去芦头）　麻黄（一两，去根节）　白术（一两）　葛根（一两，锉）　细辛（一两）　茯神（二两）　汉防己（一两）　川乌（一两，炮裂，去皮脐）　人参（一两，去芦头）　石膏（二两）　黄芩

（一两）　芎䓖（一两）　甘草（一两，炙微赤，锉）

右件药，捣筛为散。每服四钱，以水一中盏，入生姜半分，煎至五分，去滓，入竹沥，更煎一两沸，不计时候温服。

治脚气，两足痹挛，或转筋，皮肉胀起如肿，按之不陷，心中急，不欲饮食，宜服小竹沥汤方。

竹沥（每服一合）　秦艽（一两，去苗）　葛根（一两，锉）　附子（一两，炮裂，去皮脐）　麻黄（一两半，去根节）　汉防己（一两）　黄芩（一两）　杏仁（一两，汤浸去皮尖双仁，麸炒微黄）　防风（一两，去芦头）　赤茯苓（一两）　细辛（一两）　桂心（一两）　干姜（一两，炮裂，锉）　川升麻（一两）　甘草（一两，炙微赤，锉）

右件药，捣筛为散。每服四钱，以水一中盏，煎至五分，去滓，入竹沥，更煎一两沸，不计时候温服。

治风毒脚气痹挛，行李不遂，宜服此越婢汤方。

麻黄（三两，去根节）　石膏（四两）　白术（一两）　附子（一两，炮裂，去皮脐）　甘草（一两，炙微赤，锉）

右件药，捣粗罗为散。每服四钱，以水一中盏，入生姜半分，煎至六分，去滓，不计时候温服。

治脚气痹挛，不能行步，时发疼痛，烦躁恍惚，宜服秦艽散方。

秦艽（一两，去苗）　枳壳（一两，麸炒微黄，去瓤）　白术（一两）　丹参（一两）　羌活（一两）　人参（一两，去芦头）　柴胡（一两，去苗）　茯神（一两）　紫苏茎叶（一两）　薏苡仁（一两半）　桑根白皮（一两，锉）　防风（一两，去芦头）　石斛（一两，去根，锉）　大麻仁（一两）　甘草（半两，炙微赤，锉）

右件药，捣筛为散。每服四钱，以水一中盏，煎至六分，去滓，不计时候温服。

治脚气风毒痹挛，肿痛项[8]闷，汉防己散方。

汉防己（三分）　赤茯苓（一两）　酸枣仁（三分，微炒）　防风（半两，去芦头）　桑根白皮（一两，锉）　桂心（半两）　薏苡仁（三分）　羌活（三分）　赤芍药（三分）　麻黄（三分，去根节）　羚羊角屑（三分）

右件药，捣筛为散。每服四钱，以水一中盏，入生姜半分，煎至六分，去滓，不计时候温服。

治风毒脚气痹挛，骨节酸疼，宜服此独活散方。

独活（三分） 附子（三分，炮裂，去皮脐） 防风（半两，去芦头） 麻黄（三分，去根节） 肉桂（半两，去皴皮） 当归（半两） 薏苡仁（三分） 赤茯苓（二分） 牛膝（三分，去苗） 茵芋（半两） 天麻（半两） 海桐皮（半两，锉） 赤芍药（半两） 槟榔（半两） 萆薢（半两，锉） 枳壳（半两，麸炒微黄，去瓤）

右件药，捣筛为散。每服四钱，以水一中盏，入生姜半分，煎至六分，去滓，每于食前温服。

治脚气痹挛，烦疼掣痛，行李不得，气满心胸，咽塞壅闷，不得眠卧，宜服薏苡仁散方。

薏苡仁（二两） 地骨皮（一两） 五加皮（一[⑨]两半，锉） 木通（二两，锉） 木香（三分） 羚羊角屑（一两） 牛膝（一两，去苗）

右件药，捣筛为散。每服四钱，以水一中盏，煎至六分，去滓，不计时候温服。

治脚气，痹挛肿闷，宜服此方。

汉防己（一两） 赤茯苓（二两） 桑根白皮（二两，锉） 桂心（一两半） 甘草（一两，炙微赤，锉） 赤芍药（一两） 麻黄（一两，去根节）

右件药，捣粗罗为散。每服四钱，以水一中盏，入生姜半分、枣一枚，煎至六分，去滓，不计时候温服。

治风毒脚气，痹挛掣痛，宜服松节浸酒方。

肥松节（一斤） 生干地黄（三两） 桂心（一两） 丹参（三两） 萆薢（二两） 大麻仁（一升，别捣） 牛膝（三两，去苗） 生牛蒡根（三两，刮去皮土）

右件药，都细锉，以生绢袋盛，用好酒二斗，于瓷瓶中盛，密封，浸[⑩]五日后，每于食前，暖中盏服。

治脚气风毒，痹挛疼痛，宜服芎䓖丸方。

芎䓖（一两） 防风（一两，去芦头） 五加皮（一两，锉） 肉桂

（半两，去皱[11]皮） 犀角屑（三分） 赤茯苓（一两） 羌活（三分） 附子（一两，炮裂，去皮脐） 当归（半两） 牛膝（一两，去苗） 海桐皮（一两，锉） 石斛（一两，去根，锉） 麻黄（一两，去根，锉）

右件药，捣罗为末，炼蜜和捣三二百杵，丸如梧桐子大。每于食前，以豆淋酒下三十圆。

治脚气，筋脉痹挛疼痛，宜服薏苡仁丸方。

薏苡仁（一两） 天雄（一两，炮裂，去皮脐） 仙灵脾（一两） 生干地黄（一两） 槟榔（一两） 防风（半两，去芦头） 羌活（半两） 石斛（半两，去根，锉） 枳壳（半两，麸炒微黄，去瓤） 五加皮（半两，锉） 桂心（半两） 赤茯苓（半两） 牛膝（三分，去苗） 当归（三分）

右件药，捣罗为末，炼蜜和捣三二百杵，丸如梧桐子大。每于食前，用淡竹沥生地黄汁各一合酒一小盏和，暖下三十圆。

治脚气痹挛及风虚肿满，不能行李，宜服石斛浸酒方。

石斛（二两半，去根） 丹参（二两半） 侧子（二两，炮裂，去皮脐） 桂心（一两半） 芎䓖（一两半） 干姜（一两，炮裂） 五加皮（二两半） 独活（一两半） 牛膝（二两，去苗） 杜仲（二[12]两，削去皴皮，微炙令黄） 秦艽（二两，去苗） 薏苡仁（五合） 山茱萸（二两） 陈橘皮（一两，汤浸去白瓤，焙） 黄芪（一两半） 白前（一两半） 茵芋（二两半） 当归（一两半） 钟乳粉（四两） 川椒（一两半，去目及闭口者，微炒去汗）

右件药，都细锉，以生绢袋盛，用清酒三斗，于瓷瓶中渍三宿，每于食前，暖一小盏服。

又方。

乌麻（五升，微炒，别捣）

右以酒一斗，渍三五宿，随性暖饮之。

治风毒脚气言语謇涩诸方

夫风毒脚气，从下而上，入于脏腑，攻于心脾，则令语涩也，脾脉络胃，夹咽，连舌本，散舌下，心别脉系舌本，令心、脾二脏受风邪，故舌强语涩，若客于喉厌，则失音也。

治风毒，脚气发盛，便即昏闷，语涩，或失音及心神烦乱，宜服升麻散方。

川升麻（一两）　独活（一两）　麻黄（三分，去根节）　桂心（三分）　羚羊角屑（三分）　防风（一两，去芦头）　葛根（一两，锉）

右件药，捣筛为散。每服四钱，以水一中盏，煎至五分，去滓，入淡竹沥一合，更煎两三沸，不计时候温服。

治风毒脚气，顽痹无力，言语謇涩，宜服麻黄散方。

麻黄（一两，去根，锉）　防风（三分，去芦头）　桂心（半两）　当归（三分）　川升麻（三分）　槟榔（一两）　犀角屑（三分）　赤茯苓（一两）

右件药，捣筛为散。每服四钱，以水一中盏，入生姜半分，煎至六分，去滓，不计时候温服。

治风毒，脚气忽发不觉，心闷语涩或失音，宜服此方。

川升麻（一两）　犀角屑（三分）　石膏（二两）　木香（三分）　独活（三分）　防风（三分，去芦头）　红雪（一两半）　黄芩（三分）

右件药，捣筛为散。每服四钱，以水一中盏，煎至五分，去滓，入竹沥、生地黄汁各半合，更煎一两沸，不计时候温服。

治风毒，脚气上攻，心神烦闷，言语謇涩，头痛气急，宜服葳蕤散方。

葳蕤（二两）　五加皮（一两半）　甘草（一两，炙微赤，锉）　桑根白皮（二两，锉）　荠苨（二两）　麦门冬（一两，去心）　石膏（二两）

右件药，捣筛为散。每服四钱，以水一中盏，煎至六分，去滓，不计时候温服。

治风毒，脚气发盛，四肢皮肤及小腹，顽痹不仁，言语謇涩，或至失音，心神昏愦，宜服独活散方。

独活（一两）　川升麻（一两）　羚羊角屑（一两）　麻黄（一两，去根节）　防风（一两，去芦头）　桂心（半两）　附子（三分，炮裂，去皮脐）

右件药，捣筛为散。每服四钱，以水一中盏，煎至五分，去滓，入竹沥一合，更煎一两沸，不计时候温服。

治风毒，脚[13]上攻，心膈壅闷，语言謇涩，头目烦疼，腹胁气滞，大小便难，宜服羚羊角散方。

羚羊角屑（一两） 川升麻（一两） 独活（一两半） 防风（一两，去芦头） 赤茯苓（一两） 川朴硝（二两） 旋覆花（半两） 子芩（一两） 石膏（二两） 槟榔（一两）

右件药，捣筛为散。每服四钱，以水一中盏，煎至六分，去滓，不计时候温服。

治脚气疼痛皮肤不仁诸方

夫脚气疼痛不仁者，由水湿毒气，与血气相搏[14]，正气与邪气夹[15]击，而正气不宣，故令疼痛。邪在肤腠，血气则涩而皮肤厚，搔之如隔衣，不觉知者，是名不仁也。

治脚气，风毒疼痛，皮肤不仁，脚膝沉重，行李不随，宜服独活散方。

独活（一两） 桂心（三分） 半夏（三分，汤洗七遍，去滑） 人参（三分，去芦头） 麻黄（一两，去根节） 赤茯苓（一两） 芎䓖（一两） 枳壳（三分，麸炒微黄，去瓤） 附子（一两，炮裂，去皮脐） 防风（一两，去芦头） 赤芍药（三分） 当归（一两） 酸枣仁（一两，微炒） 槟榔（一两半） 甘草（一分，炙微赤，锉）

右件药，捣筛为散。每服四钱，以水一中盏，入生姜半分，煎至六分，去滓，每于食后温服。

治脚气疼痛，皮肤不仁，心胸烦壅，不能下食，宜服沉香散方。

沉香（一两） 白蒺藜（三分，微炒，去刺） 酸枣仁（三分，微炒） 羌活（一两） 枳壳（一两，麸炒微黄，去瓤） 桂心（三分） 羚羊角屑（三分） 赤茯苓（一两） 防风（三分，去芦头） 赤芍药（三分） 附子（一两，炮裂，去皮脐） 甘草（半两，炙微赤，锉） 牛膝（一两，去苗） 槟榔（二[16]两）

右件药，捣粗罗为散。每服四钱，以水一中盏，煎至六分，去滓，每于食前温服。

治脚气疼痛，皮肤不仁，筋脉缓弱，不能行李，海桐皮散方。

海桐皮（三[17]分，锉） 羌活（三分） 羚羊角屑（三分） 独活（三分） 防风（三分，去芦头） 桂心（半两） 当归（三分） 赤芍药（三分） 石斛（一两，去根，锉） 牛膝（一两，去苗） 赤茯苓（三分） 酸枣仁（三分，微炒） 槟榔（一两） 生干地黄（一两）

右件药，捣粗罗为散。每服四钱，以水一中盏，入生姜半分，煎至六分，去滓，每于食前温服。

治脚气，肿满疼痛，皮肤不仁，大小便滞涩，心胸壅闷喘促，不能下食，宜服此大腹皮散方。

大腹皮（一两，锉） 前胡（一两，去芦头） 木通（一两，锉） 赤茯苓（一两） 枳壳（三分，麸炒微黄，去瓤） 桑根白皮（三分，锉） 汉防己（三分） 羌活（三分） 桂心（半两） 紫苏茎叶（一两） 酸枣仁（三分，微炒） 郁李仁（一两半，汤浸去皮，微炒） 赤芍药（三分） 川大黄（一两，锉碎，微炒） 槟榔（一两）

右件药，捣筛为散。每服四钱，以水一中盏，入生姜半分，煎至六分，去滓，不计时候温服。

治脚气疼痛，皮肤不仁，心神烦热，眠卧不安，宜服犀角散方。

犀角屑（三分） 防风（一两，去芦头） 羌活（一两） 秦艽（一两，去苗） 桂心（半两） 赤芍药（一两） 大腹皮（一两，锉） 牛膝（一两，去苗） 槟榔（一两）

右件药，捣筛为散。每服四钱，以水一中盏，入生姜半分，煎至六分，去滓，不计时候温服。

治脚气，缓弱疼痛，皮肤不仁，宜服此萆薢散方。

萆薢（一两，锉） 牛膝（三分，去苗） 当归（三分） 酸枣仁（三分，微炒） 桂心（半两） 白蒺藜（半两，微炒，去尖） 海桐皮（一两，锉） 附子（一两，炮裂，去皮脐） 羌活（三分） 石斛（一两，去根节） 生干地黄（一两） 枳壳（一两，麸炒微黄，去瓤） 羚羊角屑（三分） 槟榔（一两） 防风（三分，去芦头）

右件药，捣细罗为散。每于食前，以豆淋酒调下二钱。

治脚气，疼痛不仁，脚膝无力，宜服此防风圆方。

防风（一两，去芦头） 秦艽（三分，去苗） 石斛（一[18]两，去根，锉） 薏苡仁（一两） 白术（一两） 芎䓖（一两） 杜仲（一两，削去皴皮，微炙，锉） 附子（一两，炮裂，去皮脐） 大麻仁（二[19]两） 萆薢（一两，锉） 丹参（一两） 桂心（一两） 牛膝（一两，去苗） 独活（一两） 槟榔（一两）

右件药，捣罗为末，炼蜜和捣三五百杵，圆如梧桐子大。每于食前，以温酒下三十圆。

治干脚气诸方

夫脚气者，由体虚，感于风毒故也。然脚气有干有湿，有阴有阳，干者不肿，湿者肿满，在脏为阴，在腑为阳，病虽一源，所受各异，其于虚实不等，取舍殊途，为疗之能，当察形证也。夫干脚气者，由肾虚，庶事不节，或当风取凉，卧不覆足，或行立湿地，或夏月以冷水渍脚，腠理开疏，风邪搏于脚膝，入于经络，血脉否涩，皮肤顽痹，胫弱[20]绝，日夜酸痛，食饮减少，肌体羸瘦，心腹气滞，大便不通，风毒上冲，心神烦闷，四肢无力，其候，脚膝不肿，故名干脚气也。

治干脚气，风毒搏于脚膝，皮肉干枯，脚胫渐细，骨中疼痛，时复心闷，宜服生干地黄圆方。

生干地黄（三两） 羚羊角屑（一[21]两） 赤茯苓（一两） 木香（三分） 甘草（半两，炙微赤，锉） 诃黎勒皮（一两） 独活（一两） 麦门冬（一两半，去心，焙） 桂心（二分） 槟榔（一两）

右件药，捣罗为末，炼蜜和捣三二百杵，圆如梧桐子大。每于食前，以温酒下三十圆。

治干脚气，欲发恶心、头旋、吐痰水、不思饮食、两脚膝疼痛、渐渐心闷，宜服此旋覆花散方。

旋覆花（半两） 犀角屑（一两） 大腹皮（一两，锉） 槟榔（一

两）　前胡（一两，去芦头）　赤茯苓（一两）　半夏（半两，汤洗七遍，去滑）　枳壳（三分，麸炒微黄，去瓤）

右件药，捣粗罗为散。每服四钱，以水一中盏，入生姜半分、薄荷二七叶，煎至六分，去滓，不计时候温服。

治干脚气，小便涩滞，腹内壅闷，痰逆，不思饮食，宜服紫苏散方。

紫苏茎叶（一两）　木通（一两，锉）　桑根白皮（一两，锉）　莍香根（一[22]两）　枳壳（一两，麸炒微黄，去瓤）　独活（半两）　荆芥（半两）　赤茯苓（一两）　木瓜（半两，干者）　半夏（半[23]两，汤洗七遍，去滑）　槟榔（一两）

右件药，捣粗罗为散。每服四钱，以水一中盏，入生姜半分、葱白七寸，煎至六分，去滓，不计时候温服。

治干脚气，大小肠气滞，心腹妨闷，脚膝疼痛，不欲饮食，宜服此方。

杉木节（一两，锉）　莍香子（二[24]分，微炒）　蘧麦（三分）　赤茯苓（一两）　木香（半两）　槟榔（二两）　木通（三分，锉）　紫苏茎叶（一两）　猪苓（三分，去黑皮）

右件药，捣粗罗为散。每服四钱，以水一中盏，入生姜半分、葱白二七茎，煎至六分，去滓，不计时候温服。

治干脚气上攻，心胸壅闷，宜服此诃黎勒圆方。

诃黎勒皮（二两，以少酥缓火炒令黄）　槟榔（二两）

右件药，捣罗为末，炼蜜和圆，如梧桐子大。每于食前，以温酒下三十圆。

治干脚气，心腹妨闷，脚膝疼痛，宜服此方。

萝卜子（一两，微炒）　羌活（一两）

右件药，捣粗罗为散。每服四钱，以水一中盏，煎至六分，去滓，每于食前温服。

治湿脚气诸方

夫湿脚气者，由体虚，当风卧湿，醉后取凉，风湿毒气，搏于脚膝之所致也。此皆肾虚，膀胱宿有停水，经络否涩，不得宣通，即先肿满，渐攻心腹，毒气不散，遍入四肢两脚热疼，心胸躁闷，上气喘急，咳唾稠黏，面目虚浮，腹胁胀满，见食呕吐，壮热头疼，大便不通，秘涩，风毒凝滞，皮肤生疮，其候，脚膝浮肿，故名湿脚气也。

治湿脚气，如久在中华，乍出外方。或至江淮，或至岭外，久在高原，不经湿气，未伏水土，食饮之间，多有不同，致脚气发动，时复心闷，面目脚膝浮肿，气短虚乏，唇口青黑，胸膈不利，见食即吐，心腹时痛，冷气结聚，宜服陈橘皮散方。

陈橘皮（一两，汤浸去白瓤，焙） 赤茯苓（一两） 吴茱萸（半两，汤浸七遍，焙干，微炒） 前胡（三分，去芦头） 木香（三分） 郁李仁（一两，汤浸，去皮尖，微炒） 半夏（半两，汤洗七遍，去滑） 大腹皮（一两，锉） 槟榔（一两）

右件药，捣粗罗为散。每服三钱，以水一中盏，入生姜半分，煎至六分，去滓，不计时候温服。

治湿脚气，通身浮肿，小便不利，气壅烦闷，腹胁连膀胱虚胀，上气喘促，坐卧不得，宜服汉防己散方。

汉防己（三分） 桑根白皮（一两，锉） 泽泻（半两） 赤茯苓（半两） 木通（三分，锉） 郁李仁（三分，汤浸，去皮尖，微炒） 猪苓（三分，去黑皮） 槟榔（一两） 紫苏茎叶（一两）

右件药，捣粗罗为散。每服四钱，以水一中盏，入生姜半分，煎至六分，去滓，不计时候温服。

治湿脚气，肿满喘急，大小便不利，桑根白皮散方。

桑根白皮（一两，锉） 泽泻（半两） 汉防己（半两） 木香（半两） 枳壳（半两，麸炒，微黄，去瓤） 槟榔（一两） 赤茯苓（一两） 赤芍药（半两） 桂心（半两） 川大黄（一两半，锉碎，微炒） 紫苏茎叶（一两） 木通（三分，锉）

右件药，捣粗罗为散。每服四钱，以水一中盏，入生姜半分，煎至六分，去滓，不计时候温服。

治湿脚气，大小便不利秘涩，脚膝虚肿，食即呕吐，心胸迷闷，宜服紫苏散方。

紫苏茎叶（三分） 木通（半两，锉） 赤茯苓（三分） 羚羊角屑

（半两） 半夏（半两，汤洗七遍，去滑） 陈橘皮（一两，汤浸去白瓤，焙） 羌活（半两） 前胡（三分，去芦头） 大腹皮（三分，锉） 枳实（三分，麸炒，微黄） 木香（半两） 桑根白皮（三分） 槟榔（一两） 川大黄（一两，锉碎，微炒）

右件药，捣粗罗为散。每服四钱，以水一中盏，入生姜半分，煎至六分，去滓，不计时候温服。

治湿脚气肿满，喘促烦闷，大小便滞涩，宜服槟榔散方。

槟榔（一两） 旋覆花（半两） 犀角屑（一两） 桂心（半两） 紫苏茎叶（一两） 赤茯苓（一两） 木通（半两，锉） 陈橘皮（一两，汤浸去白瓤，焙） 前胡（一两，去芦头） 桑根白皮（一两，锉） 白前（半两） 甘草（半两，炙微赤，锉）

右件药，捣筛为散。每服四钱，以水一中盏，入生姜半分、葱白二七寸、豉一百粒，煎至六分，去滓，不计时候温服。

治湿脚气，攻心闷乱，或时肿满喘急，宜服木瓜散方。

木瓜（二两，干者） 槟榔（一[25]两） 人参（一两，去芦头） 赤茯苓（一两） 桑根白皮（一两，锉） 羚羊角屑（一两） 吴茱萸（半两，汤浸七遍，焙干，微炒） 木通（一两，锉） 紫苏茎叶（一两）

右件药，捣筛为散。每服三钱，以童子小便一中盏，入生姜半分，煎至六分，去滓，不计时候温服。

治湿脚气浮肿，气渐上入腹，烦满急胀，面如土色，大小肠不通，气欲绝者，宜服此方。

大腹皮（二两，锉） 诃黎勒皮（一两） 槟榔（二两） 牵牛子（四两，微炒，捣取末二两）

右件药，捣细罗为散。每服，以童子小便一中盏，入生姜半分、葱白二七寸，煎三沸，去滓，不计时候，调下二钱，以利三五行为度。

治湿脚气，攻心痛闷，宜服此方。

杉木节（一两，锉） 木香[26]（一两） 乌药（一两） 青橘皮（二[27]分，汤浸去白瓤，焙） 沉香（三分） 茴香子（一两，微炒） 槟榔（一两） 紫苏茎叶（一两，微炒）

右件药，捣细罗为散。每服，用生姜半两、黑豆半合，同炒，令豆熟为度，入童子小便一中盏，煎至七分，去滓，不计时候，稍热调下二钱。

治湿脚气，小便不通[28]，气攻心痛烦闷，宜服乌药散方。

乌药（半两） 青橘皮（一两，汤浸去白瓤，焙） 蛤粉（半两） 木香（半两） 槟榔（半两）

右件药，捣细罗为散。每服，不计时候，煎生姜葱白汤，调下二[29]钱。

治湿脚气，频发，攻心腹壅闷，脚膝肿满疼痛，不任行李，宜服木香圆方。

木香（一两） 槟榔（一两） 川大黄（一两，锉碎，微炒） 大麻仁（一两） 枳壳（一两，麸炒微黄，去瓤） 牛膝（一两，去苗） 诃黎勒皮（一两） 桂心（三分） 紫苏茎叶（三分，微炒） 萆薢（二分，锉） 羚羊角屑（三分） 独活（三分） 前胡（三分，去芦头） 防风（三分，去芦头） 赤芍药（三分）

右件药，捣罗为末，炼蜜和捣五七百杵，圆如梧桐子大。每于食前，以温酒下三十圆。

治湿脚气，腹中妨闷，不能饮食，羸瘦，宜服诃黎勒散方。

诃黎勒皮（一两） 桂心（三分） 木香（三分） 枳壳（三分，麸炒微黄，去瓤） 赤芍药（三分） 柴胡（三分，去苗） 槟榔（一两） 川大黄（一两，锉碎，微炒）

右件药，捣罗为末，炼蜜和捣三二百杵，圆如梧桐子大。每服，不计时候，生姜橘皮汤，下三十圆。

治湿脚气，上攻心胸，壅闷痰逆，宜服木瓜圆方。

木瓜（一两，干者） 陈橘皮（一两，汤浸去白瓤，焙） 人参（一两，去芦头） 桂心（半两） 丁香（半两） 槟榔（二两）

右件药，捣罗为末，炼蜜和捣三二百杵，圆如梧桐子大。每服，不计时候，以生姜汤下三十圆。

治湿脚气上攻，心神闷乱，不能下食，宜服此方。

槟榔（二两） 木香（一两） 木瓜（一枚，大者） 吴茱萸（半两，汤浸七遍，焙干，微炒）

右件药，捣罗为末，割木瓜头作盖子，去瓤内药末于中，却盖，以竹签签定，于饭甑中蒸烂，以刀子削去皮，细研，圆如梧桐子大，毒[30]服不计时候，以温酒下三十圆。

治湿脚气，上攻心胸，喘促闷绝，宜服此方。

槟榔（二两） 吴茱萸（三分，汤浸七遍，焙干，炒）

右件药，捣细罗为散。每服，用童子小便一小盏，入生姜汁一茶匙，暖令温，不计时候，调下二钱。

治湿脚气及腰肾膀胱宿水，并痰饮，不下食，宜服桃花散方。

桃花（阴干）

右捣细罗为散。每服，不计时候，以温酒调下二[31]钱，以利为度。

治脚气痰壅头痛诸方

夫风毒气盛，阴阳否隔，则气脉闭塞[32]，津液不通，水饮停在胸中，而结成痰也，其候，胸胁胀满，身体疼重，多唾呕逆，心烦风痰，相引上冲于头，则令头痛也。

治脚气，上攻心胸，痰壅，头痛目眩，背膊烦痛，不欲饮食，半夏散方。

半夏（一两，汤洗七遍，去滑） 黄芩（三分） 前胡（三分，去芦头） 芎䓖（半两） 防风（半两，去芦头） 枳壳（二[33]分，麸炒微黄，去瓤） 紫苏茎叶（一两） 羚羊角屑（三分） 甘草（半两，炙微赤，锉） 旋覆花（半两） 赤茯苓（一两） 石膏（二两） 桑根白皮（三分，锉） 独活（三分） 槟榔（一两）

右件药，捣粗罗为散。每服三钱，以水一中盏，入生姜半分，煎至六分，去滓，不计时候温服。

治脚气发动，心膈痰壅，头痛呕逆，恶闻食气，宜服细辛散方。

细辛（半两） 羚羊角屑（半两） 旋覆花（半两） 枳壳（半两，麸炒微黄，去瓤） 紫苏茎叶（一两） 半夏（半两，汤洗七遍，去滑） 赤茯苓（三分） 石膏（二两） 黄芩（半两） 防风（半两，去芦头） 蔓荆子（半两） 芎䓖（半两） 槟榔（一两） 甘草（半两，炙微赤，锉）

右件药，捣粗罗为散。每服三钱，以水一中盏，入生姜半分，煎至六分，去滓，不计时候温服。

治脚气发动，心胸痰壅，咽喉噎塞，头痛心烦，不能下食，宜服旋覆花散方。

旋覆花（半两） 前胡（一两，去芦头） 赤茯苓（一两） 射干（三分） 石膏（二两） 枳壳（三分，麸炒微黄，去瓤） 半夏（半两，汤洗七遍，去滑） 紫苏茎叶（一两） 槟榔（一两） 甘草（半两，炙微赤，锉） 红雪（一两） 羚羊角屑（三分） 木通（三分，锉）

右件药，捣粗罗为散。每服四钱，以水一中盏，入生姜半分，煎至六分，去滓，不计时候温服。

治脚气欲发，心腹满闷，痰壅头痛，不能饮食，宜服紫苏散方。

紫苏茎叶（一两） 半夏（半两，汤洗七遍，去滑） 槟榔（一两） 麦门冬（半两，去心） 赤茯苓（一两） 枳壳（三分，麸炒微黄，去瓤） 前胡（一两，去芦头） 陈橘皮（一两，汤浸去白瓤，焙） 枇杷叶（一两，拭去毛，炙微黄） 甘草（半两，炙微赤，锉）

右件药，捣粗罗为散。每服四钱，以水一中盏，入生姜半分，煎至六分，去滓，不计时候温服。

治脚气，心神烦闷，四肢无力，膈上痰壅，口干头痛，不欲饮食，宜服荆芥散方。

荆芥（三分） 细辛（三分） 石膏（二两） 前胡（一两，去芦头） 枳壳（一[34]两，麸炒微黄，去瓤） 半夏（半两，汤洗七遍，去滑） 槟榔（一两） 赤茯苓（一两） 甘草（半两，炙微赤，锉）

右件药，捣筛为散。每服三钱，以水一中盏，入生姜半分，煎至六分，去滓，不计时候温服。

治脚气上气诸方

夫脚气上气者，由肾虚，为风湿毒气所攻也。凡风毒之气，皆起于地，地之寒暑，皆作于蒸，人足常履之，所以风毒中人，必先于脚，后转入腹，而乘于气，故令上气也。

治脚气上气，心胸壅闷，不得眠卧，宜服紫苏散方。

紫苏茎叶（一两） 桑根白皮（一两） 赤茯苓（一两） 紫菀（三分，洗去苗土） 白前（三分） 木通（一两，锉） 槟榔（一两） 百合（三分） 甘草（半两，炙微赤，锉） 杏仁（三分，汤浸去皮尖双仁，麸炒微黄）

右件药，捣筛为散。每服四钱，以水一中盏，入生姜半分，煎至六分，去滓，不计时候温服。

治脚气上气，坐卧不得，咽喉不利，四肢烦疼，宜服桑根白皮散方。

桑根白皮（一两，锉） 射干（三分） 枳壳（三分，麸炒微黄，去瓤） 赤茯苓（一两） 贝母（三分[35]，煨微黄） 白前（三分） 生干地黄（一两半） 柴胡（一两，去苗） 甘草（半两，炙微赤，锉） 赤芍药（三分） 天门冬（三分，去心） 百合（三分） 槟榔（三分）

右件药，捣筛为散。每服四钱，以水一中盏，入生姜半分，煎至六分，去滓，不计时候温服。

治脚气上气，胸中满闷，不能下食，诃黎勒散方。

诃黎勒皮（一两） 萝卜子（三分，微炒） 紫苏茎叶（一两） 木通（一两，锉） 赤茯苓（三分） 槟榔（一两） 陈橘皮（三分，汤浸去白瓤，焙） 桑根白皮（二两，锉）

右件药，捣筛为散。每服四钱，以水一中盏，入生姜半分，煎至六分，去滓，不计时候温服。

治脚气上气不止方。

紫苏茎叶（三两[36]） 白前（一两） 桑根白皮（二两，锉）

右件药，捣粗罗为散。每服四钱，以水一中盏，入生姜半分，煎至六分，去滓，不计时候温服。

治脚气上气，心腹妨闷，宜服此方。

大麻仁（三合） 槟榔（一两，末）

右件药，先研麻仁成膏，入槟榔末研令匀，炼蜜和圆，如梧桐子大。每服，不计时候，煎童子小便下二十圆。

又方。

槟榔（二枚）　杏仁（二七枚，汤浸去皮尖双仁，麸炒微黄）

右件药，捣碎，以水一大盏，煎至七分，去滓，分为二服，相去如人行七八里，再服。

治脚气冲心烦闷诸方

夫脚气冲心烦闷者，由风毒乘虚，上攻于心故也。凡风湿之气，初从脚起，或肿不肿，缓弱无力，行卒屈倒，渐致不仁者，当需宣利风气，以取其差。若疗之稍缓，毒气入腹，攻冲于心，则令胸膈逆满，上气喘急，烦闷欲绝，急者死不旋踵，不可不速疗也。

治脚气冲心，烦喘闷乱，头痛口干，坐卧不得，宜服犀角散方。

犀角屑（三分）　木香（半两）　槟榔（一两）　紫苏茎叶（一两）　沉香（三分）　杉木节（一两，锉）　麦门冬（一两，去心，焙）　赤茯苓（一两）　枳壳（三分，麸炒微黄，去瓤）　防风（半两，去芦头）　石膏（二两，细研）

右件药，捣粗罗为散。每服四钱，以水一中盏，煎至五分，去滓，入淡竹沥一合，更煎一两涕[37]，不计时候温服。

治脚气，冲心烦闷，眼前阇黑，不识人，宜服羚羊角散方。

羚羊角屑（一两）　红雪（二两）　旋覆花（半两）　川升麻（一两）　紫苏茎叶（一两）　槟榔（一两）　枳壳（一两，麸炒微黄，去瓤）　麦门冬（一两，去心）　前胡（一两，去芦头）　独活（一两）　甘草（半两，炙微赤，锉）

右件药，捣筛为散。每服四钱，以水一中盏，入生姜半分、薄荷二七[38]叶，煎至六分，去滓，不计时候温服。

治脚气冲心，烦闷喘促，脚膝酸疼，神思昏愦，宜服沉香散方。

沉香（一两）　赤芍药（一两）　紫苏茎叶（一两）　木通（一两，锉）　诃黎勒皮（一两）　槟榔（一两）　红雪（一两）　吴茱萸（半两，汤浸七遍，焙干，微炒）

右件药，捣筛为散。每服四钱，以水一中盏，入生姜半分，煎至六分，去滓，不计时候温服。

治脚气冲心，烦闷气喘，坐卧不得方。

黑豆（一合） 生姜（一两，切） 杉木节（二两） 沉香（一两） 紫苏茎叶（二两） 槟榔（二两） 童子小便（三升） 木瓜（二两，干者）

右件药，细锉，先炒黑豆、生姜令熟，后入小便并诸药，煎至二升，去滓，不计时候，暖一小盏服。

治脚气冲心，烦闷喘促，宜服此方。

槟榔（一两） 木香（半两） 陈橘皮（一两，汤浸去白瓤，焙） 吴茱萸（半两，汤浸七遍，焙干，微炒） 干木瓜（一两） 紫苏茎叶（一两）

右件药，捣筛为散。每服四钱，以水一中盏，入生姜半分，煎至六分，去滓，不计时候温服。

治脚气冲心，闷乱不识人，手足脉欲绝，宜服此方。

吴茱萸（三分，汤浸七遍，焙干，微炒） 木瓜（三两，干者） 槟榔（二两）

右件药，捣筛为散。每服四钱，以水一中盏，入生姜半分，煎至六分，去滓，不计时候温服。

治脚气冲心，烦闷不识人，宜服槟榔散方。

槟榔（一两） 木香（半两） 茯香子（半两，微炒）

右件药，捣筛为散。每服三钱，以童子小便一中盏，煎至六分，去滓，不计时候温服。

治脚气冲心，烦闷不识人，喘促，坐卧不得，宜服此方。

紫苏茎叶（一两半） 陈橘皮（一两，汤浸去白瓤，焙） 槟榔（一两） 吴茱萸（一两，汤浸七遍，焙干，微炒）

右件药，捣细罗为散。每服，不计时候，煎生姜童子小便，调下一钱。

治脚气，冲心烦闷，脐下气滞，宜服此方。

木香（半两） 槟榔（一两） 木通（一两，锉）

右件药，捣筛为散。每服四钱，以水一中盏，入生姜半分、葱白七寸，煎至六分，去滓，不计时候温服。

治脚气冲心烦闷，气急，坐卧不安方。

半夏（一两，汤洗七遍，去滑） 槟榔（三两） 桂心（一两）

右件药，捣筛为散。每服三钱，以水一中盏，入生姜半分，煎至六分，去滓，不计时候温服。

治脚气呕逆诸方

夫脚气呕逆者，由风湿毒气，攻于脾胃故也。脾为受盛之府，胃为水谷之海，今脾胃虚弱，为风邪所乘，则心胸烦满，痰饮留滞，故令呕逆也。

治脚气烦闷呕逆，心胸壅闷，不能下食，半夏散方。

半夏（三分，汤浸七遍去滑） 赤茯苓（一两） 人参（一两，去芦头） 紫苏茎叶（一两半） 前胡（一两） 桂心（三分） 槟榔（一两） 陈橘皮（一两，汤浸去白瓤，焙）

右件药，捣筛为散。每服三钱，以水一中盏，入生姜半分、淡竹茹一分，煎至六分，去滓，不计时候温服。

治脚气发动，呕逆，胸中满闷，不下饮食，宜服草豆蔻散方。

草豆蔻（一两，去皮） 吴茱萸（一分，汤浸七遍，焙干，微炒） 紫苏茎叶（一两） 半夏（三分，汤洗七遍，去滑） 枳实（三分，麸炒微黄，去瓤） 赤茯苓（一两） 前胡（一两，去芦头） 木通（一两，锉） 槟榔（一两）

右件药，捣筛为散。每服二钱，以水一中盏，入生姜半分，煎至六分，去滓，不计时候温服。

治脚气呕逆，心乱不能下食，人参散方。

人参（一两，去芦头） 赤茯苓（一两） 陈橘皮（一两，汤浸去白瓤，焙） 槟榔（一两） 麦门冬（一两，去心） 桂心（三分）

右件药，捣筛为散。每服三钱，以水一中盏，入生姜半分，煎至六

分，去滓，不计时候温服。

治脚气，心胸妨闷，呕逆不能下食，宜服诃黎勒散方。

诃黎勒皮（一两）　半夏（半两，汤洗七遍，去滑）　陈橘皮（一两，汤浸去白瓤，焙）　槟榔（一两）　桂心（半两）　木香（半两）　木通（一两，锉）　草豆蔻（三分，去皮）　羚羊角屑（三分）　紫苏茎叶（一两）　甘草（半两，炙微赤，锉）

右件药，捣筛为散。每服三钱，以水一中盏，入生姜半分，煎至六分，去滓，不计时候温服。

治脚气，心胸痰壅，呕逆不欲饮食，宜服茯苓散方。

赤茯苓（一两）　半夏（三分，汤洗七遍，去滑）　枳壳（三分，麸炒微黄，去瓤）　前胡（一两，去芦头）　羚羊角屑（三分）　人参（三分，去芦头）　槟榔（一两）　木香（半两）　桂心（半两）

右件药，捣筛为散，每服三钱，以水一中盏，入生姜半分，煎至六分，去滓，不计时候温服。

治脚气，呕逆心烦，不能下食，人参散方。

人参（一两，去芦头）　赤茯苓（一两）　陈橘皮（一两，汤浸去白瓤，焙）　槟榔（一两）　麦门冬（一两，去心）　桂心（三分）

右件药，捣筛为散。每服三钱，以水一中盏，以生姜半分，煎至六分，去滓，不计时候温服。

治脚气，痰壅呕逆，心胸满闷，不下饮食，宜服紫苏散方。

紫苏茎叶（一两）　诃黎勒皮（一两）　陈橘皮（一两，汤浸去白瓤，焙）　人参（三分，去芦头）　半夏（三分，汤洗七遍，去滑）　桂心（半两）

右件药，捣筛为散，每服三钱，以水一中盏，入生姜半分，煎至六分，去滓，不计时候温服。

又方。

人参（一两，去芦头）　陈橘皮（一两，汤浸去白瓤，焙）　紫苏茎叶（一两）

右件药，捣筛为散。每服四钱，以水一中盏，入生姜半分，煎至六分，去滓，不计时候温服。

又方。

麦门冬（二两，去心，焙） 人参（一两，去芦头） 陈橘皮（一两，汤浸去白瓤，焙） 羚羊角屑（一两）

右件药，捣筛为散。每服四钱，以水一中盏，入生姜半分，煎至六分，去滓，不计时候温服。

又方。

樟木（一两，涂生姜汁，炙令黄）

右件药，捣细罗为散。每服，不计时候，以粥饮调下一钱。

治脚气心腹胀满诸方

夫脚气心腹胀满者，此由风湿毒气，从脚上入于内，与脏气相搏结不散，故心腹胀满也。

治脚气，心腹胀满壅闷，不欲饮食，宜服木香散方。

木香（半两） 青橘皮（一两，汤浸去白瓤，焙） 槟榔（一两） 诃黎勒皮（一两） 沉香（半两） 杉木节（半两，锉） 菻香子（半两，微炒） 泽泻（三分） 赤茯苓（一两） 紫苏茎叶（一两）

右件药，捣粗罗为散。每服四钱，以水一中盏，入生姜半分、葱白七寸，煎至六分，去滓，不计时候温服。

治脚气，心腹胀满，四肢壅闷，不思饮食，宜服沉香散方。

沉香（三分） 大腹皮（一两，锉） 赤茯苓（一两） 木香（半两） 枳壳（二[39]分，麸炒微黄，去瓤） 槟榔（一两） 吴茱萸（半两，汤浸七遍，焙干，微炒） 赤芍药（一两） 桂心（三分） 川大黄（一[40]两，锉碎，微炒） 诃黎勒皮（二两） 桑根白皮（一两，锉）

右件药，捣粗罗为散。每服四钱，以水一中盏，入生姜半分，煎至六分，去滓，不计时候温服。

治脚气，心腹胀满，烦闷喘促，槟榔散方。

槟榔（一两） 陈橘皮（一两，汤浸去白瓤，焙） 猪苓（一两，去

黑皮）　木瓜（一两，干者）　紫苏茎叶（一两）　桑根白皮（一两，锉）

右件药，捣粗罗为散。每服四钱，以水一中盏，入生姜半分，煎至六分，去滓，不计时候温服。

宜服此方，脚气，心腹胀满，喘促壅闷[41]。

牵牛子（二两，微炒）　大麦糵（三分，炒令微黄）　萝卜子（一两半，微炒）　羌活（一两）[42]

服不计时候，以温酒调下一钱，右件药，捣细罗为散。每钱，以利为度[43]。

治脚气，心腹胀满，两胁妨闷，不能饮食，宜服茯苓散方。

赤茯苓（一两）　枳壳（一两，麸炒微黄，去瓤）　木香（半两）　木通（三分，锉）　川大黄（二两，锉碎，微炒）　诃黎勒皮（一两）　槟榔（一两）　桔梗（三分，去芦头）　紫苏茎叶（一两）　鳖甲（二两，涂醋，炙令微黄，去裙襕）　桂心（半两）

右件药，捣筛为散。每服四钱，以水一中盏，入生姜半分，煎至六分，去滓，不计时候温服。

治脚气，心腹胀满，小便不利，宜服此鳖甲散方。

鳖甲（一两，涂醋，炙令微黄，去裙襕）　郁李仁（三分，汤浸去皮尖，微炒）　木通（三分，锉）　赤茯苓（一两）　槟榔（一两）

右件药，捣粗罗为散。每服四钱，以水一中盏，煎至六分，去滓，不计时候温服。

治脚气，心腹胀满，坚硬不消，宜服此方。

木香（一两）　鳖甲（二两，涂醋，炙令微黄，去裙襕）　诃黎勒皮（一两）　槟榔（一两）　桂心（三分）　川大黄（二两，锉碎，微炒）

右件药，捣筛为散。每服四钱，以水一中盏，入生姜半分，煎至六分，去滓，不计时候温服。

治脚气，心腹胀满，壅闷喘急，宜服桑根白皮散方。

桑根白皮（一两，锉）　槟榔（一两半）　木香（半两）　青橘皮（一两，汤浸去白瓤，焙）　川大黄（一两，锉碎，微炒）　牵牛子（二两，微炒）　杏仁（一两，汤浸去皮尖双仁，麸炒微黄）

右件药，捣细罗为散。每服，不计时候，暖生姜汁、童子小便，调下二钱，以利为度。

治脚气，心腹胀满喘促，不下食方。

槟榔（一两） 陈橘皮（一两，汤浸去白瓤，焙） 枳壳（一两，麸炒微黄，去瓤） 红雪（二两） 吴茱萸（一分，汤浸七遍，焙干，微炒）

右件药，捣细罗为散。每服，不计时候，以熟水调下二钱。

治[44]脚气，心腹胀满，脚膝浮肿，上气喘促，宜服木瓜圆方。

木瓜（一两，干者） 赤茯苓（一两） 木香（半两） 桂心（一分） 沉香（一两） 陈橘皮（一两，汤浸去白瓤，焙） 紫苏茎叶（一两） 柴胡（一两，去苗） 高良姜（一两，锉） 赤芍药（半两） 槟榔（二两） 吴茱萸（三分，汤浸七遍，焙干，微炒）

右件药，捣罗为末，炼蜜和捣三二百杵，圆如梧桐子大。每服，不计时候，以温酒下三十圆。

治脚气，心腹胀满，两膝疼痛，宜服高良姜圆方。

高良姜（三分，锉） 桂心（半两） 当归（三分，锉碎，微炒） 陈橘皮（半两，汤浸去白瓤，焙） 威灵仙（三分） 槟榔（三分） 牵牛子（二两，微炒） 羌活（三分） 萝卜子（二两，微炒）

右件药，捣罗为末，炼蜜和捣三二百杵，圆如梧桐子大。每服，不计时候，以温酒下三十圆，以利为度。

治脚气肿满诸方

夫脚气肿满者，由风湿毒气搏于肾经，肾主于水，今为邪所搏，则经络壅涩，不能宣通水液，水液不传于小肠，致水气壅溢脏腑，浸渍皮肤，故令肿满也。

治脚气肿满，小便不利，喘促不食，宜服汉防已散方。

汉防已（半两） 赤茯苓（三分） 槟榔（一两） 桑根白皮（三分，锉） 木通（三分，锉） 猪苓（三分，去黑皮） 紫苏茎叶（三

分）

右件药，捣筛为散。每服四钱，以水一中盏，入生姜半分、葱白二七寸，煎至六分，去滓，不计时候温服。

治脚气，头面虚肿，腹胁妨闷，宜服此槟榔散方。

槟榔（一两） 桑根白皮（一两，锉） 紫苏茎叶（一两） 诃黎勒皮（一两） 萝卜子（一两，微炒）

右件药，捣粗罗为散。每服四钱，以水一中盏，入生姜半分、葱白二七寸，煎至六分，去滓，每于食前温服。

治脚气风毒，头面脚膝浮肿，心腹壅闷，宜服大腹皮散方。

大腹皮（一两，锉） 防风（半两，去芦头） 羌活（半两） 桑根白皮（一两，锉） 赤茯苓（一两） 郁李仁（一两，汤浸去皮，微炒） 羚羊角屑（三分） 木通（三分，锉） 槟榔（一两） 枳壳（一两，麸炒微黄，去瓤） 木香（半两） 紫苏茎叶（一两）

右件药，捣粗罗为散。每服四钱，以水一中盏，入生姜半分，煎至六分，每于食前，温温服。

治脚气，肿满入小腹，相引两胁，妨闷，膀胱里急，停积宿水，不得宣通，时复心昏如醉，宜服赤茯苓散方。

赤茯苓（三分） 桑根白皮（三分，锉） 紫苏茎叶（三分） 汉防己（半两） 羚羊角屑（半两） 郁李仁（一两，汤浸去皮，微炒） 槟榔（一两） 木香（半两） 红雪（二两）

右件药，捣粗罗为散。每服四钱，以水一中盏，入生姜半分，煎至六分，去滓，不计时候温服。

治脚气，风毒肿满，心膈痰壅，烦躁不能下食，宜服羚羊角散方。

羚羊角屑（三分） 桑根白皮（半两，锉） 独活（半两） 枳壳（三分，麸炒微黄，去瓤） 川大黄（一两，锉碎，微炒） 酸枣仁（三分，微炒） 半夏（半两，汤洗七遍，去滑） 前胡（一两，去芦头） 木香（半两） 郁李仁（一两，汤浸去皮，微炒） 槟榔（一两） 甘草（半两，炙微赤，锉）

右件药，捣筛为散。每服四钱，以水一中盏，入生姜半分，煎至六分，去滓，不计时候温服。

治脚气，肿满腹胀，大小便秘涩，宜服此方。

大腹皮（一两，锉） 槟榔（一两） 木香（半两） 木通（二两，锉） 郁李仁（一两，汤浸去皮，微炒） 桑根白皮（二两，锉） 牵牛子（一两，微炒）

右件药，捣筛为散。每服四钱，以水一中盏，入生姜半分、葱白二七寸，煎至六分，去滓，不计时候温服，以利为度。

治脚气，遍身肿满，喘促烦闷，木通散方。

木通（一两，锉） 紫苏茎叶（一两） 猪苓（一两，去黑皮） 桑根白皮（二两，锉） 槟榔（二两） 赤茯苓（二两）

右件药，捣筛为散。每服四钱，以水一中盏，入生姜半分、葱白二七寸，煎至六分，去滓，不计时候温服。

治脚气春夏防发诸方

夫风毒脚气，春则犹轻，夏则弥盛，入秋渐可，至冬自歇。凡春夏霖雨不节，土地卑湿，湿热之气，从地而起，上蒸脚膝，体虚之人，易伤风毒，故春夏可宣泄风气，以防脚气发动也。

治脚气，春夏防发，宜服此疏风调气，槟榔散方。

槟榔（一两） 独活（半两） 赤茯苓（半两） 枳壳（一两，麸炒微黄，去瓤） 羚羊角屑（半两） 沉香（半两） 川大黄（一两，锉碎，微炒） 芎䓖（半两） 甘草（半两，炙微赤，锉）

右件药，捣粗罗为散。每服四钱，以水一中盏，入生姜半分，煎至六分，去滓，食前温服。

治脚气，春夏防发，稍觉风壅气滞，脏腑不通，心神烦闷，脚膝时疼，宜服犀角散方。

犀角屑（三分） 川大黄（一两，锉碎，微炒） 木通（三分，锉） 槟榔（一两） 柴胡（二[45]两，去苗） 川升麻（三分） 枳壳（一两，麸炒微黄，去瓤） 黄芩（三分） 独活（三分） 赤芍药（三分） 芎䓖（三分） 甘草（半两，炙微赤，锉）

右件药，捣筛为散。每服四钱，以水一中盏，入生姜半分，煎至六分，去滓，不计时候温服。

治脚气，春夏防发，或肝肾风虚，脾气乏弱，但觉昏闷，不欲饮食，宜服沉香散方。

沉香（三分） 木瓜（一两，干者） 防风（半两，去芦头） 羚羊角屑（半两） 桂心（半两） 熟干地黄（一两） 诃黎勒皮（一两） 人参（半两，去芦头） 牛膝（三分，去苗） 酸枣仁（半两，微炒） 白茯苓（三分） 石斛（一两，去根，锉） 黄芪（三分，锉） 附子（一两，炮裂，去皮脐） 白术（三分） 羌活（半两） 甘草（半两，炙微赤，锉）

右件药，捣筛为散。每服四钱，以水一中盏，入生姜半分、枣三枚，煎至六分，去滓，不计时候温服。

治脚气，春夏防发，或稍心腹壅闷，脚膝烦疼，大肠不利，小便赤少，宜服枳壳散方。

枳壳（三分，麸炒微黄，去瓤） 木通（半两，锉） 五加皮（半两） 槟榔（一两） 独活（半两） 黄芩（半两） 羚羊角屑（半两） 川大黄（一两，锉碎，微炒） 赤芍药（一两） 紫苏茎叶（三分） 赤茯苓（三分） 甘草（半两，炙微赤，锉）

右件药，捣罗为散。每服四钱，以水一中盏，入生姜半分，煎至六分，去滓，每于食前温服。

治风毒脚气，春夏防发，宜服疏风利气，大腹皮散方。

大腹皮（一两，锉） 木香（半两） 诃黎勒皮（三分） 羚羊角屑（半两） 川大黄（一两，锉碎，微炒） 枳壳（一两，麸炒微黄，去瓤） 独活（半两） 前胡（三分，去芦头） 赤茯苓（一两）

右件药，捣粗罗为散。每服四钱，以水一中盏，入生姜半分，煎至六分，去滓，每于食前温服。

治风毒脚气，春夏预防发动，宜服疏风利气，心腹壅闷，脚膝烦疼，羌活散方。

羌活（一两） 黄芪（半两，锉） 赤茯苓（半两） 生干地黄（三分） 羚羊角屑（一两） 赤芍药（半两） 桂心（半两） 酸枣仁（半两，微炒） 当归（半两） 枳壳（一两，麸炒微黄，去瓤） 木香（半两） 川大黄（一两，锉碎，微炒） 芎䓖（半两） 防风（半两，去芦头） 槟榔（半两） 甘草（半两，炙微赤，锉）

右件药，捣粗罗为散。每服四钱，以水一中盏，入生姜半分，煎至六分，去滓，每于食前温服。

治脚气，肝肾风[46]虚，防春夏发动，心服[47]气胀，筋脉不利，腰脚无力，胸膈痰滞，不思饮食，宜预服木瓜散方。

木瓜皮（一两，干者） 槟榔（一两） 桑根白皮（一两，锉） 紫苏茎叶（三分） 木香（半两） 半夏（半两，汤洗七遍，去滑） 枳壳（三分，麸炒微黄，去瓤） 羚羊角屑（三分） 防风（半两，去芦头）

右件药，捣筛为散。每服四钱，以水一中盏，入生姜半分，煎至六分，去滓，不计时候温服。

治脚气，春夏预防发动，令人心闷烦壅，宜服此方。

木香（一两） 诃黎勒皮（二两） 槟榔（三[48]两）

右件药，捣细罗为散。每服，不计时候，以童子小便一小盏、牛乳一合、生姜汁一匙，同煎三两沸，每于食前调下二钱，以快利为度。

治脚气，肝肾脏久积风虚，每遇春夏发动，脚膝烦疼，心胸满闷，膀胱气攻心腹虚胀，筋脉拘急，神思昏沉，大小肠秘涩，宜预服补泄石斛圆方。

石斛（一两，去根，锉） 牛膝（半两，去苗） 萆薢（半两，锉） 独活（半两） 附子（半两，炮裂，去皮脐） 芎䓖（半两） 羚羊角屑（半两） 天麻（半两） 海桐皮（半两，锉） 桂心（半两） 干蝎（半两，微炒） 沉香（半两） 山茱萸（半两） 白蒺藜（半两，微炒，去刺） 酸枣仁（半两，微炒） 补骨脂（半两，微炒） 五加皮（半两） 当归（半两） 川大黄（一两，锉碎，微炒） 枳壳（一两，麸炒微黄，去瓤） 生干地黄（一两） 槟榔（二两） 鹿茸（半两，去毛，涂酥，炙微黄） 郁李仁（一两，汤浸去皮，微炒）

右件药，捣罗为末，炼蜜和捣三五百杵，圆如梧桐子大。每于食前，以温酒下三十圆。

治江东岭南瘴毒脚气诸方

夫江东岭南，土地卑湿，春夏之间，风毒弥盛，又山水湿蒸，致多瘴毒。风湿之气，从地而起，易伤于人，所以此病多从下上，脚先屈弱，然后痹疼，头痛心烦，痰滞吐逆，两胫微肿，小腹不仁，壮[49]热憎寒，四肢缓弱，精神昏愦，大小便不通，毒气攻心，死不旋踵，此皆瘴毒脚气之候也。

治江东岭南，春夏不免暑湿郁蒸，脏腑虚羸，瘴毒攻击，脚气发动，两脚枯疼，或即浮热肿满，或即皮肉干焦，不能久立，筋急抽痛，或气冲心闷乱，胸膈痰逆，四肢不仁，腹胀壅问[50]，目眩头旋，宜服五加皮散方。

五加皮（一两） 薏苡仁（一两半，微炒） 防风（半两，去芦头） 牛膝（二分，去苗） 赤茯苓（二分） 独活（半两） 丹参（半两） 枳壳（半两，麸炒微黄，去瓤） 川升麻（三分） 麻黄（一两，去根节） 羚羊角屑（三分） 汉防己（三分） 桂心（半两） 黄芪（三分，锉） 石膏（二两）

右件药，捣粗罗为散。每服四钱，以水一中盏，入生姜半分，煎至六分，去滓，不计时候温服。

治江东岭南，瘴毒脚气，或其中即脚膝肿满，心神闷乱，寒热痰逆，头痛口干，肩背拘急，肢节烦疼，不欲饮食，宜服大鳖甲汤方。

鳖甲（二两，涂醋，炙令微黄，去裙襕） 杏仁（半两，汤浸去皮尖双仁，麸炒微黄） 吴茱萸（半两，汤浸七遍，焙干，微炒） 陈橘皮（半两，汤浸去白瓤，焙[51]） 防风（一两，去芦头） 麻黄（半两，去根节） 白术（半两） 知母（半两[52]） 川升麻（半两） 贝齿（四枚，烧逆[53]赤） 赤茯苓（半两） 芎䓖（半两） 犀角屑（半两） 人参（半两，去芦头） 木香（半两） 麝香（半两，细研） 羚羊角屑（三[54]两） 麦门冬（一两，去心，焙） 川大黄（一两半，锉碎，微炒） 乌梅（七枚，去核，微炒） 石膏（一两） 当归（半两） 葳蕤（半两） 赤芍药（半两） 甘草（半两，炙微赤，锉） 半夏（半两，汤洗七遍，去

滑）

右件药，捣粗罗为散。每服四钱，以水一中盏，入生姜半分、薤白二茎、赤小豆三十粒、枣三枚，煎至六分，去滓，不计时候温服。

治瘴毒脚气，身体肤胀，胸心否涩，或时壮热，小腹不仁，两脚全弱，宜服小鳖甲汤方。

鳖甲（二两，涂醋，炙令微黄，去裙襕） 杏仁（一两，汤浸去皮尖双仁，麸炒微黄） 川升麻（一两） 黄芩（一两） 麻黄（一两，去根节） 羚羊角屑（一两） 前胡（一两） 桂心（一两） 乌梅（七枚，去核微炒）

右件药，捣筛为散。每服四钱，以水一中盏，入生姜半分、薤白二茎，煎至六分，去滓，不计时候温服。

治瘴毒脚气，初觉呕逆烦闷，头昏不食，宜服此方。

木香（半两） 槟榔（一两） 半夏（半两，汤洗七遍，去滑） 犀角屑（半两） 旋覆花（半两） 赤茯苓（一两） 陈橘皮（一两，汤浸去白瓤，焙） 紫苏茎叶（一两） 甘草（半两，炙微赤，锉）

右件药，捣粗罗为散。每服四钱，以水一中盏，入生姜半分、香豉一百粒，煎至六分，去滓，不计时候温服。

治瘴毒脚气发动，心胸躁热闷乱，气急口干，舌焦烦渴，大小肠不利，宜服升麻散方。

川升麻（一两） 黄芩（一两） 赤茯苓（一两） 木香（半两） 犀角屑（半两） 川朴硝（一两） 麦门冬（一两，去心） 甘草（半两，炙微赤，锉）

右件药，捣粗罗为散。每服四钱，以水一中盏，入生姜半分、青竹茹一[55]分，煎至六分，去滓，不计时候温服。

治瘴毒脚气，憎寒壮[56]热，头痛，脚膝[57]烦疼，腹中妨闷，不能饮食，食则无味，口干多渴，宜服知母散方。

知母（三分） 川升麻（三分） 木香（半两） 赤茯苓（三两） 鳖甲（一两，涂醋，炙令微黄，去裙襕） 黄芩（三分） 柴胡（一两，去苗） 槟榔（一两） 栝楼根（三分）

右件药，捣粗罗为散。每服四钱，以水一中盏，入生姜半分，煎至六

分，去滓，不计时候温服。

治瘴毒脚气初发，心中壅闷，四肢烦热，时时恶寒，脚膝疼痛，不欲饮食，宜服此猪苓散方。

猪苓（一两，去黑皮） 赤茯苓（一两） 知母（一两） 柴胡（一两，去苗） 吴茱萸（一分，汤浸七遍，焙干，微炒） 甘草（三分，炙微赤，锉） 木香（三分） 黄芩（三分） 犀角屑（三分） 槟榔（一两）

右件药，捣粗罗为散。每服四钱，以水一中盏，入生姜半分，煎至六分，去滓，不计时候温服。

治瘴毒脚气，胸膈气不通，乍寒乍热，头痛心闷，不下饮食，宜服此方。

赤茯苓（一两） 川升麻（一两） 甘草（三分，炙微赤，锉） 知母（一两） 犀角屑（三分） 木香（三分） 前胡（三分，去芦头） 石膏（一两半） 旋覆花（半两） 麦门冬（一两，去心） 紫苏茎叶（一两） 槟榔（一两）

右件药，捣粗罗为散。每服四钱，以水一中盏，入生[58]姜半分，煎至六分，去滓，不计时候温服。

治岭南瘴毒脚气，头面及脚肿，乍寒乍热，有似疟状，或气上逼心，烦闷喘嗽，宜服大麻仁散方。

大麻仁（一两，炒令黄） 川大黄（一两，锉碎，微炒） 射干（一两） 菖蒲（一两） 甘草（半两，炙微赤，锉） 麻黄（一两，去根节） 川升麻（一两）

右件药，捣粗罗为散。每服四钱，以水一中盏，入生姜半分、豉一百粒，煎至六分，去滓，不计时候温服。

治瘴毒脚气，心神闷乱，宜服犀角散方。

犀角屑（一两） 木香（半两） 射干（一两） 川升麻（一两） 麦门冬（一两，去心） 柴胡（一两，去苗） 甘草（半两，炙微赤，锉） 鳖甲（二两，涂醋，炙令微黄，去裙襕）

右件药，捣粗罗为散。每服四钱，以水一中盏，入生姜半分，煎至六分，去滓，不计时候温服。

治瘴毒脚气，热毒风盛，心神烦闷，脚膝酸疼，宜服生干地黄汤[59]酒方。

生干地黄（三两） 独活（一两） 黑豆（半升，炒热） 海桐皮（二两） 生牛蒡根（一斤，去皮） 桂心（一两） 大麻仁（半升）

右件药，细锉，以生绢袋盛，用无灰酒二斗，浸三两日，每于食前，暖饮一中[60]盏。

治瘴毒脚气，烦热，心闷气促，宜服此方。

香豉（一合） 栀子仁（一[61]分） 川升麻（半两）

右件药，以水一大盏半，煮取一盏，去滓，分温三服。

治瘴毒脚气及和[62]腰脚，徐[63]湿痹，去心神烦闷，岭南常服，极熟豉酒方。

香豉（三升）

右以酒一斗，渍三宿后，每日随性暖饮之，效。

治服乳石人脚气发动诸方

夫乳石之性，坚刚猛烈，服饵之后，恒在肠胃者，人因虚而服之，复补养过度，使脏腑否塞，石势[64]行于经络，食于经络，致气力乍觉强[65]溢，肾气坚盛，遂便不能节慎。情欲过度，或饮食无恒，或触冒寒暑，肾气既虚，风邪所搏，石气留滞，不得宣通，则令脚气发动也。

治服乳石太多，致脏腑充实，又酒面热毒过度，致令脚气壅塞，心神烦热，口干闷乱，咽喉不利，宜服犀角散方。

犀角屑（一两） 川升麻（三分） 玄参（一两，去芦头） 木香（半两） 葳蕤（三分） 麦门冬（一两，去心） 射干（三分） 栝楼根[66]（三分） 甘草（三分，炙微赤，锉） 沉香（三分） 槟榔（一两） 紫苏茎叶（一两） 黄芩（三分） 荠苨（三分） 吴蓝（三分）

右件药，捣粗罗为散。每服四钱，以水一中盏，入生姜半分、淡竹叶二七片，煎至六分，去滓，不计时候温服。

治因服乳石，致脏腑壅滞及脚气欲发，或憎寒壮热，头痛心烦，眼目昏闷，头旋欲吐，不纳饮食，宜服柴胡散方。

柴胡（一两，去苗） 葛根（半两，锉） 赤茯苓（半两） 麦门冬

（三分，去心） 石膏（二两） 葳蕤（三分） 甘草（半两，炙微赤，锉） 玄参（三分，去芦头） 川升麻（三分） 黄芩（半两） 犀角屑（一两） 川芒硝（一两）

右件药，捣筛为散。每服四钱，以水一中盏，入生姜半分、豉一百粒，煎至六分，去滓，不计时候温服。

治服乳石，补养过度，饮酒食肉，热面太多，致脚气发盛，攻心，烦热躁渴闷乱，神思恍惚，宜服大青散方。

大青（三分） 犀角屑（三分） 玄参（三分） 黄芩（三分） 麦门冬（三分，去心） 川升麻（三分） 荠苨（三分） 甘草（半两，炙微赤，锉） 知母（一两） 石膏（一两） 枳壳（一两，麸炒微黄，去瓤） 川大黄（一两，锉碎，微炒） 红雪（一两） 吴蓝（三分） 葛根（一两，锉）

右件药，捣粗罗为散。每服四钱，以水一中盏，入生姜半分、淡竹叶二七片，煎至六分，去滓，不计时候温服。

治服乳石，致脏腑壅滞，发脚气肿满，四肢烦疼，口干心躁，夜卧恍惚，宜服槟榔散方。

槟榔（一两） 桑根白皮（一两） 茯神（三分） 地骨皮（三分） 黄连（三分，去须） 葳蕤（三分） 麦门冬（三分，去心） 甘草（半两，炙微赤，锉） 川大黄（一两，锉碎，微炒） 川升麻（三分） 犀角屑（一两） 赤芍药（半两） 黄芪（半两，锉） 枳壳（半两，麸炒微黄，去瓤）

右件药，捣粗罗为散。每服四钱，以水一中盏，入生姜半分，煎至六分，去滓，不计时候温服。

治服乳石，三焦壅盛，脚气忽发，心中躁闷，肢节疼痛，口干头痛，宜服子芩散方。

子芩（三分） 葛根（三分，锉） 木通（一两，锉） 紫苏茎叶（一两） 川升麻（三分） 赤茯苓（一两） 芦根（一两，锉） 柴胡（一两半，去苗） 大腹皮（一两，锉） 槟榔（一两） 麦门冬（一两，去心） 犀角屑（一两） 石膏（二两） 甘草（半两，炙微赤，锉） 赤芍药（三分）

右件药，捣筛为散。每服三钱，以水一中盏，入生姜半分，煎至六分，去滓，不计时候温服。

治服乳石气壅，致脚气发盛，心躁烦闷，头痛咽干，不能饮食，宜服石膏散方。

石膏（一两） 犀角屑（半两） 玄参（一两） 甘草（半两，炙微赤，锉） 桑根白皮（一两，锉） 川升麻（三分） 紫雪（一两） 射干（半两） 槟榔（一两）

右件药，捣粗罗为散。每服四钱，以水一中盏，入生姜半分，煎至六分，去滓，不计时候温服。

治服乳石，壅毒气盛，令脚气发动，心神躁热，口干头痛，脚膝烦疼，宜服吴蓝散方。

吴蓝（一两） 独活（三分） 地骨皮（三分） 川升麻（二分） 赤茯苓（三分） 紫雪（二两） 石膏（二两，细研） 赤芍药（三分） 紫苏茎叶（一两） 黄芩（三分） 桑根白皮（三分，锉） 犀角屑（一两） 甘草（半两，炙微赤，锉） 麦门冬（三分，去心）

右件药，捣粗罗为散。每服四钱，以水一中盏，入生姜五分、青竹茹一分，煎至六分，去滓，不计时候温服。

治脚气大小便秘涩诸方

夫脚气大小便秘涩者，由风毒气盛，不得宣通，致五脏不和，三焦壅滞，风热之气，在于肠胃，搏于糟粕，溲便不得通流，故令秘涩也。

治脚气，大小便秘涩，心腹壅闭，脚膝烦疼，口干咽燥，不欲饮食，宜服槟榔散方。

槟榔（三分） 木通（一两，锉） 赤芍药（半两） 甘草（半两，炙微赤，锉） 紫苏茎叶（一两） 川升麻（三[67]分） 黄芩（三[68]分） 蘧麦（三分） 赤茯苓（三分） 川大黄（一两，锉碎，微炒）

右件药，捣粗罗为散。每服四钱，以水一中盏，入生姜半分，煎至六分，去滓，不计时候温服。

治脚气，大小便秘涩，发热烦渴，口干心躁，宜服麦门冬散方。

麦门冬（半两，去心） 赤茯苓（半两） 木通（半两，锉） 川大黄（一两，锉碎，微炒） 黄芩（半两） 川朴硝（一两） 枳壳（三分，麸炒微黄，去瓤） 桑根白皮（一两，锉） 紫苏茎叶（一两）

右件药，捣粗罗为散。每服四钱，以水一中盏，入生姜半分、葱白七寸，煎至六分，去滓，不计时候温服。

治脚气大小便秘涩，膀胱气壅，攻心腹妨闷，宜服泽泻散方。

泽泻（三分） 赤茯苓（三分） 枳壳（三分，麸炒微黄，去瓤） 木通（一两，锉） 猪苓（一两，去黑皮） 槟榔（一两） 牵牛子（二两，微炒）

右件药，捣细罗为散。每服，用水煎生姜葱白汤，调下二钱，日二三服，以利为度。

治脚气发动，大小便秘涩，肢节烦疼，头目旋运，气壅昏沉，不欲饮食，宜服此方。

川大黄（一两，锉碎，微炒） 枳壳（一两，麸炒微黄，去瓤） 旋覆花（半两） 赤芍药（半两） 木通（一两，锉） 紫苏茎叶（一两） 犀角屑（三分） 川朴硝（一两） 黄芩（三分）

右件药，捣粗罗为散。每服四钱，以水一中盏，入生姜半分，煎至六分，去滓，不计时候温服。

治脚气发动，大小便秘涩，腹中满闷，连膀胱里急，四肢烦疼，槟榔圆方。

槟榔（一两） 赤茯苓（一两） 紫苏茎叶（一两） 木香（半两） 桂心（半两） 大麻仁（一两） 木通（三分，锉） 羚羊角屑（三分） 枳壳（三分，麸炒微黄，去瓤） 川大黄（二[69]两，锉碎，微炒） 郁李仁（一两，汤浸去皮，微炒） 泽泻（三分）

右件药，捣罗为末，炼蜜和捣三二百杵，圆如梧桐子大。每于食前，以温水下三十圆。以利为度。

治脚气脚上生风毒疮诸方

夫肾主于脚，若肾虚，风湿所搏，攻于脚膝，则名脚气。因其气血壅滞，湿毒气盛，在于肤腠不得宣通，故令脚上生疮也，若风毒不歇，其疮渐增，多汁肿痛，身体壮热，经久难差也。

治脚气风毒，生疮肿疼痛，心神烦热，宜服犀角散方。

犀角屑（三分） 天麻（三分） 羌活（三分） 枳壳（三分，麸炒微黄，去瓤） 防风（三分，去芦头） 黄芪（三分，锉） 白蒺藜（三分，微炒，去刺） 黄芩（三分） 槟榔（一两） 乌蛇（二两，酒浸，去皮骨，炙微黄） 白鲜皮（三分） 甘草（半两，炙微赤，锉）

右件药，捣罗为散。每服四钱，以水一[70]中盏，入生姜半分，煎至六分，去滓，不计时候温服。

治脚气风毒，生疮肿痛，秦艽散方。

秦艽（一两，去苗） 玄参（一两） 地骨皮（一两） 独活（一两） 黄芪（一两） 枳壳（一两，麸炒微黄，去瓤） 槟榔（一两） 杏仁（一两，汤浸去皮尖双仁，麸炒微黄）

右件药，捣粗罗为散。每服四钱，以水一中盏，煎至六分，去滓，每于食前温服。

治脚气肿盛，生疮久不差，脓血长流，疼痛发歇，漏芦圆方。

漏芦（一两） 葳蕤（一两） 槟榔（一两） 枳壳（一两，麸炒微黄，去瓤） 秦艽（一两，去苗[71]） 防风（半两，去芦头） 独活（半两） 五加皮（三分） 赤芍药（三分[72]） 川大黄（一两，锉碎，微炒） 黄芪（三分，锉） 黄芩（半两） 乌蛇（三两，酒浸，去皮骨，炙微黄）

右件药，捣罗为末，炼蜜和捣三二百杵，圆如梧桐子大。每服，不计时候，以温酒下三十圆。

治脚气风毒壅盛，生疮肿痛不歇方。

牛蒡子（一两，微炒） 枳壳（一两，麸炒微黄，去瓤） 防风（半两，去芦头） 薏苡仁（三分，微炒） 玄参（二分） 独活（一两） 槟榔（一两） 赤芍药（三分） 乌蛇（三两，酒浸，去皮骨，炙微黄）

右件药，捣粗罗为散。每服三钱，以水一中盏，煎至六分，去滓，不计时候温服。

治脚气，脚上生风毒疮，肿疼痛，宜用此淋蘸方

漏芦（三两） 白蔹（三两） 槐白皮（三两） 蒺藜子（二两，微

炒，去刺）　五加皮（三两）　甘草（三两，炙微赤，锉）

右件药，细锉，以水一斗，煮取六升，去滓，看冷暖，于避风处洗之。

又方。

槐白皮（三两）　桑枝（三两）　苦参（一[73]两）　蒴藋（二两）　黄柏（三两）　白矾（一两，研为末）

右件药，锉，以水一斗，煮至六升，去滓，下白矾末，冷热得所，密室中淋洗疮上。

治脚气，脚上生风毒疮肿不差，宜用药敷之方。

蚕沙（二两）　杏仁（一两）　腻粉（半两）

右件药，先于铫子内，炒蚕沙、杏仁令焦黑，捣细罗为散，入腻粉，研令匀，旋旋敷疮上，不过三五度，差。

又方。

菘菜花（一两）　赤小豆（一两半）　黄连（一两，去须）

右件药，捣细罗为散，旋旋敷疮上良。

又方。

烂蚬子壳（一两半）　黄连（一两）　马齿苋菜（三分）

右件药，捣细罗为散，频敷疮上效。

又方。

地骨皮（三两）　苦参（三两）　槐根白皮（三两）　蛇床子（二两）　盐（一两）　羊蹄根（三[74]两）

右件药，细锉和匀，分为三度，每度以浆水五碗，煎五七沸，去滓，看冷暖，渐渐洗之，后以故帛淹干，敷前散子。

治脚气浸酒诸方

治脚气屈弱，言语謇涩，宜服金牙酒方。

金牙（三两，捣碎）　细辛（一两）　茵芋（一两）　干姜（一两，炮裂）　生干地黄（二两）　防风（一两，去芦头）　附子（二两，炮

裂，去皮脐）　蛇床子（一两）　独活（五两）　牛膝（三两，去苗）　石斛（三两，去根）　莽草（二两）

右件药，细锉，以生绢袋盛，用酒二斗，渍六七日后，每于食前，随性暖服之。

治脚气，缓弱无力疼痛，不遂行李，宜服侧子酒方。

侧子（二两，炮裂，去皮脐）　石斛（一两，去根）　独活（二两）　秦艽（一两，去苗）　紫苏茎叶（一两）　仙灵脾（三分）　防风（三分，去芦头）　赤茯苓（三分）　黄芩（三分）　汉防己（三分）　桂心（三分）　丹参（三分）　川椒（半两，去目及闭口者，微炒去汗）　芎䓖（三分）　细辛（半两）　当归（一两）　白术（一两）　威灵仙（一两）　薏苡仁（五合）　黑豆（三合，炒熟）

右件药，细锉，以生绢袋盛，以清酒二斗，浸六七日后，每于食前，随性暖服之。

治脚气屈弱，头运气满，宜服独活酒方。

独活（三两）　干姜（一两，炮裂）　石斛（二两，去苗）　牛膝（二两，去苗）　丹参（一两）　萆薢（二两）　侧子（二两，炮裂，去皮脐）　赤茯苓（二两）　防风（一两，去芦头）　薏苡仁（三两）　山茱萸（二两）　桂心（一两）　白术（一两）　天雄（二两，炮裂，去皮脐）　芎䓖（一两）　秦艽（二两，去苗）　当归（一两）　人参（一两，去芦头）　甘菊花（一两）　生干地黄（三两）

右件药，细锉，用生绢袋盛，以酒二斗，渍六七日后，每于食前，随性暖服之。

治脚气，风毒发歇疼痛，四肢拘急，背项强直，言语謇涩，宜服薏苡仁酒方。

薏苡仁（五[75]两）　羚羊角屑（三两）　防风（三两，去芦头）　川升麻（二两）　秦艽（二两，去苗）　黄芩（二两）　地骨皮（一两）　枳壳（一两，麸炒微黄，去瓤）　羌活（二两）　牛膝（五两，去苗）　五加皮（三两）　独活（二两）　牛蒡子（二两，微炒）　桂心（二两）　大麻仁（五合）　生干地黄（五两）

右件药，锉，用生绢袋盛，以酒三斗，浸六七日后，每于食前，随性暖服之。

治脚气，筋挛拘急，四肢掣痛，或至软脚，亦宜服松节酒方。

松节（一斤） 生干地黄（五两） 桂心（二两） 秦艽（五两，去苗） 防风（二两，去芦头） 牛蒡根（一斤，去皮） 丹参（三两） 萆薢（三两） 苍耳子（三两） 独活（三两） 大麻仁（一升） 牛膝（五两，去苗）

右件药，锉，用绢袋盛，以酒三斗，浸六七日后，每于食前，随性暖服。

治脚气疼痛及光泽肌肤，润养脏腑，酸枣仁酒方。

酸枣仁（三两） 干葡萄（五两） 黄芪（三两） 天门冬（二两，去心） 赤茯苓（三两） 防风（二两，去芦头） 独活（二两） 大麻仁（半斤） 桂心（二两） 羚羊角屑（三两） 五加皮（三两） 牛膝（五两，去苗）

右件药，锉，用生绢袋盛，以酒三斗，浸六七日后，每于食前，随性暖服之。

治脚气发动，烦热疼痛，筋脉拘急，行李不得，宜服五加皮圆[76]方。

五加皮（三两） 薏苡仁（五两） 羚羊角屑（三两） 防风（三两，去芦头） 生干地黄（半斤） 独活（二两） 牛蒡根（半斤，去皮） 桂心（一两） 牛膝（五两，去苗） 黑豆（半斤，炒熟） 海桐皮（二两） 大麻仁（半两）

右件药，锉，用生绢袋盛，以无灰酒三斗，浸六七日，每于食前，随性暖服。

治脚气，肿满，烦疼，少力，宜服此生干地黄酒方。

生干地黄（一斤） 杉木节（五两） 牛蒡根（一斤，去皮） 丹参（三两） 牛膝（五两，去苗） 大麻仁（半斤） 防风（三两，去芦头） 独活（三两） 地骨皮（三两）

右件药，锉，用生绢袋盛，以酒三斗，浸六七日，每于食前，随性暖服之。

治脚气，风毒湿痹，筋脉挛急疼痛，宜服附子酒方。

附子（五两，炮裂，去皮脐） 独活（五两）

右件药细锉，以酒五升，渍五六日后，每于食前，随性暖服之。

治脚气肿满，小腹痹闷，宜服此方。

右以大麻仁一升[77]，研碎，以酒五升，渍三宿后，每于食前，随性暖服。

治脚气摩风毒膏药诸方

治江南风毒，脚气肿满及筋脉拘急疼痛，宜用野葛膏摩方。

野葛（二[78]两） 蛇衔（二两） 犀角屑（二两） 乌头（二两，去皮脐） 桔梗（二两） 茵芋（二两） 防风（三两） 川椒（二两） 干姜（二两） 巴豆（一两，去皮心） 川升麻（二两） 细辛（二两） 雄黄（一两，细研） 鳖甲（一两）

右件药，捣筛，用绵裹，以酒二升，渍一宿，以不中水猪膏五斤，和前药，于微火上，煎令药色变黄，勿令焦黑，膏成，绞去滓，乃下雄黄，搅令匀，每日三两度，用少许炙手摩之。

治脚气风毒，肿满疼痛，莽草膏方。

莽草（三分） 牡丹（半两） 川椒（一两，去目） 藜芦（三分） 芫花（半两） 川大黄（一两） 皂荚（半两） 附子（三分，炮裂，去皮脐）

右件药，捣筛，用绵裹，以醋半升，渍一宿，以不中水猪脂一斤，于微火上，煎令药色黄，膏成，绞去滓，收瓷盒中，以摩肿处。

治脚气风毒，肿甚难消，宜用丹参膏方。

丹参（二两） 莽草（一两） 附子（二两，去皮脐） 汉防己（一两） 芎䓖（一两） 川椒（一两，去目） 吴茱萸（一两） 白芷（一两） 沉香（半两） 零陵香（半两） 鸡舌香（半两） 犀角屑（一两） 当归（一两） 商陆（一两） 木香（半两）

右件药，细锉，用绵裹，以醋二升，渍一宿，以好猪脂二斤，慢火煎令药色黄，绞去滓，膏成，以瓷盒盛，每服[79]摩所患处。

治脚气风毒，筋脉拘急，肿满疼痛，汉防己膏方。

汉防己（一两） 野葛（一两半） 犀角屑（一两） 莽草（一[80]两半） 川乌头（一两，去皮脐） 吴茱萸（一两） 川椒（一两，去目）

丹参（一两） 踯躅花（二两） 川升麻（一两） 干姜（一两） 附子（一两，炮裂，去皮脐） 白芷（一[81]两） 当归（一两） 桔梗（一两） 巴豆（一两，去皮心） 雄黄（一两，细研） 蛇衔（一两） 防风（一两，去芦头） 鳖甲（一两）

右件药，细锉，用绵裹，以醋二升，浸一宿，以猪脂三斤，慢火煎令药色黄，膏成，绞去滓，以瓷盒盛，每取摩所患处。

治脚气风毒疼痛及缓弱无力，附子膏方。

附子（二两，去皮脐） 吴茱萸（一两） 川椒（一两，去目） 白芷（二两） 前胡（一两，去芦头） 芎䓖（一两） 白术（一两） 桂心（一两） 当归（二两） 细辛（一两） 汉防己（一两）

右件药，细锉，用绵裹，以醋二升，渍一宿，用猪脂三斤，慢火煎令药色黄，膏成，绞去滓，以瓷盒盛，每取摩所患处。

治脚气淋蘸诸方

治脚气肿满，烦热疼痛不可忽[82]方。

防风（一两，去芦头） 附子（一两，去皮脐） 当归（一两） 天蓼木（三两） 羌活（一两） 细辛（一两） 桑枝（半斤） 槐枝（半斤） 杉木（一斤） 白矾（二[83]两） 茄子根（半斤） 露蜂房（一两） 吴茱萸（一两） 蒴藋（一斤） 水蕻草（一斤） 木鳖子（二两，去壳） 赤小豆（一升[84]）

右件药，细锉和匀，每度用药半斤，以水四斗，煮取三斗，去滓，看冷暖，淋蘸汗出，切宜避风。

治脚气壅闷烦疼，宜蘸脚方。

地菘（半斤） 蒴藋（半斤） 杉木（半斤） 葱白连须（半斤） 蓖麻叶（半斤） 商陆（半斤） 柳白皮（半斤） 防风（三两，去芦头） 汉防己（二两） 白矾（二两） 水蕻草（一斤） 附子（二[85]两） 蛇床子（二两） 细辛（二两）

右件药，细锉，和匀，每度用药半斤，以水四斗，煮取三斗，去滓，看冷暖，于避风处淋蘸，汗出为度。

治风毒脚气久不差，宜淋蘸药方。

羌活（二两）　玄参（半斤）　附子（四枚）　桃白皮（半斤）　杉木（半斤）　防风（六两）　苦参（一斤）　柳白皮（半斤）　白矾（三两）　汉椒（一两）　葱白连须（半斤）

右件药，细锉和匀，每度用药半斤，以水三斗，煮取二斗，看冷暖，于避风处淋蘸，以汗出为效。

治脚气发盛，肿满疼痛不可忍，宜淋蘸方。

黄芦木（半斤）　马齿苋（半斤）　水荭草（一斤）　薏苡仁根（五[86]两）　蒴藋（一斤）　杉木（半斤）　白矾（三两）　葱白连须（半斤）　枳壳（五两）　赤小豆（一升）

右件药，细锉和匀，每度用药半斤，以水三斗，煎取二斗，去滓，入盐半合，渐渐淋蘸，如有汗出，切宜避风。

治脚气，肿硬疼痛，宜淋蘸方。

蓖麻叶（半斤）　水荭（一斤）　杉木（半斤）　川椒（三合）　柳蠹蚺（半斤）　蒴藋（一斤）　白杨树皮（半斤）

右件药，细锉和匀，每用药半斤，以水三斗，煮取二斗，去滓，看冷暖，用蘸脚，每蘸了，如有汗出，切宜避风。

治脚气肿满，大效淋蘸方。

黑豆（五升）　赤小豆（三升）　吴茱萸（一升）　盐（三大合）

右件药，都和匀，每用一升，以水三斗，煮取二斗，去滓，于避风处，稍热淋蘸。

又方。

右以黑驴粪三[87]斗，盐四两，相和，水拌令湿，即于甑上蒸一炊久，取炊汤淋浓汁，稍候热气定，即淋蘸脚，切宜避风。

又方。

水荭草（一斤[88]）　赤小豆（一升）　桑根白皮（一斤）

右件药，细锉和匀，每用半斤，以水三斗，煎至二斗，去滓，看冷暖淋蘸，汗出切宜避风。

又方。

萞麻叶（二斤）

右件药，细锉和匀，分为四度用，每度，以水三斗，煮取二斗，去滓，看冷暖，于避风处淋蘸。

又方。

芫花（半斤）　水蒺茎叶（二斤）　杉木（一斤）

右件药，细锉和匀，每度，用药半斤，以水三斗，煮取二斗，去滓，看冷暖，于避风处淋蘸。

又方。

桑枝（二斤）　枳壳树皮（一斤）　柳枝（三斤）

右件药，细锉和匀，每度，用药半斤，以水三斗，煎至二斗，去滓，看冷暖，于避风处淋蘸。

又方。

五加皮（一斤）　猪椒茎叶（二斤）

右件药，细锉和匀，每度，用药半斤，以水三斗，煎取二斗，去滓，看冷暖，于避风处淋蘸。

又方。

樟木（二斤）　楠木（二[89]斤）

右件药，细锉和匀，每度，用药半斤，以水三斗，煎至二斗，去滓，看冷暖，于避风处淋蘸。

又方。

商陆（二斤）　蒴藋叶（二斤）

右件药，细锉和匀，每度，用药半斤，以水三斗，煎取二斗，去滓，看冷暖，于避风处淋蘸。

又方。

枳壳（一斤）　五加皮（半斤）　踯躅花（一斤）　芫花（五两）

右件药，细锉和匀，每度，用药半斤，以水三斗，煮取二斗，去滓，看冷暖，于避风处淋蘸。

又方。

苍耳子（半斤，捣研）　赤小豆（半斤[90]）　盐（一两）

右件药，以水三斗同煮，以豆烂为度，去滓，看冷暖，于避风处淋蘸。

【校注】

① 史：据文义当为"更"。

② 三：日本抄本作"二"。

③ 清：日本抄本作"滑"字。

④ 二：日本抄本作"一"。

⑤ 一：日本抄本作"二"。

⑥ 二：日本抄本作"一"。

⑦ 二：日本抄本作"一"。

⑧ 项：日本抄本作"烦"字。义长可从。

⑨ 一：日本抄本作"二"。

⑩ 浸：日本抄本作"候"字。

⑪ 皴：日本抄本作"皱"字。

⑫ 二：日本抄本作"一"。

⑬ 脚：其下日本抄本有"气"字。

⑭ 捣：日本抄本作"搏"字，义胜。

⑮ 夹：日本抄本作"交"字。

⑯ 二：日本抄本作"一"。

⑰ 三：日本抄本作"一"。

⑱ 一：日本抄本作"二"。

⑲ 二：日本抄本作"一"。

⑳ 弱：其下日本抄本有"柉"字。

㉑ 一：日本抄本作"二"。

㉒ 一：日本抄本作"二"。

㉓ 半：日本抄本作"三"。

㉔ 二：日本抄本作"三"。

㉕ 一：日本抄本作"二"。

㉖ 香：日本抄本作"通"字。

㉗ 二：日本抄本作"三"。

㉘ 通：日本抄本作"利"字。

㉙ 二：日本抄本作"一"。

㉚ 毒：日本抄本作"每"字。义长可从。

㉛ 二：日本抄本作"三"。

㉜ 寒：日本抄本作"塞"字，义胜。

㉝ 二：日本抄本作"三"。

㉞ 一：日本抄本作"二"。

㉟ 分：日本抄本作"斤"字。

㊱ 两：日本抄本作"分"字。

㊲ 涕：日本抄本作"沸"字。义长可从。

㊳ 七：日本抄本作"十"字。

㊴ 二：日本抄本作"三"。

㊵ 一：日本抄本作"二"。

㊶ 宜服此方，脚气，心腹胀满，喘促壅闷：日本抄本作"治脚气，心腹胀满，喘促壅闷，宜服此方。"

㊷ 牵牛子（二两，微炒） 大麦糵（三分，炒，令微黄） 萝卜子（一两半，微炒） 羌活（一两）：日本抄本作"萝卜子（一两半，微炒） 羌活（一两） 牵牛子（二两，微炒） 大麦糵（三分，炒令微

黄）”。

㊸ 服不计时候，以温酒调下一钱，右件药，捣细罗为散。每钱，以利为度：日本抄本作“右件药，捣细罗为散。每服不计时候，以温酒调下二钱，以利为度”。

㊹ 治：其前原底本有“治脚气，心腹胀满，喘促壅闷，宜服此方……”，与本节第四方重复，删除。

㊺ 二：日本抄本作“一”。

㊻ 风：日本抄本作“气”字，义长可从。

㊼ 服：日本抄本作“腹”字，义长可从。

㊽ 三：日本抄本作“二”。

㊾ 壮：日本抄本作“以”字。

㊿ 问：日本抄本作“闷”字。

51 汤浸去白瓤，焙：此六字底本脱，据日本抄本补。

52 半两：此二字底本脱，据日本抄本补。

53 逆：日本抄本作“通”字。

54 三：日本抄本作“半”字。

55 一：日本抄本作“二”。

56 肚：据文义当为“壮”字。

57 滕：日本抄本作“膝”字，义长可从。

58 生：日本抄本作“汁”字。

59 汤：日本抄本作“浸”字。

60 中：日本抄本作“小”字。

61 一：日本抄本作“二”。

62 和：日本抄本作“利”字，义胜。

63 徐：日本抄本作“除”字，义胜。

64 势：日本抄本作“热”字。

65 强：日本抄本作“壅”字。

66 栝楼㭨：据文义当为“栝楼根”。

67 三：日本抄本作“二”。

68 三：日本抄本作“二”。

69 二：日本抄本作“一”。

70 一：日本抄本作“二”。

71 一两，去苗：此四字底本脱，据日本抄本补。

72 三分：此二字底本无，据日本抄本补。

73 一：日本抄本作“二”。

74 三：日本抄本作“一”。

75 五：日本抄本作“半”字。

76 圆：日本抄本作“酒”。

77 升：日本抄本作“斤”字。

78 二：日本抄本作“三”。

79 服：日本抄本作“取”字，义长可从。

80 一：日本抄本作“二”。

81 一：日本抄本作“二”。

82 忽：日本抄本作“忍”，义长可从。

83 二：日本抄本作“一”。

84 升：日本抄本作“斤”字。

85 二：日本抄本作“一”。

86 五：日本抄本作“半”字。

87 三：日本抄本作“二”。

88 一斤：日本抄本作“二升”二字。

89 二：日本抄本作“三”。

90 斤：日本抄本作“升”字。

卷第四十六

咳嗽论

夫咳嗽者，由肺感于寒，而成咳嗽也。肺主气，合于皮毛，邪之初伤，先客于皮毛，故肺先受之。五脏与六腑为表里，皆禀气于肺，以四时更王，五脏六腑皆有咳嗽，各以其时，感于寒而受病，故以咳嗽形证不同。五脏之咳者，乘秋则肺先受之，肺嗽之状，嗽而喘息，有音声，甚则唾血。乘夏则心受之，心嗽之状，嗽则心痛，喉中介介如哽，甚则咽肿喉痹。乘春则肝受之，肝嗽之状，嗽则两胁下痛，甚则不可转运，两胁下满。乘季夏则脾受之，脾嗽之状，嗽则右胁下痛，阴阴引于背髆，甚则不可动，动则嗽。冬则肾受之，肾嗽之状，嗽则腰痛相引而痛，甚则嗽而唾，此五脏之嗽也。五脏嗽久不已，则传与六腑，脾嗽不已，则胃受之，胃嗽之状，嗽而呕，甚则长虫出。肝嗽不已，则胆受之，胆嗽之状，嗽即呕吐胆汁。肺嗽不已，大肠受之，大肠嗽之状，嗽而大肠利也。心嗽不已，则小肠受之，小肠嗽之状，嗽而失气，气与嗽俱出。肾嗽不已，则膀胱受之，膀胱嗽之状，嗽而遗溺。久嗽不已，则三焦受之，三焦嗽之状，嗽而腹满，不欲食饮，此皆寒气聚于胃，关于肺，使人多涕唾而面浮肿气逆也。又有十种嗽，一曰风嗽，因语便嗽，语不得终是也。二曰寒嗽，因饮冷食，寒注入于胃，从肺脉上气内外合之而嗽是也。三曰支嗽，心下硬满，嗽则引痛，其脉来迟是也。四曰肝嗽，嗽而引胁下痛是也。五曰心嗽，嗽而唾血，引手太阳是也。六曰脾嗽，嗽而涎出，续续不止，引于腹胃是也。七曰肺嗽，嗽引颈项而吐涎沫是也。八曰肾嗽，嗽则耳聋无所闻，引腰脐中是也。九曰胆嗽，嗽而引头痛口苦是也。十曰肺萎嗽，嗽而唾脓血是也。诊其右手寸口脉浮，则为阳，阳实者，病则腹满，喜气喘嗽，脉微大为肝痹，嗽引小腹也。咳嗽脉浮大者生，沉小伏匿者死。

治久咳嗽诸方

夫久咳嗽者，由肺虚极故也，肺气既虚，为风寒所搗[①]，连滞岁月而嗽也，此皆阴阳不调，气血虚弱，风冷之气搏于经络，留积于内，邪正相并，气道壅涩，则咳嗽而经久不差也。

治久咳嗽，胸中气不利，宜服百合散方。

百合（一两） 紫苏子（三分，微炒） 桑根白皮（一两，锉） 紫菀（三分，去苗土） 甘草（半两，炙微赤，锉） 款冬花（三分） 汉防己（三分） 贝母（三分，煨微黄） 杏仁（半两，汤浸去皮尖双仁，麸炒微黄） 人参（三分，去芦头） 赤茯苓（一两） 麻黄（一两，去根节） 桔梗（半两，去芦头）

右件药，搗粗罗为散。每服五钱，以水一大盏，入生姜半分、枣三枚，煎至五分，去滓，不计时候温服。

治久咳嗽不差，木乳散方。

皂荚树白皮（二两，涂酥炙微黄） 贝母（一两，煨微黄） 枳壳（一两，麸炒微黄，去瓤） 麻黄（一两，去根节） 百合（一两） 甘草（半两，炙微赤，锉）

右件药，搗粗罗为散。每服三钱，以水一中盏，入生姜半分，煎至六分，去滓，温服，日三四服。

治久嗽不止，紫菀散方。

紫菀（三两，去苗土） 款冬花（三两）

右件药，搗粗罗为散。每服三钱，以水一中盏，入生姜半分，煎至六分，去滓，温服，日三四服。

治久肺气咳嗽，涕唾稠黏，上气喘急，蛤蚧圆方。

蛤蚧（一对，头尾全者，涂酥炙令微黄） 汉防己（半两） 贝母

（半两，煨令微黄） 甜葶苈（半两，隔纸炒令紫色） 桑根白皮（一两，锉） 蝉壳（半两） 猪苓（半两，去黑皮） 赤芍药（半两） 陈橘皮（三分，汤浸去白瓤，焙） 人参（半两，去芦头） 甘草（一分，炙微赤，锉） 五味子（半两）

右件药，捣罗为末，炼蜜和捣五七百杵，圆如梧桐子大，每于食后，以温粥饮下三十圆。

治久咳嗽，上气不差，宜服紫苏子圆方。

紫苏子（一两） 五味子（一两） 萝卜子（一两，微炒） 桑根白皮（一两，锉） 皂荚（三两，去黑皮，涂酥炙微黄，去子） 甜葶苈（二两，隔纸炒令紫色）

右件药，捣罗为末，炼蜜和捣三二百杵，圆如梧桐子大。每服，以枣煮粥饮，下二十圆，日三四服。

治久咳嗽不差方。

兔粪（一两，干者） 硇砂（三分） 胡桐律（一分）

右件药，捣罗为末，炼蜜和圆，如梧桐子大。每服，以粥饮下三十圆，日三四服。

治一切喘嗽久不差，甜葶苈圆方。

甜葶苈（一两，隔纸炒令紫色） 人参（三分，去芦头） 赤茯苓（三分） 蛤蚧（一对，头尾全者，涂酥，炙令微黄） 杏仁（一两，汤浸去皮尖双仁，麸炒微黄）

右件药，捣罗为末，以枣肉和圆，如梧桐子大。每服，以粥饮下三十圆，日三四服。

治久咳嗽，肌体虚羸，不思食饮，宜服此方。

柏子仁（二[②]两） 五灵脂（一两） 甜葶苈（一两，隔纸炒令紫色） 虾蟆头（一枚，烧灰） 杏仁（一两，汤浸去皮尖双仁，麸炒微黄）

右件药，捣罗为末，炼蜜和圆，如梧桐子大。每服，以温粥饮下二十圆，日三四服。

治久肺气咳嗽，鹿角胶煎方。

鹿角胶（一[③]两，捣碎，炒令微黄） 赤茯苓（一两） 紫菀（一两，去苗土） 紫苏子（二两，微炒） 贝母（一两，煨微黄） 百合（一两）

以上六味捣罗为末。

杏仁（二两，汤浸去皮尖双仁，麸炒微黄，研如膏） 生地黄汁（五合） 生姜汁（三合） 白蜜（八两） 牛酥（五合）

右件药，都一处，与地黄汁等相和，搅令匀，于银器中，以慢火煎成膏。每于食后，含半枣大咽津。

又方。

百部根（五斤，生者）

右件药，捣绞取汁，入蜜一斤，煎之如饧，每服一匙，以温粥饮调服，日三四服。

又方。

款冬花（一两）

右件药，捣罗为末，炼蜜和圆，如半枣大。以绵裹一圆，含咽津，日四五服。

治咳嗽久不差，神验方。

皂荚（五梃，不蚛[④]者，去黑皮，涂酥炙令黄焦，去子）

右件药，捣罗为末，炼蜜和圆，如梧桐子大。每于食后，以桑白皮汤下十圆。

治积年咳嗽诸方

夫肺感于寒，即成咳嗽，或脏腑气虚，形寒饮冷，而伤于肺，肺气不足，为邪所乘，连滞岁月，传于五脂[⑤]六腑，嗽而不已，则积年不差也。其候，嗽而腹满，不欲饮食，寒气聚于内，而攻于肺，胸中满急，气逆不顺，故令咳嗽不止也。

治积李[6]咳嗽，宜服川椒圆方。

川椒（一两，去目及闭口者，微炒去汗）　桑根白皮（一两，锉）　芫花根皮（一两，去土）　款冬花（一两）　紫菀（一两，去苗土）　代赭（一两，细研）　细辛（一两）　伏龙肝（一两）

右件药，捣罗为末，用煮熟精羊肉研烂，和圆如梧桐子大。每于食后，以温粥饮下二十圆。

治积季肺气喘嗽，宜服含化密陀僧圆方。

密陀僧（二两，绵裹，用萝卜煮一炊时）　银箔（五十片）　黄丹（一两，炒令紫色）　绿豆粉（半两）　腻粉（半分）　胡粉（半两，炒令黄色）　金箔（五十片）　葛粉（半两）

右件药，都研为末，煮枣肉和圆，如半枣大。每临卧时，绵裹一圆，含咽津。

治积季咳嗽，肺气不利，喘急，宜服此方。

臭黄（一两）　贝母（一两，煨微黄）　乱发（半两，烧灰）　甜葶苈（一两，隔纸炒令紫色）

右件药，捣罗为末，熔蜡和圆，如半枣大。每夜，绵裹一圆，含咽津。

治积季咳嗽，喉中哑声，宜服芫花根圆方。

芫花根皮（三分，去土）　贝母（一两，煨微黄）　款冬花（三分）　百部根（一两）　杏仁（三分，汤浸去皮尖双仁，麸炒）　五味子（三分）　蜈蚣（半枚，微炒）　桑根白皮（一两，锉）　麻黄（一两，去根节）　皂荚（半两，去黑皮，涂酥炙微黄焦，去子）　紫菀（一两，去苗土）

右件药，捣罗为末，炼蜜和捣五七百杵，圆如梧桐子大。每服，煎枣汤下十圆，日三四服。

治积季咳嗽气奔，宜服含化海藻圆方。

海藻（三分，汤浸，去咸味）　麦门冬（一两半，去心，焙）　昆布（三分，汤洗，去咸味）　干姜（半两，炮裂，锉）　细辛（半两）　文蛤（半两）　桂心（半两）　川椒（半两，去目及闭口者，微炒去汗）

右件药，捣罗为末，炼蜜和捣三五百杵，圆如半枣大。不计时候，以绵裹一圆，含咽津。

治积季咳嗽方。

皂荚（二两，刮去黑皮，涂酥，炙微黄焦，去子）　干姜（一两，炮裂，锉）　桂心（一两）

右件药，捣罗为末，炼蜜和圆，如梧桐子大。每于食后，以粥饮下五圆。

又方。

特生礜石（一两，黄泥裹烧半日）　款冬花（一两）　豉（二百粒）　巴豆（十枚，去皮心研，纸裹压去油）

右件药，捣罗为末，研入巴豆令匀，炼蜜和圆，如绿豆大。每日空心，以粥饮下三圆。

治咳嗽积季不差，胸膈干痛不利，宜服此方。

紫菀（一两，去苗土，捣罗为末）　杏仁（二两，汤浸去皮尖双仁，麸炒微黄，别捣研如膏）　白蜜（四两）　酥（二两）

右件药，都入银器内，以慢火煎成膏，不计时候，服半枣大。含化咽津。

又方。

莨菪子（一两，水淘去浮者，水煮令芽出，候干却炒令黄黑色，捣末）　酥（四两）　枣（四十枚）

右件药，都入铫子内，以慢火煎，候枣皮焦，取枣去皮核，食七枚，日二服。

治积季冷嗽，芫花煎方。

芫花（二两，醋拌炒，令干）　干姜（三两，炮裂[7]，锉，捣罗为末）

右先以水五升，煮芫花，取汁一升，去滓，内干姜末，入蜜一升，合煎之如膏。每于食后，以温粥饮，调半茶匙服之。

治卒咳嗽诸方

夫肺主于气，通于皮毛，若人气血不足，腠理开疏，或触冒风寒，为邪所中，或运动劳役，汗出伤风，邪冷之气，忽搏于肺，故令卒咳嗽也。

治卒咳嗽，胸膈不利，痰涎喘急，宜服贝母煎方。

贝母（一两，煨微黄） 紫菀（一两，去苗土） 五味子（半两） 百部（半两） 杏仁（一两，汤浸去皮尖双仁，麸炒微黄） 甘草（半两，炙微赤，锉） 桑根白皮（一两，锉） 白前（半两）

右件药，并细锉，以水五大盏，煎至一大盏半，去滓，入生地黄汁五合、生麦门冬汁三合、白蜜三合、酥二两于银锅内，以慢火煎成膏，收于不津器中，不计时候，服一茶匙，含化咽津。

治卒咳嗽，胸膈不利，宜服此方。

豉（一两） 干姜（半两，炮裂，锉） 杏仁（一两，汤浸去皮尖双仁，麸炒微黄）

右件药，都捣筛为散，以水三大盏，煎至一盏半，去滓，内飴[8]糖一两，更煎令化，分为三服，一日服尽。

治卒咳嗽，肺壅面肿，心胸不利方。

甜葶苈（一两，隔纸炒令紫色，捣） 大枣（一十枚，擘破）

右件药，以水二大盏，煎至一盏，去滓，分为三服，不计时候温服。

治卒咳嗽，肺壅痰滞，上焦不利方。

松木屑（一两[9]） 皂荚（二两，去黑皮，涂酥炙微黄焦，去子）

右件药，捣罗为末，炼蜜和圆，如梧桐子大。每服，以粥饮下十圆，日三四服。

治卒咳嗽，日夜不止方。

杏仁（五两，汤浸去皮尖双仁，麸炒微黄） 生姜（二两，去皮，切）

右件药，入炼了蜜和，熟捣，圆如梧桐子大。每服，以粥饮下二十圆，日四服。

治卒咳嗽不止方。

白蚬壳（不计多少净洗）

右捣研令细。每服，以粥饮调下一钱，日三四服。

又方。

浮石（二两）

右捣罗为末，炼蜜和圆，如梧桐子大。每服，以粥饮下十圆，日三四服。

又方。

右取梨去皮核，捣绞取汁一大盏，入椨[10]四十粒，煎五七沸，去滓，又纳黑饧四两，更煎成膏，不计时候，服一茶匙，含化咽津。

治肺寒卒咳嗽方。

细辛（半两，捣为末）　杏仁（半两，汤浸去皮尖双仁，麸炒微黄，研如膏）

右件药，于铛中熔蜡半两，次下酥一分，入细辛、杏仁，圆如半[11]枣大。不计时候，以绵裹一圆，含化咽津。

又方。

杏仁（一两，汤浸去皮尖双仁，麸炒微黄，研如膏）　甘草（一分，炙微赤，锉）　桂心（半两）

右件药，捣罗为末，与杏仁同研令匀，炼蜜和圆，如半[12]枣大。不计时候，以绵裹一圆，含化咽津，以差为度。

又方。

桂心（半两）　附子（一两，炮裂，去皮脐）

右件药，捣罗为末，炼蜜和圆，如半枣大。不计时候，以绵裹一圆，含化咽津。

治卒咳嗽不止，胸膈气壅滞方。

右取桃仁一升，去皮尖，麸炒令黄，细研，内瓶中盛，以酒五升浸，密封三日后，每服，暖一小盏饮之，日三四服。

治气嗽诸方

夫肺主于气，若肺虚，则风寒入于经络，而成咳嗽也。此皆由脏腑不调，阴阳否塞，阳气外虚，阴气内积，邪冷之气，上攻于肺，肺气不足，为邪所搏，则嗽而多气，故曰气咳。

治气嗽，肠胃中痛，邪冷气上攻，肺脏不调，宜服诃黎勒散方。

诃黎勒皮（一两半） 熟干地黄（一两） 附子（三分，炮裂，去皮脐） 甘草（半两，炙微赤，锉） 桂心（三分） 黄芪（三分，锉） 紫菀（三分，去苗土） 五味子（三分） 木香（三分） 人参（三分，去芦头） 桃仁（三分，汤浸去皮尖双仁，麸炒微黄） 当归（三分，锉，微炒）

右件药，捣筛为散。每服四钱，以水一中盏，入生姜半分、枣三枚，煎至六分，去滓，温服，日三服。

治气嗽，呼吸短气，心胸不利，可思饮食，宜服干姜散方。

干姜（半两，炮裂，锉） 桂心（半两） 款冬花（半两） 细辛（三分） 白术（三分） 甘草（三分，炙微赤，锉） 附子（一两，炮裂，去皮脐） 五味子（三分） 木香（三分）

右件药，捣筛为散。每服三钱，以水一中盏，入枣二枚，煎至六分，去滓，温服，日三服。

治气嗽，心胸滞闷，四肢不和，宜服人参散方。

人参（一两，去芦头） 杏仁（三分，汤浸去皮尖双仁，麸炒微黄） 干姜（三分，炮裂，锉） 麻黄（三分，去根节） 桂心（半两） 甘草（半两，炙微赤，锉） 五味子（三分） 紫菀（三分，去苗土） 陈橘皮（三分，汤浸去白瓤，焙）

右件药，捣筛为散。每服四钱，以水一中盏，入枣二枚，煎至六分，去滓，温服，日三服。

治气嗽，胸满短气，不欲饮食，宜服五味子散方。

五味子（一两） 桂心（一两） 甘草（三分，炙微赤，锉） 细辛（三分） 干姜（三[13]分，炮裂，锉） 紫菀（三分，去苗土） 麻黄（三分，去根节） 陈橘皮（半两，汤浸去白瓤，焙）

右件药，捣筛为散。每服三钱，以水一中盏，入枣二枚，煎至六分，去滓，温服，日三服。

治气嗽，心胸不利，少思饮食方。

干姜（三分，炮裂，锉） 紫苏子（一两，微炒） 甘草（半两，炙

微赤，锉） 桔梗（三分，去芦头） 杏仁（三分，汤浸去皮尖双仁，麸炒微黄） 陈橘皮（一两，汤浸去白瓤，焙）

右件药，捣粗罗为散。每服四钱，以水一中盏，入枣二枚，煎至五分，去滓，温服，日三服。

治气嗽，兼下焦虚惫，冷气上攻，胸膈喘满，不下饮食，宜服紫菀圆方。

紫菀（一两，去苗土） 贝母（一两，煨微黄） 百部（一两） 款冬花（一两） 五味子（一两） 半夏（一两，汤浸七遍去滑） 射干（一两） 芫花根皮（一两，去土） 紫苏子（一两，微炒） 干姜（一两，炮裂，锉） 陈橘皮（一两，汤浸去白瓤，焙） 白石英（二两，细研，水飞过） 钟乳粉（二两） 杏仁（二两，汤浸去皮尖双仁，麸炒微黄）

右件药，捣罗为末，炼蜜和捣五七百杵，圆如梧桐子大。每服，以粥饮下三十圆，日三服。

治气嗽不止，下焦风冷上攻于肺，心胸短气，四肢羸弱，饮食无味，虚损不足，宜服熟干地熟圆方。

熟干地黄（二两） 桂心（一两） 山茱萸（一两） 五味子（一两） 肉苁蓉（一两，酒浸一宿，刮去皴皮，炙令干） 丹参（一两） 泽泻（一两） 甘草（一两，炙微赤，锉） 钟乳粉（二两） 白茯苓（二两）

右件药，捣罗为水[14]，炼蜜和捣三五百杵，圆如梧桐子大。每服，以温水下三十圆，日三服。

治气嗽，心胸不利，喘息短气，宜服杏仁煎方。

杏仁（五两，汤浸去皮尖双仁，麸炒微黄） 五味子（二两，捣罗为末） 白蜜（五合） 酥（二合） 生姜汁（一合） 贝母（二两，煨令微黄，为末） 紫苏子（三两，以水五合，研滤取汁）

右件药，先研杏仁如膏，都与诸药合煎令稠，不计时候，服一茶匙，含化咽之。

治暴热咳嗽诸方

夫肺主于气，气为阳，阳盛则生热也，此皆脏腑不调，经络否涩，邪热客于上焦，气道不利，痰实积聚，胸中烦闷，故令咳嗽也。

治暴热咳嗽气促，背膊劳痛，饮食减少，宜服紫菀散方。

紫菀（一两，去苗土） 麦门冬（一两，去心，焙） 川升麻（一两） 木通（一两半，锉） 前胡（一两半，去芦头） 赤茯苓（二两） 贝母（一两，煨微黄） 大腹皮（一两，锉） 子芩（一[15]两） 甘草（三分，炙微赤，锉）

右件药，捣筛为散。每服五钱，以水一大盏，入生姜半分，煎至五分，去滓，不计时候温服。

治肺气暴热咳嗽，气满喘急，宜服百部散方。

百部（一两） 赤茯苓（二两） 百合（一两） 桑根白皮（一两，锉） 木通（一两，锉） 甘草（半两，炙微赤，锉） 柴胡（一两，去苗） 枳壳（一两，麸炒微黄，去瓤） 赤芍药（三分） 郁李仁（三分，汤浸去皮，微炒）

右件药，捣筛为散。每服五钱，以水一大盏，入生姜半分，煎至五分，去滓，不计时候温服。

治暴热咳嗽，心肺气壅，胸膈烦疼，四肢无力，宜服白前散方。

白前（三[16]分） 杏仁（半两，汤浸去皮尖双仁，麸炒微黄） 紫菀（半两，去苗土） 桑根白皮（三分，锉） 甘草（半两，炙微赤，锉） 麦门冬（一两，去心） 紫苏茎叶（三分） 陈橘皮（三分，汤浸去白瓤，焙）

右件药，捣筛为散。每服三钱，以水一中盏，入生姜半分，煎至六分，去滓，不计时候温服。

治暴热咳嗽，牵引腹胁及头痛方。

贝母（一两，煨微黄） 石膏（二两） 紫菀（一两，去苗土） 川升麻（一两） 杏仁（一两，汤浸去皮尖双仁，麸炒微黄） 天门冬（二两，去心）

右件药，捣筛为散。每服五钱，以水一大盏，入生姜半分、白饧半分，煎至五分，去滓，不计时候温服。

治肺气暴热，大便不通，时时咳嗽，喘息促急，宜服柴胡散方。

柴胡（一两，去苗） 甘草（半两，炙微赤，锉） 桑根白皮（一两，锉）　鳖甲（一两，涂醋炙令黄，去裙襕）　槟榔（一两）　旋覆花（半两）　川大黄（二两，锉碎，微炒）　桔梗（一两，去芦头）

右件药，捣粗罗为散。每服五钱，以水一大盏，入生姜半分，煎至五分，去滓，放温，不计时候服之。

治肺气暴热咳嗽，心胸不利，或时烦喘，天门冬圆方。

天门冬（二两，去心，焙）　射干（半两）　肉桂（半两，去皴[17]皮）　黄芪（三分，锉）　杏仁（一两，汤浸去皮尖双仁，麸炒微黄）　栝楼根（一两）　玄参（半两）　远志（半两，去心）　百部（一两）　紫菀（一两，去苗土）　马兜铃（一两）

右件药，捣罗为末，炼蜜和捣三二百杵，圆如梧桐子大。每服，以温水下二[18]十圆，日四五服。

治暴热咳嗽，心胸烦闷，口舌干燥，上焦壅滞，宜服麦门冬煎方。

生麦门冬汁（四合）　生地黄汁（一升）　酥（三合）　生姜汁（二合）　白砂糖（三合）　白蜜（五合）　贝母（二[19]两，煨微黄）　五味子（二[20]两）　赤茯苓（二两）　射干（一两半）　杏仁（二两，汤浸去皮尖双仁，麸炒微黄，别捣如膏）

右件药，先捣罗贝母等四味为末，入麦门冬汁、杏仁膏等，于银锅内，都搅令匀，以慢火煎成膏，收于不津器中，不计时候，取一茶匙，含化咽津。

治心肺暴热，咳嗽不止，宜服生地黄煎方。

生地黄汁（五合）　生姜汁（一合）　白蜜（三[21]两）　麻黄（二两，去根节）　杏仁（二两，汤浸去皮尖双仁，麸炒微黄）　白前（一两）　甘草（一两，炙微赤，锉）

右件药，先捣罗麻黄、白前、甘草三味为末，于银锅中，内地黄汁等，下诸药末，以慢火熬成膏，收于不津器中，不计时候，服一茶匙，含化咽津。

治咳嗽喘急诸方

夫五脏皆禀气于肺，若肺气虚，为风冷所乘，使经络否涩，气不宣通，则肺壅胀，胀则气逆，则心胸满塞，故令咳嗽喘急也。

治咳嗽喘急，胸膈烦闷，宜服马兜铃散方。

马兜铃（一两） 桑根白皮（一两，锉） 川升麻（半两） 灯心（三大束） 甘草（三分，炙微赤，锉） 大腹皮（一两，锉） 赤茯苓（一两） 枳壳（一两，麸炒微黄，去瓤）

右件药，捣筛为散。每服五钱，以水一大盏，入生姜半分，煎至五分，去滓，不计时候温服。

治咳嗽喘急，咽喉不利，胸中似物妨塞，紫菀散方。

紫菀（一两，去苗土） 桑根白皮（一两，锉） 款冬花（半两） 葳蕤（半两） 柴胡（三分，去苗） 桔梗（一两，去芦头） 甘草（半两，炙微赤，锉） 赤茯苓（一两） 川升麻（三分） 射干（半两） 枳壳（一两，麸炒微黄，去瓤）

右件药，捣粗罗为散。每服五钱，以水一大盏，入生姜半分，煎至五分，去滓，不计时候温服。

治咳嗽喘急，面目四肢浮肿，宜服马兜铃散方。

马兜铃（一两） 人参（一两，去芦头） 贝母（一两，煨微黄） 甘草（一两，炙微赤，锉） 杏仁（一两，汤浸去皮尖双仁，麸炒微黄） 甜葶苈（一两，隔纸炒令紫色） 麻黄（一两，去根节） 知母（一两） 皂荚（一两，去黑皮，涂酥炙焦黄，去子） 五灵脂（一两） 威灵仙（一两） 桑根白皮（一两，锉） 款冬花（一两） 陈橘皮（一两，汤浸去白瓤，焙） 黄明胶（二两，捣碎，炒令黄燥）

右件药，捣粗罗为散。每服五钱，以淡浆水一中盏，煎至六分，去滓，不计时候温服。

治咳嗽喘急，坐卧不得，宜服此方。

汉椒（一两，去目及闭口者，炒令汗出） 猪牙皂荚（一两，去黑皮，涂酥炙微黄焦，去子） 干姜（三分，炮裂，锉） 甜葶苈（三分，隔纸炒令紫色）

右件药，捣罗为末，用枣肉和圆，如梧桐子大。每服，不计时候，以桑根白皮汤下二十圆。

治咳嗽喘急，腹胁坚胀，小便不利，宜服杏仁圆方。

杏仁（三两，汤浸去皮尖双仁，麸炒微黄，别研如膏） 桂心（一两） 马兜铃（一两） 枳壳（一两，麸炒微黄，去瓤） 甜葶苈（一两，隔纸炒令紫色） 瞿麦穗（一两） 木通（一两，锉） 大腹皮（一两，锉）

右件药，捣罗为末，以杏仁膏，入少炼蜜，同和圆，如梧桐子大。每服，不计时候，煎枣汤下三十圆。

治咳嗽喘急方。

雌黄（一分） 雄黄（一[22]分） 杏仁（七枚，汤浸去皮尖双仁，麸炒微黄）

右件药，细研为末，以蟾酥和圆，如粟米大。不计时候，以灯心煎汤下三圆。

治咳嗽喘急，形体虚羸，不思食饮，宜服紫苏子煎方。

紫苏子（五合，微炒） 生地黄汁（一升） 麦门冬汁（五合） 白前（一两） 生姜汁（一[23]合） 贝母（一两，煨微黄） 人参（一两，去芦头） 白蜜（一升） 杏仁（五两，汤浸去皮尖双仁，麸炒微黄） 紫菀（二两，去苗土） 五味子（一两）

右件药，六味捣罗为末，以诸药汁及杏膏等，同于银锅中，搅令匀，以慢火煎成膏，于不津器中盛，不计时候，服一茶匙，含化咽津。

治咳嗽，上气喘急方。

甜葶苈（一两，隔纸炒令紫色） 桑根白皮（一两，锉）

右件药，捣细罗为散。每以水一中盏，入灯心一[24]束、大枣五枚，煎至六分，去滓，每于食后，调下散药三钱。

治咳嗽短气诸方

夫肺主于气，候于皮毛，气虚，为寒客于皮毛，入伤于经络，肺气不足，则成咳嗽，天气温，则宣和，得寒则否涩，虚则气不足，而为寒所迫，聚于肺间，不得宣发，故令咳嗽而短气也。

治咳嗽，胸中不利，痞满短气，心中时悸，手足烦，不欲食，时恶寒，海藻散方。

海藻（一两，洗去咸味）　赤茯苓（一[25]两）　半夏（三分，汤洗七遍，去滑）　五味子（一两）　细辛（三分）　杏仁（三分，汤浸去皮尖双仁，麸炒微黄）

右件药，捣筛为散。每服三钱，以水一中盏，入生姜半分，煎至六分，去滓，不计时候温服。

治咳嗽，胸膈中寒，短气不足，宜服五味子散方。

五味子（一两）　前胡（一两半，去芦头）　紫菀（三分，去苗土）　甘草（三分，炙微赤，锉）　桂心（三分）　吴茱萸（半两，汤浸七遍，焙干，微炒）

右件药，捣筛为散。每服三钱，以水一中盏，入生姜半分、枣一[26]枚，煎至六分，去滓，不计时候温服。

治咳嗽短气，腹胁痛，宜服诃黎勒散方。

诃黎勒皮（三分）　陈橘皮（三分，汤浸去白瓤，焙）　人参（一两，去芦头）　桔梗（三分，去芦头）　吴茱萸（半两，汤浸七遍，焙干，微炒）　甘草（半两，炙微赤，锉）　杏仁（三分，汤浸去皮尖双仁，麸炒微黄）

右件药，捣筛为散。每服三钱，以水一中盏，入生姜半分，煎至六分，去滓，不计时候温服。

治咳嗽短气，体虚烦热，发作无时，宜服紫苏散方。

紫苏茎叶（一两）　贝母（三分，煨令微黄）　紫菀（三分，去苗土）　麦门冬（三分，去心）　陈橘皮（半两，汤浸去白瓤，焙）　甘草（半两，炙微赤，锉）　桑根白皮（三分，锉）　赤茯苓（三分）　五味子（三分）

右件药，捣筛为散。每服四钱，以水一中盏，入生姜半分，煎至六分，去滓，不计时候温服。

又方。

麻黄（三两，去根节）　桂心（半两）　甘草（半两，炙微赤，锉）　干姜（一分，炮裂，锉）　杏仁（三分，汤浸去皮尖双仁，麸炒微黄）

右件药，捣筛为散。每服三钱，以水一中盏，煎至六分，去滓，不计时候温服。

治咳嗽短气，不得喘息，时发寒热，胸中迫满方。

五味子（一两） 甘草（一两，炙微赤，锉） 紫菀（一两，去苗土） 桂心（一两） 麻黄（一两，去根节） 干姜（半两，炮裂，锉） 细辛（半两）

右件药，捣粗罗为散。每服三钱，以水一中盏，入枣二枚，煎至六分，去滓，不计时候温服。

治咳嗽短气，不能饮食，胡椒理中圆方。

胡椒（一两） 荜茇（一两） 干姜（一两，炮裂，锉） 款冬花（一两） 甘草（一两，炙微赤，锉） 陈橘皮（一两，汤浸去白瓤，焙） 高良姜（一两，锉） 细辛（一两） 白术（一两）

右件药，捣罗为末，炼蜜和捣三二百杵，圆如梧桐子大。不计时候，以粥饮下二十圆。

治肺气咳嗽，气短不得睡卧，紫菀圆方。

紫菀（一两，去苗土） 汉防己（一两） 贝母（一两，煨微黄） 人参（一两，去芦头） 款冬花（一两） 桑根白皮（一两，锉） 天门冬（一两半，去心，焙） 木香（一两） 甜葶苈（一两，隔纸炒令紫色） 甘草（半两，炙微赤，锉） 杏仁（半两，汤浸去皮尖双仁，麸炒微黄） 槟榔（一两）

右件药，捣罗为末，炼蜜和捣三五百杵，圆如梧桐子大。不计时候，以粥饮下二十圆。

治咳嗽，短气喘急，宜服此方。

麻黄（二两，去根节） 甘草（一两，炙微赤，锉） 甜葶苈（一两，隔纸炒令紫色） 赤茯苓（一两） 杏仁（一两，汤浸去皮尖双仁，麸炒微黄，研如膏）

右件药，捣罗为末，炼蜜和捣三五百杵，圆如梧桐子大。每服，不计时候，以粥饮下二十圆。

治咳嗽上气诸方

夫咳嗽上气者，为肺气有余也，肺感于寒，甚者则成咳嗽。肺主气，气有余，则喘咳上气，此为邪搏于气，气壅滞不得宣发，是为有余，故咳嗽而上气也。其状，喘嗽上气，多涕唾，面目浮肿，而气逆也。

治咳嗽上气，宜服麻黄散方。

麻黄（一两，去根节） 甘草（半两，炙微赤，锉） 阿胶（一两，捣碎，炒令黄燥） 干姜（三分，炮裂，锉） 杏仁（一两，汤浸去皮尖双仁，麸炒微黄）

右件药，捣筛为散。每服三钱，以水一中盏，入枣三枚，煎至六分，去滓，不计时候温服之。

治咳嗽上气，肺寒，鼻中不利，宜服杏仁散方。

杏仁（一两，汤浸去皮尖双仁，麸炒微黄） 五味子（二两） 甘草（半两，炙微赤，锉） 麻黄（一两，去根节） 陈橘皮（三分，汤浸去白瓤，焙） 款冬花（三分） 紫菀（三分，去苗土） 厚朴（三分，去粗皮，涂生姜汁，炙令香熟） 干姜（三分，炮裂，锉） 桂心（三分）

右件药，捣筛为散。每服五钱，以水一大盏，入枣三枚，煎至五分，去滓，不计时候温服。

治咳嗽上气，胸膈不利，宜服陈橘皮散方。

陈橘皮（半两，汤浸去白瓤，焙） 杏仁（三分，汤浸去皮尖双仁，麸炒微黄） 甘草（一分，炙微赤，锉） 紫苏茎叶（一两）

右件药，捣筛为散。每服三钱，以水一中盏，入生姜半分，煎至六分，去滓，不计时候温服。

治咳嗽上气，肺胀喘急，胸中满闷，宜服大腹皮散方。

大腹皮（三分，锉） 杏仁（一两，汤浸去皮尖双仁，麸炒微黄） 甜葶苈（一两，隔纸炒令紫色） 百合（半两） 紫菀（三分，去苗土） 半夏（半两，汤洗七遍，去滑） 赤茯苓（一两） 桔梗（三分，去芦头） 桑根白皮（一两，锉） 甘草（半两，炙微赤，锉）

右件药，捣筛为散。每服五钱，以水一大盏，入生姜半分，煎至五分，去滓，不计时候温服。

又方。

紫苏茎叶（一两） 陈橘皮（二[27]分，汤浸去白瓤，焙） 干姜（半两，炮裂，锉）

右件药，捣筛为散。每服三钱，以水一中盏，入枣三枚，煎至六分，去滓，不计时候温服。

治咳嗽上气，语不出声，心烦闷乱方。

桂心（一两） 杏仁（一两，汤浸去皮尖双仁，麸炒微黄，研如膏） 干姜（一[28]分，炮裂，锉）

右件药，捣罗为末，入杏仁同研令匀，以枣肉和圆，如半枣大。不计时候，以绵裹一圆，含咽津。

治咳嗽上气，心膈烦闷，胸中不利，含化百合圆方。

百合（一两） 紫菀（一两，洗去苗土） 桂心（半两） 麦门冬（二[29]两，去心，焙） 皂荚子仁（半两，微炒） 贝母（一两，煨微黄） 五味子（一两） 干姜（一分，炮裂，锉） 杏仁（一两，汤浸去皮尖双仁，麸炒微黄，研） 诃黎勒皮（半[30]两） 甘草（半两，炙微赤，锉）

右件药，捣罗为末，入杏仁同研令匀，以枣肉和圆，如半枣大。不计时候，以绵裹一圆，含咽津。

治咳嗽上气，心膈烦闷，痰唾不利，生地黄煎方。

生地黄汁（二升） 生天门冬汁（二升） 蜜（五合） 酥（三合） 生姜汁（二合） 贝母（二两，煨微黄） 五味子（二两） 紫菀（二两，去苗土） 甘草（一两，炙微赤，锉） 鹿角胶（五两，捣碎，炒令黄燥） 杏仁（三两，汤浸去皮尖双仁，麸炒微黄，研）

右件药，捣罗诸药为末，研令极细，后取诸药汁及杏仁酥蜜等，同于银器中，以慢火熬，不住手搅，候如膏，即收于不津器中。不计时候，含一茶匙，咽津。

治久咳嗽上气诸方

夫久咳嗽上气者，由肺气虚极，风邪停滞，故其病积月累季，久不得差，则胸背痛，面肿而上气，唾脓血也。

治久咳嗽上气，胸满，不能饮食，头面浮肿，唾脓血，宜服紫苏散方。

紫苏子（一两，微炒） 五味子（三分） 麻黄（三分，去根节） 细辛（三分） 紫菀（三分，去苗土） 赤茯苓（一两） 黄芩（半两） 甘草（半两，炙微赤，锉） 陈橘皮（一两，汤浸去白瓤，焙） 桂心（半两） 甜葶苈（一两，隔纸炒令紫色） 半夏（三分，汤洗七遍，去滑） 桑根白皮（一两，锉）

右件药，捣筛为散。每服五钱，以水一大盏，入生姜半分，煎至五分，去滓，不计时候温服。

治久咳嗽上气，坐卧不得，咽喉不利，胸中满闷，宜服大腹皮散方。

大腹皮（一两，锉） 麻黄（一两半，去根节） 紫苏茎叶（一两半） 陈橘皮（一两半，汤浸去白瓤，焙） 杏仁（二两，汤浸去皮尖双仁，麸炒微黄） 赤茯苓（一两） 柴胡（一两，去苗） 甘草（半两，炙微赤，锉）

右件药，捣筛为散。每服四钱，以水一中盏，入生姜半分，煎至六分，去滓，不计时候温服。

治久咳嗽，肺壅上气，坐卧不安，宜服麻黄散方。

麻黄（一两，去根节） 桑根白皮（一两，锉） 甜葶苈（一两，隔纸炒令紫色） 五味子（三分） 白前（三分） 甘草（半两，炙微赤，锉） 木通（三分，锉） 川大黄（一两半，锉碎，微炒） 黄芪（一两，锉） 陈橘皮（三分，汤浸去白瓤，焙）

右件药，捣筛为散。每服四钱，以水一中盏，入生姜半分，煎至六分，去滓，不计时候温服。

治久咳嗽上气，宜服含化圆方。

杏仁（一两，汤浸去皮尖双仁，麸炒微黄） 白前（半两） 五味子（半两） 桂心（半两） 贝母（半两，微炒） 陈橘皮（二两，汤浸去白瓤，焙） 甘草（一分，炙微赤，锉） 皂荚子仁（半两，微炒）

右件药，捣细罗为末，以炼了蜜及煮枣肉，和捣为圆，如弹子大。常含一圆咽津。

治久咳嗽上气，心胸满闷，吃食减少，宜服皂荚圆方。

皂荚（一两，去黑皮，涂酥炙令黄，去子） 紫菀（三分，去苗土） 款冬花（半两） 陈橘皮（三分，汤浸去白瓤，焙） 细辛（三分） 桂心（半两） 麦门冬（一两，去心，焙） 紫苏子（三分，微炒） 干姜（三分，炮裂，锉） 当归（三分，锉，微炒） 甘草（半两，炙微赤，锉） 川椒（一两，去目及闭口者，微炒去汗） 杏仁（一两，汤浸去皮尖双仁，麸炒微黄，研如膏）

右件药，捣罗为末，炼蜜和捣五七百杵，圆如梧桐子大。每服，不计时候，以姜枣汤下三十圆。

治久咳嗽上气，涕唾稠黏，头面虚肿，宜服紫菀煎方。

紫菀（三两，去苗土） 阿胶（三两，捣碎，炒令黄燥） 射干（三两） 细辛（一两） 干姜（一两，炮裂，锉） 竹沥（一盏） 芫花根（半两，去土） 桑根白皮（三两，锉） 款冬花（二两） 附子（半两，炮裂，去皮脐） 甘草（半两，炙微赤，锉） 白蜜（一盏）

右件药，捣筛为散。先以水二斗，于银锅中，煎至一斗，去滓，入蜜及竹沥，以慢火熬成膏。每服，以粥饮调下半匙，日三四服。

治久咳嗽上气，心胸烦热，唾脓血方。

紫苏子（三两，微炒） 生姜汁（一合） 白蜜（一中盏） 鹿角胶（三两，捣碎，炒令黄燥） 杏仁（三两，汤浸去皮尖双仁，麸炒微黄） 生地黄汁（一盏）

右件三味，都捣令熟，入生姜、地黄、蜜相和，以慢火熬成膏，于不津器中，密收之。每服，以温粥饮调下半匙，日三四服。

治咳嗽呕吐诸方

夫五脏皆禀气于肺，肺感于寒，则咳嗽也，寒搏于气，气聚还肺，而邪有动息，邪动则气奔逆上，气上则五脏伤动，动于胃气者，则胃气逆而呕吐也，是肺嗽连滞气动于胃，而呕吐者也。又有季夏脾王之时，而脾气虚，不能王，有寒气伤之而咳嗽，谓之脾嗽。其状，嗽则右胁下痛，阴阴引背髆，甚则不可动，动则咳发，脾与胃合，脾咳不已，则胃受之，其状咳嗽而呕，呕甚则长虫出是也。凡诸咳嗽，甚则呕吐，各随证候，明其脏腑以疗之也。

治咳嗽呕吐，心胸满闷，不下饮食，宜服半夏散方。

半夏（一两，汤洗七遍，去滑）　前胡（一两，去芦头）　紫菀（一两，去苗土）　陈橘皮（三分，汤浸去白瓤，焙）　人参（三分，去芦头）　诃黎勒皮（三分）　杏仁（三分，汤浸去皮尖双仁，麸炒微黄）

右件药，捣筛为散。每服三钱，以水一中盏，入生姜半分，煎至六分，去滓，不计时候温服。

治咳嗽，呕吐寒热，不下饮食，厚朴散方。

厚朴（二两，去粗皮，涂生姜汁，炙令香熟）　白术（三分）　贝母（三分，煨微黄）　紫菀（一两，去苗土）　陈橘皮（一两，汤浸去白瓤，焙）　人参（一两，去芦头）　杏仁（一[31]两，汤浸去皮尖双仁，麸炒微黄）　甘草（半两，炙微赤，锉）　半夏（一两，汤洗七遍，去滑）

右件药，捣筛为散。每服四钱，以水一中盏，入生姜半分，煎至六分，去滓，不计时候温服。

治咳嗽呕吐，不下饮食，心膈气滞，四肢不和，宜服此方。

诃黎勒皮（三分）　甘草（三分，炙微赤，锉）　干姜（半两，炮裂，锉）　陈橘皮（三分，汤浸去白瓤，焙）　杏仁（三分，汤浸去皮尖双仁，麸炒微黄）　白术（一两）

右件药，捣筛为散。每服四钱，以水一中盏，入枣二[32]枚，煎至六分，去滓，不计时候温服。

治咳嗽痰壅，呕吐不食，心胸妨闷，宜服人参散方。

人参（一两，去芦头）　赤茯苓（一两）　半夏（半两，汤洗七遍，去滑）　甘草（半两，炙微赤，锉）　旋覆花（三分）　枳壳（三分，麸炒微黄，去瓤）　前胡（一两，去芦头）　杏仁（三分，汤浸去皮尖双仁，麸炒微黄）

右件药，捣筛为散。每服四钱，以水一中盏，入生姜半分，煎至六分，去滓，不计时候温服。

治咳嗽忽气不顺，呕吐不下食，宜服赤茯苓散方。

赤茯苓（一两）　贝母（一两，煨微黄）　陈橘皮（二[33]两，汤浸去白瓤，焙）　紫苏茎叶（一两）　杏仁（二两，汤浸去皮尖双仁，麸炒微黄）　人参（一两，去芦头）

右件药，捣筛为散。每服三钱，以水一中盏，入生姜半分、枣三枚，煎至六分，去滓，不计时候温服。

治[34]咳嗽，痰壅呕吐，心胸不利，气逆食少，宜服白术散方。

白术（一两）　诃黎勒皮（一两）　半夏（半两，汤洗七遍，去滑）　甘草（半两，炙微赤，锉）　桔梗（三分，去芦头）　桂心（半两）　前胡（一两，去芦头）　陈橘皮（三分，汤浸去白瓤，焙）

右件药，捣筛为散。每服四钱，以水一中盏，入生姜半分，煎至六分，去滓，不计时候温服。

治咳嗽，心胸气逆，呕吐不下食，宜服紫苏子散方。

紫苏子（一两）　杏仁（二两，汤浸去皮尖双仁，麸炒微黄）　贝母（一两，煨微黄）　五味子（一两）　诃黎勒皮（一两）　人参（一两，去芦头）　木香（半两）　甘草（半两，炙微赤，锉）

右件药，捣罗为散。每服三钱，以水一中盏，入生姜半分、枣三枚，煎至六分，去滓，不计时候温服。

治咳嗽，气急不下食，食则呕吐，心胸满闷，宜服前胡散方。

前胡（半两，去芦头）　桔梗（半两，去芦头）　桑根白皮（半两，锉）　人参（半两，去芦头）　款冬花（半两）　大腹皮（半两，锉）　半夏（半两，汤洗七遍，去滑）　陈橘皮（半两，汤浸去白瓤，焙）　杏仁（半两，汤浸去皮尖双仁，麸炒微黄）　甘草（一分，炙微赤，锉）　枳实（三分，麸炒微黄）

右件药，捣筛为散。每服五钱，以水一大盏，入生姜半分、枣三枚，煎至六分，去滓，不计时候温服。

治咳嗽痰滞，呕吐不下食，宜服半夏圆方。

半夏（三[35]分，汤洗七遍，去滑）　诃黎勒皮（一两）　桂心（半两）　款冬花（三分）　附子（一两，炮裂，去皮脐）　紫菀（一两，去苗土）　人参（三分，去芦头）　枳壳（一两，麸炒微黄，去瓤）　陈橘皮（一

两，汤浸去白瓤，焙）　甘草（三分，炙微赤，锉）　杏仁（一两，汤浸去皮尖双仁，麸炒微黄，研如膏）

右件药，捣罗为末，炼蜜和捣三二百杵，圆如梧桐子大。每服，不计时候，以生姜汤下三十圆。

治咳嗽面目浮肿诸方

夫肺主于气，候之皮毛，而气之行，循环脏腑，流注经络。若肺气虚弱，风邪所乘，则肌肤否塞，使气内壅，与津液相并，不得宣泄，攻溢皮肤，故令咳嗽，面目浮肿也。

治咳嗽，面目浮肿，不得安卧，涕唾稠黏，宜服甜葶苈散方。

甜葶苈（一两，隔纸炒令紫色）　木通（半两，锉）　旋覆花（半两）　紫菀（半两，去苗土）　大腹皮（三分，锉）　槟榔（半两）　郁李仁（一两，汤浸去皮，微炒）　桑根白皮（一两，锉）

右件药，捣筛为散。每服三钱，以水一中盏，入生姜半分，煎至六分，去滓，不计时候温服。

治咳嗽，面目浮肿或四肢肿，气促不得眠卧，宜服桑根白皮散方。

桑根白皮（一两，锉）　柴胡（一两，去苗）　大腹皮（三分，锉）　枳壳（三分，麸炒微黄，去瓤）　杏仁（一两，汤浸去皮尖双仁，麸炒微黄）　赤芍药（一两）　赤茯苓（一两）　黄芪（一两，锉）　陈橘皮（三分，汤浸去白瓤，焙）　麦门冬（三分，去心）　牛蒡子（一两，微炒）　甘草（三分，炙微赤，锉）

右件药，捣筛为散。每服四钱，以水一中盏，入生姜半分，煎至六分，去滓，不计时候温服。

治咳嗽喘急，坐卧不得，面目浮肿，宜服泽漆散方。

泽漆（半两）　桑根白皮（一两，锉）　赤茯苓（一两半）　木通（一两，锉）　陈橘皮（三分，汤浸去白瓤，焙）　紫苏茎叶（一两）　甘草（半两，炙微赤，锉）　大腹皮（三分，锉）

右件药，捣筛为散。每服三钱，以水一中盏，入生姜半分，煎至六

分，去滓，不计时候温服。

治喘嗽，肺气不顺，面目浮肿，宜服牵牛子散方。

牵牛子（半两，微炒）　甜葶苈（半两，隔纸炒令紫色）　陈橘皮（半两，汤浸去白瓤，焙）　甘草（半两，炙微赤，锉）　杏仁（半两，汤浸去皮尖双仁，麸炒微黄）

右件药，捣筛为散。每服三钱，以水一中盏，入生姜半分、枣二[36]枚，煎至六分，去滓，不计时候温服。

治肺气咳嗽，面目浮肿，喘息促急，宜服鸡舌香散方。

鸡舌香（半两）　汉防己（三分）　木香（三分）　泽泻（一两）　紫苏茎叶（一两）　桑根白皮（二两，锉）　附子（半两，炮裂，去皮脐）　郁李仁（一两，汤浸去皮，微炒）　羌活（半两）　槟榔（一两）　甘草（半两，炙微赤，锉）

右件药，捣粗罗为散。每服三钱，以水一中盏，煎至六分，去滓，不计时候温服。

治肺脏气壅，闭隔不通，致令面目浮肿，咳嗽喘急，坐卧不安，宜服汉防己散方。

汉防己（三分）　桑根白皮（一两，锉）　木通（一两，锉）　赤茯苓（一两）　泽漆（半两）　百合（一两）　甜葶苈（二分，隔纸炒令紫色）　郁李仁（三分，汤浸去皮，微炒）

右件药，捣粗罗为散。每服三钱，以水一中盏，入生姜半分，煎至六分，去滓，不计时候温服。

治肺气咳嗽，面目浮肿，小便不通，喘急[37]促急，欲成水病，宜服海蛤散方。

海蛤（一两，细研）　泽漆叶（一两）　汉防己（一两）　桑根白皮（一两，锉）　百合（一两）　赤茯苓（一两半）　槟榔（一两）　木通（一两，锉）　牵牛子（一两，微炒）　甜葶苈（一两，隔纸炒令紫色）　郁李仁（一两，汤浸去皮，微炒）

右件药，捣粗罗为散。每服三钱，以水一中盏，煎至六分，去滓，不计时候温服。以利为度。

治咳嗽不差，面目浮肿，宜服汉防己圆方。

汉防己（一两）　苦葫芦子（半两，微炒）　泽泻（三分）　陈橘皮

（半两，汤浸去白瓤，焙）　甜葶苈（一两，隔纸炒令紫色）

右件药，捣罗为末，炼蜜和圆，如梧桐子大。每服，以粥饮下三十圆，日三服。

治肺气咳嗽，面目浮肿，喘促，眠卧不安，小便赤涩，宜服甜葶苈圆方。

甜葶苈（二两，隔纸炒令紫色）　杏仁（一两，汤浸去皮尖双仁，麸炒微黄）　汉防己（一两）　贝母（一两，煨令微黄）　木通（一两，锉）

右件药，捣罗为末，以枣肉和圆，如梧桐子大。每服，不计时候，煎桑根白皮汤，下三十圆。

治咳嗽失声诸方

夫咳嗽失声者，由风冷伤于肺之所为也，肺主气，五脏同受气于肺，而五脏有五声，皆禀气而通之，气为阳，若温暖则阳气和宣，其声通畅，风冷为阴，阴邪搏于阳气，使气不通流，所以失声也。

治咳嗽上气，喘急失声，宜服贝母散方。

贝母（一两，煨微黄）　紫菀（三分，去苗土）　麦门冬（一两半，去心，焙）　人参（三分）　杏仁（三分，汤浸去皮尖双仁，麸炒微黄）

右件药，捣筛为散，每服三[38]钱，以水一中盏，煎至六分，去滓，温服，日三服。

治咳嗽声不出，宜服桂心散方。

桂心（三分）　诃黎勒皮（三分）　干姜（三分，炮裂，锉）　人参（半两，去芦头）　赤茯苓（半两）　甘草（一分，炙微赤，锉）　杏仁（三分，汤浸去皮尖双仁，麸炒微黄）

右件药，捣筛为散。每服三钱，以水一中盏，入枣二枚，煎至六分，去滓，温服，日三服。

治咳嗽，失声语不出，宜服杏仁煎方。

杏仁（二两，汤浸去皮尖双仁，麸炒微黄，研如膏）　紫菀（一两，去苗土）　五味子（一两）　贝母（一两，煨微黄）　生姜汁（二合）　砂糖（三两）　木通（四两，锉）　桑根白皮（一两，锉）　白蜜（三

合）

右件药，捣罗为末，用牛乳一大盏，入生姜汁、砂糖，同煎令得所，次入蜜，以慢火熬成膏，不计时候，服一茶匙，含咽津。

治肺热咳嗽声不出，天门冬煎方。

生天门冬汁（五合） 生地黄汁（三合） 白蜜（五合） 牛酥（二合） 生姜汁（一合） 白砂糖（三两） 贝母（一两，煨微黄） 杏仁（二两，汤浸去皮尖双仁，麸炒微黄） 紫菀（一两，去苗土） 木通（一[39]两，锉） 百部（二分） 白前（三分） 甘草（三分，炙微赤，锉） 人参（三分，去芦头） 陈橘皮（二分，汤浸去白瓤，焙）

右件药，贝母等细锉，以水三大碗，煎至一大碗，去滓，内天门冬汁、地黄汁、白蜜、砂糖、生姜汁、杏仁等熬成膏，以瓷器中盛。不计时候，服一茶匙，含咽津。

治急暴嗽，失声语不出，杏仁煎方。

杏仁（二两，汤浸去皮尖双仁，麸炒微黄，研如膏） 木通（一两，锉） 紫菀（一两，去苗土） 五味子（一两） 贝母（一两半，煨微黄） 桑根白皮（二两，锉） 白蜜（三合） 白砂糖（三合） 生姜汁（一合）

右件药，木通以下五味，细锉，以水二大盏，煎至一盏，去滓，后入杏仁、蜜糖、姜汁等，以慢火熬成膏。不计时候，服一茶匙，含咽之。

治咳嗽气促，胸中满闷，语声不出，宜服五味子煎方。

五味子（一两） 款冬花（一两） 木通（一两，锉） 细辛（一两） 杏仁（二两，汤浸去皮尖双仁，麸炒微黄） 人参（三分，去芦头） 桂心（三分） 青竹茹（二两） 菖蒲（一两） 酥（二两） 枣膏（五两） 白蜜（五合） 生姜汁（一合）

右件药，捣五味子，以下九味为粗散，以水五大盏，煎至二大盏，去滓，下酥、枣膏、蜜、生姜汁等煎成膏。不计时候，服一茶匙，含咽之。

治咳嗽，咽喉干燥，语无声音，宜服含化桂心圆方。

桂心（一两） 杏仁（一两，汤浸去皮尖双仁，麸炒微黄，研如膏） 甘草（一分，炙微赤，锉） 干姜（一分，炮裂，锉） 百合（一分） 麦门冬（半两，去心，焙）

右件药，捣罗为末，炼蜜和圆，如半枣大。不计时候，以绵裹一圆，含[40]咽津。

治咳嗽痰唾稠黏诸方

夫肺气壅实，上焦有热，饮水停留，在于胸腑，与热相搏，积滞而成痰也。肺主于气，令邪热搏于气，气道否涩，不得宣通，但心胸烦满，痰滞不利，故令咳嗽痰唾稠黏也。

治咳嗽，涕唾稠黏，心胸不利，时有烦热，宜服前胡散方。

前胡（一两，去芦头） 麦门冬（一两半，去心） 贝母（一两，煨微黄） 桑根白皮（一两，锉） 杏仁（半两，汤浸去皮尖双仁，麸炒微黄） 甘草（一分，炙微赤，锉）

右件药，捣筛为散。每服四钱，以水一中盏，入生姜半分，煎至六分，去滓，不计时候温服。

治咳嗽，痰唾稠黏，心胸壅滞，饮食减少，宜服细辛散方。

细辛（一两） 紫菀（一两半，去苗土） 五味子（三分） 贝母（一两，煨微黄） 杏仁（三分，汤浸去皮尖双仁，麸炒微黄） 赤茯苓（一两） 人参（三分，去芦头） 甘草（一分，炙微赤，锉） 青橘皮（三分，汤浸去白瓤，焙）

右件药，捣筛为散。每服三钱，以水一中盏，入生姜半分，煎至六分，去滓，不计时候温服。

治肺气咳嗽，痰唾稠黏，宜服桔梗散方。

桔梗（一两，去芦头） 紫菀（一两，去苗土） 桑根白皮（一两，锉） 木通（一两，锉） 旋覆花（半两） 槟榔（一两） 款冬花（三分）

右件药，捣粗罗为散。每服四钱，以水一中盏，入生姜半分，煎至六分，去滓，不计时候温服。

治咳嗽，痰唾稠黏，肩背壅闷，喘促不食，宜服旋覆花散方。

旋覆花（一两） 紫菀（一两半，去苗土） 桔梗（一两，去芦头）

射干（一两） 川升麻（一两） 甘草（三分，炙微赤，锉） 陈橘皮（三分，汤浸去白瓤，焙） 麻黄（三分，去根节） 大腹皮（三分，锉） 杏仁（三分，汤浸去皮尖双仁，麸炒微黄）

右件药，捣筛为散。每服三钱，以水一中盏，入生姜半分，煎至六分，去滓，不计时候温服。

治咳嗽，痰唾稠黏不散，胸中壅闷，宜服木通散方。

木通（半两，锉） 麻黄（半两，去根节） 甜葶苈（半两，隔纸炒令紫色） 松萝（一两） 桔梗（半两，去芦头） 乌梅肉（半两，微炒） 桑根白皮（半两，锉） 甘草（三分，炙微赤，锉）

右件药，捣筛为散。每服四钱，以水一中盏，煎至七分，去滓，温服。以吐为度，虚羸人相度服之。

治肺脏壅热咳嗽，痰唾稠黏，宜服天门冬圆方。

天门冬（一两半，去心，焙） 百合（三分） 前胡（三分，去芦头） 半夏（三分，汤洗七遍，去滑） 贝母（三分，煨微黄） 桔梗（三分，去芦头） 桑根白皮（三分，锉） 紫菀（三分，去苗土） 汉防己（三分） 赤茯苓（三分） 杏仁（三分，汤浸去皮尖双仁，麸炒微黄） 生干地黄（三分）

右件药，捣罗为末，炼蜜和捣三二百杵，圆如梧桐子大。每服，以生姜汤下二十圆，日三服。

治咳嗽上气，痰唾稠黏，坐卧不得，宜服皂荚圆方。

皂荚（三梃，长大者，去黑皮，涂研[41]炙令焦黄，去子） 旋覆花（一两） 杏仁（一两，汤浸去皮尖双仁，麸炒微黄，研如膏）

右件药，捣罗为末，炼蜜和圆，如梧桐子大。每于食后，煮枣粥饮下十圆。

治咳嗽，痰唾稠黏，上气促急，心胸烦满，不能饮食，宜服天门冬煎方。

天门冬（二两半，去心，焙） 紫菀（一两，去苗土） 桔梗（一两，去芦头） 贝母（一两半，煨微黄） 赤茯苓（三两） 桑根白皮（一两，锉） 木通（一两，锉，以上都捣罗为末） 生地黄汁（五合） 生麦门冬汁（三合） 生姜汁（一合） 藕汁（三[42]合） 酥（二合） 白蜜（三合）

右将诸药汁及酥蜜，内于银锅中，入诸药末，都搅令匀，以慢火熬成膏。不计时候，以粥饮调下一茶匙。

治咳嗽喉中作呀呷声诸方

夫气者肺之所主，若肺虚为风冷所搏，则经络否涩，气道不利，嗽而作声也。此由肺气不足，上焦壅滞，痰饮留结，在于胸腑，不能消散，嗽则气动于痰，上搏咽喉之间，痰与气相击，随嗽动息，故呀呷有声也。

治咳嗽，心胸痰滞，喉中作呀呷声，宜服前胡散方。

前胡（三分，去芦头） 木通（三分，锉） 半夏（半两，汤洗七遍，去滑） 旋覆花（半两） 紫菀（半两，去苗土） 款冬花（半两） 枳壳（三分，麸炒微黄，去瓤） 杏仁（三分，汤浸去皮尖双仁，麸炒微黄） 甘草（半两，炙微赤，锉） 桑根白皮（半两，锉）

右件药，捣筛为散。每服三钱，以水一中盏，入生姜半分，煎至六分，去滓，不计时候温服。

治咳嗽，坐卧不得，喉中作呀呷声，宜服白前散方。

白前（一两） 紫菀（一两，去苗土） 半夏（一两，汤洗七遍，去滑） 大戟（一分，锉碎，微炒） 麻黄（一两，去根节） 甘草（半两，炙微赤，锉）

右件药，捣粗罗为散。每服二钱，以水一中盏，入生姜半分，煎至五分，去滓，不计时候温服。

治肺气，喉中作呀呷声，痰黏咳嗽，胸膈短气，胁肋坚胀，宜服赤茯苓圆方。

赤茯苓（二[43]两） 旋覆花（半两） 桔梗（三分，去芦头） 桑根白皮（一两，锉） 杏仁（一两，汤浸去皮尖双仁，麸炒微黄，研如膏） 百合（半两） 熟干地黄（一两） 甘草（半两，炙微赤，锉） 郁李仁（三分，汤浸去皮，微炒）

右件药，捣罗为末，炼蜜和捣三二百杵，圆如梧桐子大。每服，不计时候，煎枣汤下二十圆。

治咳嗽，喉中[44]呀呷声，香墨圆方。

细香墨（半两） 甘遂（半两，煨令黄） 甜葶苈（半两，隔纸炒令紫色） 前胡（一两，去芦头） 川大黄（一两，锉碎，微炒） 巴豆（半两，去皮心研，纸裹压去油）

右件药，捣罗为末，入巴豆更研令匀，炼蜜和圆，如梧桐子大。每于临卧，以粥饮下三圆。

治咳嗽上气，喉中呀呷及[45]大小肠不利，宜服此方。

天门冬（一两半，去心，焙） 木通（一[46]两，锉） 桑根白皮（一两，锉） 川大黄（二两，锉碎，微炒） 杏仁（三分，汤浸去皮尖双仁，麸炒微黄） 大麻仁（一两，别研如膏） 郁李仁（三分，汤浸去皮，微炒） 紫菀（三分，去苗土）

右件药，捣罗为末，炼蜜和捣三二百杵，圆如梧桐子大。煎桑枝汤，下二十圆，日三服。

治咳嗽，喉中呀呷声，宜服此方。

桂心（一两） 不蚛皂荚（五梃，去黑皮，涂酥炙黄焦，去子） 栝楼（一枚，全者，炙令干） 甜葶苈（一两，隔纸炒令紫色）

右件药，捣罗为末，炼蜜和圆，如梧桐子大。不计时候，以粥饮下十五圆。

治咳嗽，喉中呀呷作声，无问季月远近，悉治之方。

诃黎勒皮（一两） 黄连（一两，去须） 露蜂房（一两，炙微黄）

右件药，捣罗为末，炼蜜和圆，如梧桐子大。每服，不计时候，以温浆水下三十圆。

治咳嗽喘急，喉中作呀呷声方。

肥皂荚（二梃，锉去黑皮） 好酥（一两）

右取皂荚，于慢火上炙，以酥细细涂之，仍数数翻覆，以酥尽为度，炙令焦黄，捣罗为末，炼蜜和圆，如梧桐子大。每服，不计时候，以粥饮下十圆。

治咳嗽，喉中呀呷作声，积季不差者，宜服此方。

鱟鱼壳（半两） 猪牙皂荚（一分，去黑皮，涂酥炙焦黄，去子） 贝母（一分，煨微黄） 桔梗（一分，去芦头）

右件药，捣罗为末，炼蜜和圆，如小弹子大。每含一圆，旋咽其汁，服三圆即吐出恶涎，便差。

又方。

水牛鼻尖（以慢火炙令干）

右件药，捣细罗为散。每服，用茶清调下一钱，不遇[47]五服差。

又方。

蝉壳（七枚，碾末）

右以粥饮调服之。

治喉中久呀呷咳嗽方。

莨菪子（一分，水淘去浮者，水煮令芽出，候干却[48]炒令黄黑色）　木香（一分）　雄黄（一分，细研）

右件药，捣细罗为散，入雄黄同研令匀，以羊脂涂青纸一张，以散药摊于纸上，用细箸捲纸，烧一头令烟出，当口熏之，每熏，咽十余口，日三四度，差。

治咳嗽不得睡卧诸方

夫肺气不足，为风冷所伤，则咳嗽，而气还聚于肺，则肺胀。邪气与正气相搏，不得宣通，胸中否塞，痰饮留滞，喘息短气，昼夜常嗽，故不得睡卧也。

治咳嗽，昼夜不得睡卧，胸中不利，百部散方。

百部（一两）　细辛（一两）　贝母（一两，煨微黄）　甘草（一两，炙微赤，锉）　紫菀（一两半，去苗土）　桂心（一两）　白术（一两）　麻黄（三两，去根节）　杏仁（二两，汤浸去皮尖双仁，麸炒微黄）　五味子（一两）

右件药，捣粗罗为散。每服三钱，以水一中盏，入生姜半分，煎至六分，去滓，不计时候温服。

治咳嗽，喘气逆急，不得睡卧，宜服此方。

桑根白皮（一两，锉）　木通（一两，锉）　桔梗（三分，去芦头）

紫苏苗（三分）　大腹皮（一两，锉）　款冬花（半两）　郁李仁（三分，汤浸去皮，微炒）

右件药，捣粗罗为散。每服三钱，以水一中盏，入生姜半分，同煎至五分，去滓，不计时候温服。

治肺气咳嗽，不得睡卧方。

人参（一两，去芦头）　大腹皮（一两，锉）　白蒺藜（三分，微炒，去刺）　百合（一两）　麦门冬（三分，去心）　枇杷叶（半两，拭去毛，炙微黄）　桔梗（三分，去芦头）　葛根（三分，锉）　黄芩（三分）　赤茯苓（一两）　葡萄枝（三尺，锉）　酸枣仁（一两，微炒令香）

右件药，捣粗罗为散。每服五钱，以水一大盏，煎至五分，去滓，不计时候温服。

治咳嗽气喘，上焦烦壅，不得睡卧方。

赤茯苓（二两）　桑根白皮（一两，锉）　人参（一两，去芦头）　麦门冬（一两，去心）　杏仁（三分，汤浸去皮尖双仁，麸炒微黄）　甘草（半两，炙微赤，锉）　酸枣仁（三分）　麻黄（一两，去根节）　大腹皮（一两，锉）

右件药，捣筛为散。每服五钱，以水一大盏，入生姜半分，煎至五分，去滓，不计时候温服。

治咳嗽睡卧不得，宜服此方。

杏仁（三两，汤浸去皮尖双仁，麸炒微黄，研如膏）　黄芪（一两，锉）　酸枣仁（一两，微炒）　麻黄（一两，去根节）　青橘皮（半两，汤浸去白瓤，焙）　甘草（半两，炙微赤，锉）　桑根白皮（一两，锉）

右件药，除杏仁外，捣罗为末，入杏仁膏，拌研令匀，炼蜜和捣一二百杵，圆如梧桐子大。每服，不计时候，以粥饮下二十圆。

治咳嗽，肺脏壅热，咽喉闭塞，不得睡卧，天门冬膏方。

天门冬（二两，去心）　麦门冬（二两，去心）　款冬花（一两）　贝母（一两，煨微黄）　紫菀（一两，去苗土）　白前（一两）　生地黄汁（五合）　杏仁（一两，汤浸去皮尖双仁，麸炒微黄，研如膏）　白蜜（五合）　酥（二两）

右件药，天门冬等六味，细锉，以水五大盏，煎至一大盏，去滓，内地黄汁、杏仁膏、酥、蜜等于银锅中，以慢火煎成膏，盛于不津器中。每日夜五七度，含一茶匙，咽津，极效。

治咳嗽，昼夜不得睡卧，咽喉作声，宜服此方。

川乌头（半两，炮裂，去皮脐） 桔梗（半两，去芦头） 干姜（半两，炮裂，锉） 前胡（三分，去芦头） 射干（半两） 五味子（半两） 川朳[49]（半两，去目及闭口者，微炒去汗）

右件药，捣罗为末，炼蜜和捣二三百杵，圆如半[50]枣大。每服一圆，含咽津，日三四服。

治咳嗽唾脓血诸方

夫咳嗽唾脓血者，由损肺伤心故也，脉主气，心主血，肺感于寒者，则成咳嗽，嗽伤于阳脉则有血，血与气相随而行，咳嗽极，其血动气俱乘于肺，血与津液相搏，蕴结成脓，故咳嗽而唾脓血也。

治咳嗽唾脓血，胸满痛，不能食，宜服黄芪散方。

黄芪（一两，锉） 桂心（一两） 熟干地黄（一两） 赤茯苓（一两） 紫菀（一两，去苗土） 陈橘皮（一两，汤浸去白瓤，焙） 当归（一两） 五味子（一两） 麦门冬（一两，去心） 甘草（一两，炙微赤，锉） 白前（一两） 桑根白皮（一两半，锉） 人参（一两，去芦头） 鹿角胶（二两，捣碎，炒令黄燥）

右件药，捣筛为散。每服四钱，以水一中盏，入枣三枚、竹茹一分，煎至六分，去滓，不计时候温服。

治肺伤咳嗽唾脓血，腹中有气，不欲饮食，恶风，目闇，足胫酸寒，宜服干地黄散方。

熟干地黄（一两） 白茯苓（三分） 芎劳（一两） 鹿角胶（一两，捣碎，炒令黄燥） 桂心（三分） 紫菀（三分，去苗土） 人参（一两，去芦头） 大麻仁（一两）

右件药，捣筛为散。每服三[51]钱，以水一中盏，入枣二枚、大麦一匙，煎至六分，去滓，不计时候温服。

治咳嗽唾脓血，气短不得眠卧，宜服此方。

桂心（三分） 人参（三[52]分，去芦头） 阿胶（一两，捣碎，炒令黄燥） 紫菀（三分，去苗土） 熟干地黄（一两半） 桑根白皮（二两，锉）

右件药，捣粗罗为散。每服四钱，以水一中盏，入生姜半分，煎至六分，去滓，入黑饧半两，更煎候饧消，不计时候温服。

治咳嗽唾脓血，日夜不止，喘息短气，宜服鹿角胶散方。

鹿角胶（捣碎，炒令黄燥） 柏叶（炙令微黄） 川椒（去目及闭口者，微炒去汗） 干姜（炮裂） 白蒺藜（微炒，去刺） 麻黄（去根节） 紫菀（去苗土） 人参（去芦头） 刺蓟（以上各半两） 芫花（半两，醋拌炒令干）

右件药，捣细罗为散。每服一钱，以水一小盏，煎三两沸，不计时候，和滓温服。

治咳嗽唾脓血，宜服百部圆方。

百部（一[53]两） 黄芩（一两） 桂心（一两） 五味子（一两） 甘草（一两，炙微赤，锉） 紫菀（一两，去苗土） 干姜（一两，炮裂，锉） 生干地黄（一两） 茜根（一两）

右件药，捣罗为末，炼蜜和捣三二百杵，圆如梧桐子大。每服，不计时候，以粥饮下三十圆。

治肺脏虚热，咳嗽，咽干痛，时唾脓血，宜服此方。

生地黄（取自然汁八合） 黑饧（三合） 白蜜（三合） 白砂糖（三合） 生姜汁（一合） 川升麻（三两，捣末） 鹿角胶（三两，捣碎，炒令黄燥） 杏仁（三两，汤浸去皮尖双仁，麸炒微黄，研如膏） 酥（三合）

右件药，都于银锅中，以慢火煎，搅勿住手，候稀稠得所，以不津器盛之。不计时候，含一茶匙，咽津。

治咳嗽喘急，喉中似有物，唾脓血不止方。

酥（三两） 杏仁（二两，汤浸去皮尖双仁，麸炒微黄，研如膏）

阿胶（二两，捣碎，炒令黄燥，为末） 生姜汁（一合） 白蜜（五合） 紫苏子（二两，微炒，研如膏）

右件药，相和，于银锅内，以慢火熬成膏。每服，以温粥饮调下一匙，日四五服。

治咳嗽伤肺，唾脓血，宜服此方。

茅根（二两） 生地黄（二两） 生姜（一分）

右件细锉，和匀，每服半两，以水一中盏，煎至五分，去滓，不计时候温服。

治久咳嗽唾脓血诸方

夫肺感于寒者，则成咳嗽，咳嗽极甚，伤于经络，血液蕴结，有脓血，血气俱伤，故连滞积久，其血黯瘀，与脓相杂而出也。

治久咳嗽，唾脓血，胸满不能饮食，卧则短气，补肺白石英散方。

白石英（一两，细研） 款冬花（三分） 桂心（半两） 钟乳粉（一两） 干姜（三分，炮裂，锉） 麦门皮（一两，去心） 五味子（一两） 赤茯苓（一两） 甘草（半两，炙微赤，锉） 桑根白皮（一两，锉） 熟干地黄（一两半）

右件药，捣筛为散。每服三钱，以水一中盏，入生姜半分、枣二枚，煎至六分，去滓，不计时候温服。

治久咳嗽不差，气喘欲绝，肺伤唾脓血，宜服茜根散方。

茜根（三分） 百合（一两） 桑根白皮（一两，锉） 款冬花（三分） 贝母（半两，煨微黄） 鸡苏茎叶（一两） 阿胶（一两，捣碎，炒令黄燥） 麦门冬（一两，去心） 川升麻（半两） 熟干地黄（二两） 黄芩（一两） 甘草（半两，炙微赤，锉） 杏仁（二[54]分，汤浸去皮尖双仁，麸炒微黄）

右件药，捣粗罗为散。每服四钱，以水一中盏，入竹茹一分，煎至六分，去滓，不计时候温服。

治久咳嗽，唾脓血，四肢瘦弱，宜服干地黄散方。

熟干地黄（一两） 茜根（三分） 白芍药（三分） 甘草（半两，炙微赤，锉） 柏叶（三分） 白茯苓（三分） 当归（半两） 杏仁（三分，汤浸去皮尖双仁，麸炒微黄） 鹿角胶（一两[55]，捣碎，炒令黄燥） 羚羊角屑（半两） 子芩（半两） 贝母（半两，煨微黄）

右件药，捣粗罗为散。每服四钱，以水一中盏，入生姜半分，煎至六分，去滓，不计时候温服。

治久咳嗽，昼夜不息，气奔欲绝，肺伤唾脓血，贝母散方。

贝母（三[56]分，煨微黄） 桂心（一两） 射干（半两） 钟乳粉（一两） 桃仁（三分，汤浸去皮尖双仁，麸炒微黄） 陈橘皮（半两，汤浸去白瓤，焙） 百部（半两） 五味子（一两） 白石英（二两，细研） 半夏（三分，汤洗七遍，去滑） 款冬花（三分） 甘草（半两，炙微赤，锉） 厚朴（半两，去粗皮，涂生姜汁，炙令香熟） 杏仁（一两，汤浸去皮尖双仁，麸炒微黄） 羊肺（一具，以水三大碗煮取汁一碗半）

右件药，捣粗罗为散。每服五钱，用羊肺汁一大盏，煎至五分，去滓，不计时候温服。

治久咳嗽，肩胛渐高，唾出脓血，其味腥咸，宜服百部散方。

百部（一两） 枳壳（一两，麸炒微黄，去瓤） 麦门冬（一两，去心） 大[57]通（一两，锉） 天门冬（一两，去心） 紫菀（一两，去苗土） 贝母（一两，煨令微黄） 赤茯苓（一两） 甘草（三分，炙微赤，锉）

右件药，捣粗罗为散。每服四钱，以水一中盏，入生姜半分、竹叶二七片，煎至六分，去滓，不计时候温服。

治久咳嗽，上气胸满，唾脓血，宜服钟乳散方。

钟乳粉（一分） 白矾（一分，烧令汁尽） 桂心（一[58]分） 款冬花（一分）

右件药，捣细罗为散。作七星聚，每聚如大豆许，以小竹筒子吸[59]之，日三用之，如未效，稍增之。

治久咳嗽，气逆，眠睡不安，唾脓血，喘急，连季不差，宜服款冬花圆方。

款冬花（一两） 杏仁（一两，汤浸去皮尖双仁，麸炒微黄，研如膏）　紫菀（一两半，去苗土）　蛤蚧（一对，头尾全者，涂酥，慢火炙令黄）　柏叶（三分）　白石英（一两半，细研，水飞过）　人参（三分，去芦头）　甘草（三分[60]，炙微赤，锉）　五味子（三分）　白茯苓（一两）　天门冬（一两半，去心，焙）　鹿角胶（二两，捣碎，炒令黄燥）　干姜（半两，炮裂，锉）　桂心（三分）　熟干地黄（二[61]两）

右件药，捣罗为末，炼蜜和捣三二百杵，圆如梧桐子大。每服，不计时候，以粥饮下三[62]十圆

治久咳嗽，唾脓血，阿胶煎方。

阿胶（二两，捣研[63]，炒令黄燥）　薯蓣（一两）　白茯苓（一两）　天门冬（一两半，去心，焙）　贝母（一两，煨微黄）　酥（一两）　生地黄汁（一升）　生姜汁（一合）　白蜜（二合）　杏仁（一两，汤浸去皮尖双仁，麸炒微黄，研如膏）

右件药，捣罗前五味为末，与后五味相和，于银器中，以慢火熬令得所，用不津器盛。不计时候，含半枣大，咽津。

治咳嗽熏法诸方

治咳嗽，用药熏方。

臭黄（一钱）　猪牙皂荚末（一钱）　蜡（一分，细切）　腻粉（一钱）　人乳汁（一合）　大麻仁（一合，研烂）

右件药，都以乳汁调和令匀，以芦苇筒长一尺二寸，破作两片，一尺涂药，二寸令空，却令相合，以线系定，须令心中通气，余有一半药，涂在一张蜡纸上，裹定筒子，晒干，一头点火，一头吸烟，逐口咽下，如觉口干，便吃稀粥及吃少蜜。其烟筒子歇口时，权以物塞定，如此熏三四遍，肺内有虫即吐出，如无虫，亦有黑涎及血，吐便出差。

又方。

薰黄（一两，细研）

右以蜡纸一张，上用薰黄薄涂令匀，与蠵[69]相乳入，急捲如上法，熏之，以吐为度，七日将息后，吃羊肉羹补之。

又方。

右以烂青布，广四寸，上铺熟艾，其艾上又布少白矾末，矾上又布少薰黄末及少盐。又布少豉末，急捲之，以火烧令著，内干罐子中，以纸缦罐子上面，开一小孔子，以口吸取烟咽之，以吐出痰[65]涎为度。若心闷时，略歇，烟尽乃止，日一二度作，不过三五度差，三七日慎油腻物。

治久咳嗽不差，熏法。

右每旦取款冬花半两，用少蜜拌使润，内于一小铛中，以瓷碗合铛，瓷碗底上钻一孔子，孔中内一小竹筒，如无竹筒，苇筒亦得，其筒稍长，作之碗铛相合，令密，安筒处，以面泥之，勿令漏气。铛下着炭火烧之，少时，款冬烟自筒出，则口含筒，吸取烟咽之，如觉心少闷，须暂举头，即以指捻筒头，勿使漏烟，吸烟使尽即止。凡如是，三日一度为之，待至六日，则饱食羊肉馎饦[66]，则便永差。

又方。

右捣艾令极熟，薄布于一张纸上，复以少许硫黄末，薄布于艾上，以芦一枝，与纸相当者，捲之，先以火烧其下，烟从芦孔中出，吸取烟咽之。若吐即止，止后食粥，明朝复熏之如前，若吸烟得吐，即为效也。

治咳嗽腹胀，上气不得卧，用药熏方。

右用蜡纸一张，以熟艾匀薄布遍纸上，熏黄末一分，款冬花末三分[67]，并布艾上，著一苇筒捲之，每取三寸，以粗线系定，烧下头，吸烟咽之，尽三剂即差，差后断盐、醋一百日。

【校注】

① 捣：日本抄本作“搏”字，义长可从。

② 二：日本抄本作“一”。

③ 一：日本抄本作“四”。

④ 蚛（zhòng 种）：虫咬；被虫咬坏的。

⑤ 腤：日本抄本作“脏”字，义长可从。

⑥ 李：日本抄本作“季”字，义胜。

⑦ 裂：日本抄本作“微”字。

⑧ 餢：日本抄本作“饴”字，义长可从。

⑨ 一两：此二字底本无，据日本抄本补。

⑩ 栟：日本抄本作“椒”字。

⑪ 半：日本抄本作“羊”字。

⑫ 半：日本抄本作“羊”字。

⑬ 三：日本抄本作“二”。

⑭ 水：日本抄本作“末”字，义长可从。

⑮ 一：日本抄本作“半”字。

⑯ 三：日本抄本作“二”。

⑰ 皴：日本抄本作“皱”字。

⑱ 二：日本抄本作“三”。

⑲ 二：日本抄本作“一”。

⑳ 二：日本抄本作“一”。

㉑ 三：日本抄本作“二”。

㉒ 一：日本抄本作“二”。

㉓ 一：日本抄本作“二”。

㉔ 一：其下日本抄本有“大”字。

㉕ 一：日本抄本作“二”。

㉖ 一：日本抄本作“二”。

㉗ 二：日本抄本作“三”。

㉘ 一：日本抄本作“二”。

㉙ 二：日本抄本作“一”。

㉚ 半：日本抄本作“一”。

㉛ 一：日本抄本作“三”。

㉜ 二：日本抄本作“六”。

㉝ 二：日本抄本作“一”。

㉞ 治：其前原底本有“治喘嗽呕吐，不下饮食，心膈气滞，四肢不和，宜服此方”，与本节第三方重复，删除。

㉟ 三：日本抄本作“二”。

㊱ 二：日本抄本作“三”。

㊲ 急：日本抄本作“息”字，义胜。

㊳ 三：日本抄本作“二”。

㊴ 一：日本抄本作“二”。

㊵ 含：日本抄本作“徐”字。

㊶ 研：日本抄本作“酥”字。

㊷ 三：日本抄本作“二”。

㊸ 二：日本抄本作“三”。

㊹ 中：日本抄本作“宅”字。

㊺ 及：日本抄本作“久”字。

㊻ 一：日本抄本作“二”。

㊼ 遇：日本抄本作“过”字，义长可从。

㊽ 却：日本抄本作“即”字。

㊾ 枡：日本抄本作“椒”字。义胜。

㊿ 半：日本抄本作“羊”字。

51 三：日本抄本作“二”。

52 三：日本抄本作“二”。

53 一：日本抄本作“二”。

54 二：日本抄本作“三”。

55 两：日本抄本作“分”字。

56 三：日本抄本作“五”。

57 大：日本抄本作“木”字，义长可从。

58 一：日本抄本作“二”。

59 吸：日本抄本作“服”字。

60 分：日本抄本作“两”。

61 二：日本抄本作“一”。

62 三：日本抄本作“二”。

63 研：日本抄本作“碎”字。

64 蠇：俗“蜡”字。

65 痰：日本抄本作“灰”字。

66 馎饦：古代一种水煮的面食。

67 款冬花末三分：日本抄本作“款冬花枣一分”。

卷第四十七

霍乱论

夫霍乱者，由人温凉不调，阴阳清浊二气有相干[①]乱，其乱在于肠胃之间，因遇饮食而变发，则心腹疞痛，其有先心痛者，有先吐腹痛者，有先利心腹并痛者，有吐利俱发者，挟风而实者，身发热，头热头痛体疼，而复吐利，虚者，俱吐利，心腹利[②]痛而已，亦有饮酒食肉，好飡[③]腥脍，生冷过度，或居处不节，或露卧湿地，或当风取凉，而风冷之气，归于三焦，传于脾胃，脾胃得冷则不磨，不磨则水谷不能消化，致令真邪相干，肠胃虚弱，便至吐利，食饮不消，心腹胀满，皆成霍乱。霍乱有三名，一名反胃，言其胃气虚逆，反吐饮食也。二名霍乱，言其病挥霍之间，便致缭乱也。三名走哺，言其哺食反逆也。诊其脉来代者，霍乱，又脉代而绝者，霍乱也。凡脉大者可疗，微细不可疗，脉微而迟，气息劣不欲言者不可疗。养生方云：七月食霍[④]，令人暴下，发霍乱也。

治霍乱诸方

夫脏腑冷热不调，饮食过度，使阴阳二气清浊相干，而变乱于肠胃间之所致也。而呕吐者，是冷气客于脏腑，脾气不和而利者，是肠胃俱虚，而挟宿冷，水谷不理[⑤]，大肠滑利，故洞下不止。其邪气上攻于心，则令心痛，下攻于腹，则令腹痛。若吐利过多，气血虚损，荣卫不理，则手足逆冷，转筋，此皆真邪交错，肠胃变乱，故名霍乱也。

治霍乱吐利，冷气攻心腹，木瓜散方。

木瓜（一两，干者）　艾叶（半两）　当归（半两，锉，微炒）　木香（半两）　桂心（半两）　诃黎勒（三分，煨用皮）　肉豆蔻[⑥]（半两，去皮）　人参（半两，去芦头）　白术（三分）　陈橘皮（一两，汤浸去白瓤，焙）　厚朴（三分，去粗皮，涂生姜汁，炙令香熟）

右件药，捣筛为散。每服三钱，以水一中盏，煎至五分，去滓，不计时候稍热服。

治霍乱冷热不调，吐利不止，高良姜散方。

高良姜（一两，锉）　木瓜（一两，干者）　香葇（一两）　梨枝叶（一两半）　人参（三分，去芦头）

右件药，捣粗罗为散。每服三钱，以水一中盏，煎至五分，去滓，温温频服。

治霍乱吐利不止，宜服丁香散方。

丁香（去头[⑦]）　桂心（半两）　诃黎勒（三分，煨用皮）　厚朴（三分，去粗皮，涂生姜汁，炙令香熟）　陈橘皮（一两，汤浸去白瓤，焙）　木瓜（一两，者[⑧]）　高良姜（三分，锉）　白术（半两）　附子（三分，炮裂，去皮脐）

右件药，捣细罗为散。不计时候，以粥饮调下二钱。

治霍乱吐逆及利并脚转筋，人参散方。

人参（一两，去芦头）　干姜（半两，炮）　吴白术（一两）　木瓜（一两，干者）

右件药，捣粗罗为散。每服三钱，以水一中盏，入生姜半分，煎至五分，去滓，不计时候温服。

治霍乱吐泻不止，厚朴散方。

厚朴（一两半，去粗皮，涂生姜汁，炙令香熟）　甘草（半两，炙微赤，锉）　肉豆蔻（三分，去壳）　黄连（三分，去须）

右件药，捣筛为散。每服三钱，以水一中盏，煎至五分，去滓，温温频服。

治霍乱或吐或泻，口干大汤[9]，头疼体痛，宜服理中圆方。

人参（一两，去芦头）　干姜（一两，炮裂，锉）　甘草（半两，炙微赤，锉）　白术（一两）

右件药，捣罗为末，炼蜜和丸，如弹子大。不计时候，以粥饮化破一圆服之。

治霍乱吐泻，令不再发，虎掌圆方。

虎掌（二两，汤浸七遍，锉碎，生姜汁拌，微炒）　薇衔（二两）　枳壳（三两，麸炒，去瓤）　厚朴（六两，去粗皮，涂生姜汁，炙令香熟）　附子（三两，炮裂，去皮脐）　干姜（三两，炮裂，锉）　人参（三两，去芦头）　槟榔（二[10]两）　皂荚（三挺，去黑皮，涂酥炙焦黄，去子）　白术（五两）

右件药，捣罗为末，炼蜜和捣五七百杵，圆如梧桐子大。不计时候，以温酒下二十丸。

治霍乱水利不止，吐不下食，兼烦渴，草豆蔻散方。

草豆蔻（半两，去皮）　黄连（一两，去须）　丁香（半两）

右件药，捣筛为散。每服三钱，以水一中盏，入黑豆五十粒、生姜半分，煎至六分，去滓，不计时候温服。

治霍乱，不利唯吐方。

人参（三分，去芦头）　厚朴（半两，去粗皮，涂生姜汁，炙令香熟）　陈橘皮（三分，汤浸去白瓤，焙）　兔骨（一两，涂酥，炙令黄）

右件药，捣筛为散。每服三钱，以水一中盏，入生姜半分，煎至五分，去滓，不计时候温服。

治霍乱，唯利不吐方。

乌牛龄[11]（一团，并草）　生姜（三分，切）　人参（半两，去芦头，锉）

右件药，细锉，拌和令匀，以淡浆水一大盏，煎至六分，去滓，分为二服，稍热服之，如人行五里再服。

治霍乱，初觉吐利，宜服此方。

香菜（一两）　山蒜（一两）　厚朴（一两，去粗皮，涂生姜汁，炙令香熟）

右件药，细锉令匀，每服半两，以水一大盏，入生姜半分，煎至七分，去滓，分温二服，不计时候服之。

治霍乱，吐利转筋，心膈烦闷，宜服此方。

木瓜（一两，干者） 桂心（一两） 草豆蔻（半两，去皮）

右件药，捣筛为散。每服三钱，以水一中盏，煎至六分，去滓，不计时候温服。

又方。

藊豆[12]（五十颗） 木瓜（一分） 皂荚子（十枚）

右三味炒黄，捣筛为散。以水一大盏，煎至五分，去滓顿服，立效。

又方。

豌豆（三合） 香菜（三两）

右件药，以水三大盏，煎至一盏半，去滓，分为三服，温温服之。如人行五里再服。

治霍乱，吐泻不定方。

桑叶[13]（一握） 萹竹（一握）

右细锉，以水二大盏，煎至一大盏，去滓，温温分为三服。如人行三二里再服。

治霍乱吐泻如神方。

厚朴（去粗皮，涂生姜汁，炙令香熟）

右捣[14]细罗为散，不计时候，以新汲水调下二[15]钱。

治霍乱呕吐不止诸方

夫冷热不调，饮食不节，则使人阴阳清浊之气相干，而变乱于肠胃之间，则成霍乱，霍乱而呕吐者，是冷气客于脏腑之间，或上攻于心则心痛，或下攻于腹则腹痛。若先心痛者则先吐，先腹痛者则先利，而此呕吐是冷入于胃，胃气变冷，邪气既盛，谷气不和，胃气逆上，故呕吐也。

治霍乱呕吐，脾胃虚冷，气隔，不思饮食，诃黎勒散方。

诃黎勒皮（三分） 桂心（半两） 白术（一两） 泽泻（半两）

人参（半两，去芦头）　干姜（半两，炮裂，锉）　甘草（一分，炙微赤，锉）　陈橘皮（一两，汤浸去白瓤，焙）　赤芍药（半两）　厚朴（一两，去粗皮，涂生姜汁，炙令香熟）

右件药，捣粗罗为散。每服四钱，以水一中盏，入生姜半分，煎至六分，去滓，温温服之。

又方。

厚朴（一两，去粗皮，涂生姜汁，炙令香熟）　桂心（半两）　枳实（半两，麸炒微黄）　半夏（半两，汤洗七遍，去滑）　人参（半两，去芦头）　白术（一两）

右件药，捣筛为散。每服三钱，以水一中盏，入生姜半分、枣三枚，煎至六分，去滓，温温频服。

又方。

白术（半两）　肉豆蔻（半两，去壳）　人参（半两，去芦头）　厚朴（三分，去粗皮，涂生姜汁，炙令香熟）　陈橘皮（三分，汤浸去白瓤，焙）

右件药，捣筛为散。每服三钱，以水一中盏，入生姜半分、枣三枚，煎至六分，去滓，不计时候温服。

治霍乱呕吐不止，宜服人参散方。

人参（一两，去芦头）　白术（一两）　甘草（半两，炙微赤，锉）　厚朴（一两，去粗皮，涂生姜汁，炙令香熟）　陈橘皮（一两，汤浸去白瓤，焙）　半夏（半两，汤洗七遍，去滑）

右件药，捣粗罗为散。每服三钱，以水一中盏，入枣二枚、生姜半分，煎至六分，去滓，不计时候温服。

又方。

肉豆蔻（一两，去壳）　人参（一两，去芦头）　厚朴（一两，去粗皮，涂生姜汁，炙令香熟）

右件药，捣粗罗为散。每服三钱，以水一大盏，入生姜半分、粟米二撮，煎至五分，去滓，不计时候温服。

治霍乱，食不消化，呕吐不止，桔梗散方。

桔梗（一两，去芦头）　白术（一两）　陈橘皮（一两，汤浸去白瓤，焙）　干姜（半两，炮裂，锉）　白茯苓（三分）　枇杷叶（半两，拭去毛，炙微黄）　高良姜（半两，锉）　甘草（一[16]分，炙微赤，锉）

右件药，捣粗罗为散。每服三钱，以水一中盏，入仓粳米五十粒、枣三枚，煎至六分，去滓，不计时候温服。

治霍乱，呕吐腹胀，厚朴散方。

厚朴（一两，去粗皮，涂生姜汁，炙令香熟）　桂心（半两）　枇杷叶（一分，去毛，炙微黄）　枳实（半两，麸炒微黄）

右件药，捣筛为散。每服三钱，以水一中盏，入生姜半分，煎至六分，去滓，不计时候温服。

治霍乱，吐少呕多者，宜服此方。

附子（一两，炮裂，去皮脐）　半夏（二[17]两，汤洗七遍，去滑）　干姜（一两，炮裂，锉）

右件药，捣粗罗为散。每服三钱，以水一中盏，入粳米五十粒、枣二枚，煎至六分，去滓，不计时候温服。

治霍乱，脾胃虚冷气逆，呕吐不止方。

陈橘皮（一两，汤浸去白瓤，焙）　干姜（半两，炮裂，锉）　荜茇（三分）　桂心（半两）　人参（半两，去芦头）　甘草（半两，炙微赤，锉）　白术（一两）　神曲（一两，炒微黄）　附子（一两，炮裂，去皮脐）

右件药，捣罗为末，炼蜜和捣三二百杵，圆如梧桐子大。不计时候，以粥饮下三十丸。

又方。

肉豆蔻（一两，去壳）　人参（一两，去芦头）　白术（一两）　甘草（半两，炙微赤，锉）　高良姜（三分，锉）　桂心（三分）　陈橘皮（一两，汤浸去白瓤，焙）　胡椒（半两）

右件药，捣罗为末，炼蜜和捣三二百杵，圆如梧桐子大。不计时候，以粥饮下三十丸。

治霍乱心腹痛诸方

夫冷热不调，饮食不节，则致阴阳清浊之气相干，而变乱于肠胃之间，则成霍乱，霍乱而心腹胀满者，是风气客于脏腑之间，冷气与真气相击，或上攻心，或下攻腹也。

治伤冷霍乱虚烦，吐泻转筋，冷汗出，腹中痛，附子散方。

附子（一两，炮裂，去皮脐） 草豆蔻（一两，去皮） 人参（三分，去芦头） 甘草（半两，炙微赤，锉） 陈橘皮（一两，汤浸去白瓤，焙） 当归（半两，锉，微炒） 干姜（半两，炮裂，锉） 桂心（半两） 木瓜（一两，干者） 厚朴（三分，去粗皮，涂生姜汁，炙令香熟）

右件药，捣筛为散。每服三钱，以水一中盏，煎至六分，去滓，不计时候温服。

治霍乱吐泻，心腹痛，四肢不和，人参散方。

人参（半两，去芦头） 白术（半两） 赤芍药（半两） 甘草（半两，炙微赤，锉） 当归（半两，锉，微炒） 干姜（一两，炮裂，锉） 赤茯苓（半[18]两） 肉豆蔻（半两，去壳） 桂心（半两）

右件药，捣筛为散。每服三钱，以水一中盏，煎至六分，去滓，不计时候温服。

治霍乱吐泻不止，冷气入脾胃，攻心腹切痛，肉豆蔻散方。

肉豆蔻（半两，去壳） 白术（半两） 高良姜（三分，锉[19]） 桂心（半两） 甘草（一分，炙微赤，锉） 枇杷叶（半两，拭去毛，炙微黄） 吴茱萸（半两，汤浸七遍，焙干，微炒） 厚朴（一两，去粗皮，涂生姜汁，炙令香熟）

右件药，捣筛为散。每服三钱，以水一中盏，煎至六分，去滓，不计时候温服。

治霍乱吐泻，心腹疞痛方。

黑豆（半合，炒熟） 生姜（半两） 黄连（半两，去须） 草豆蔻（半两，去皮）

右件药，细锉和匀，分为四服，每服以水一盏，煎至六分，去滓，温服，良久再服。

治霍乱心腹疰痛，冷气筑心，备急圆方。

川大黄（一两，锉，微炒） 干姜（一两，炮裂，锉） 巴豆（一

分，去皮心，纸裹压去油，细研）

右件药，捣罗为末，入研了巴豆令匀，炼蜜和圆，如梧桐子大。每服，不计时候，以粥饮下三圆。

治冷气相攻，霍乱少吐多利，腹痛如刀刺，宜服此方。

母生姜（一片，大如手者，以炭火烧令皮黑色）

右热捶碎，以新汲水一大盏浸之，良久渐渐服之。

治霍乱腹痛吐利，宜服此方。

桃叶（一两，切）

右以水一中盏，煎至六分，去滓，不计时候温服。

又方。

楠木（一两）　樟木（一两）

右件药，细锉，以水二大盏，煎至一大盏，去滓，分为三服，不计时候温服。

又方。

干姜（一两，炮裂，锉）

右捣细罗为散。每服，以热酒调下一钱。

又方。

小蒜（半两）

右以水一中盏，煎至六分，去滓，不计时候温服。

又方。

芦叶（一握，锉）

右以水一大盏，煎至五分，去滓顿服。

治霍乱心腹胀痛，不得利方。

乌牛粪（绞取汁，一合）　百日儿乳汁（一合）

右二味搅匀，温温顿服。

治霍乱转筋，腹痛不止方。

小蒜（一分）　盐（一分）

右件药，烂捣，内少许于脐中，上以艾火灸五七壮，立效。

治霍乱心腹胀满诸方

夫冷热不调则成霍乱，霍乱若心腹胀满者，是寒气与脏气相搗[20]，真邪相攻，不得吐利，故令腹胀满也。其有吐利过多，脏虚，邪犹未尽，邪客于脾，气不宣发，亦令心腹胀满也。

治霍乱吐利，心烦转筋，腹胁胀满，宜服桂心散方。

桂心（半两） 人参（三分，去芦头） 香菜（二两） 木瓜（二两，干者） 陈橘皮（一两，汤浸去白瓤，焙） 甘草（半两，炙微赤，锉） 干姜（半两，炮裂，锉） 槟榔（一两）

右件药，捣筛为散。每服四钱，以水一中盏，入生姜半分，煎至六分，去滓，不计时候温服。

治霍乱吐泻，心腹胀满，脾胃虚弱，四肢逆冷，诃黎勒散方。

诃黎勒皮（一两，微煨） 白茯苓（一两） 桂心（一两） 厚朴（二两，去粗皮，涂生姜汁，炙令香熟） 陈橘皮（一两，汤浸去白瓤，焙） 甘草（一分，炙微赤，锉）

右件药，捣筛为散。每服四钱，以水一中盏，入枣二枚、生姜半分，煎至六分，去滓，不计时候温服。

治霍乱吐泻多，脾胃虚乏，心腹胀满，不思饮食，藿香散方。

藿香（半两） 当归（半两，锉，微炒） 人参（半两，去芦头） 木瓜（一两，干者） 桂心（半两） 白术（一两） 附子（三分，炮裂，去皮脐） 芎䓖（半两）

右件药，捣粗罗为散。每服三钱，以水一中盏，入生姜半分、枣三枚，煎至六分，去滓，不计时候温服。

治霍乱吐逆下利，心腹胀满，脚转筋，手足冷，吴茱萸散方。

吴茱萸（半两，汤浸七遍，焙干，微炒） 厚朴（一两，去粗皮，涂生姜汁，炙令香熟）

右件药，捣粗罗为散。每服三钱，以水一中盏，入生姜半分，煎至六分，去滓，不计时候热服。

又方。

香薷（一握，切） 生姜（半两，切） 木瓜（一两，锉）

右件药，以水二大盏，煎至一盏，去滓，入白米半合，煮成粥，入少酱汁为味，吃一两服效。

又方。

白术（二两） 枳壳（二两，麸炒微黄，去瓤） 桂心（一两）

右件药，捣筛为散。每服三钱，以水一中盏，入枣三枚、生姜半分，煎至六分，去滓，不计时候温服。

治霍乱，心胸妨闷，腹胁胀满，呕吐，紫苏圆方。

紫苏茎叶（一两） 陈橘皮（一两，汤浸去白瓤，焙） 人参（一两，去芦头） 高良姜（一两，锉） 桂心（一两）

右件药，捣罗为散，炼蜜和捣三二百杵，圆如梧桐子大。不计时候，以热酒嚼下二十圆。

治霍乱及脾胃气虚，腹胀妨闷，不思饮食，白豆蔻圆方。

白豆蔻（三分，去皮） 干姜（半两，炮裂，锉） 白术（一两） 甘草（半两，炙微赤，锉） 人参（三分，去芦头） 桂心（半两） 厚朴（一两，去粗皮，涂生姜汁，炙令香熟） 陈橘皮（一两，汤浸去白瓤，焙） 诃黎勒皮（三分）

右件药，捣罗为散，炼蜜和捣三二百杵，圆如梧桐子大。每服，以生姜枣汤下二十圆，日四五服。

治霍乱及脾胃气虚，腹胀，不能饮食方。

人参（三分，去芦头） 香薷（一握，锉） 陈橘皮（一两，汤浸去白瓤，焙）

右件药，捣筛为散。分为四服，每服以水一中盏，入枣二枚、生姜半分，煎至六分，去滓，不计时候温服。

治霍乱呕逆，腹鸣下利，心下胀满方。

陈橘皮（一两，汤浸去白瓤，焙） 半夏（三分，汤浸七遍去滑） 干姜（半两，炮裂，锉）

右件药，捣粗罗为散。每服四钱，以水一中盏，入生姜半分，煎至六

分，去滓，不计时候温服。

治干霍乱诸方

夫干霍乱者，是冷气搏于肠胃，致饮食不消，但腹满烦乱，病痛短气，其肠胃先实，故不吐不利，名为干霍乱也。

治干霍乱不吐不利，宿食不消，烦乱腹痛，木香散方。

木香（一两）　高良姜（二两，锉）　草豆蔻（一两，去皮）

右件药，捣筛为散。每服三钱，以水一中盏，入生姜半分、枣三枚，煎至六分，去滓，不计时候温服。

治干霍乱，心腹疠痛，气短急，四体闷，不吐利，烦哕难忍，此名干霍乱，斯须不治，即杀人，急治方。

干姜（三[21]分，炮裂，锉）　川大黄（一两，锉碎，微炒）　巴豆（三枚，去皮心研，纸裹压去油）　吴茱萸（一两，汤浸七遍，焙干，微炒）

右件药，捣罗为末，入巴豆令匀，炼蜜和捣三百杵，圆如梧桐子大。每服，以粥饮下十五圆。

治干霍乱，众医无效，宜服此方。

肉桂（末，一两）　诃黎勒皮（末，一[22]分）　巴豆（一枚，去皮心研，纸裹压去油）

右件药，除桂，先将二味绵裹，内一中盏汤中，浸良久，搦下黄汁，更入酒一合，下桂末令匀，顿服，须臾得吐利大效。

治干霍乱，不吐不泻，腹胀如鼓，心胸痰壅，宜服此方。

盐（二[23]两）　生姜（一两，切）

右件药，炒令转色，以童子小便一大盏，煎至六分，去滓，分为二服，温温服之。

治干霍乱不吐泻，时复心烦，四肢逆冷方。

右取黄牛犊子粪一升，以水二大盏，煮取一盏，净滤去滓，分温二[24]服。

治干霍乱不吐不利，胸膈烦渴，心腹胀痛，宜服此方。

盐（二钱）　乱发灰（二钱）

右件药，以水一中盏，煎盐至六分，放温，调发灰顿服，良久再服。

治干霍乱，不吐不利，烦闷不知所为方。

巴豆（一枚，去皮心）

右以熟水研服之，当快利三两行，即以浆水粥止，立定。

治霍乱欲死诸方

夫霍乱欲死者，由饮食不消，冷气内搏，或未得吐利，或虽得吐利，冷气未歇，致真邪相干，阴阳交争，气厥不理，则烦闷逆满，因之故欲死也。

治胃冷霍乱吐下，烦呕转筋，内冷汗出，手足指痹，气息欲绝，垂死者，服此人参散方。

人参（半两，去芦头）　附子（半两，炮裂，去皮脐）　桂心（半两）　赤茯苓（半两）　甘草（半两，炙微赤，锉）　陈橘皮（半两，汤浸去白瓤，焙）　当归（半两，锉碎，微炒）　葛根（半两，锉）　干姜（半两，炮裂，锉）　桂心（半两）

右件药，捣粗罗为散。每服五钱，以水一大盏，入生姜半分，煎至五分，去滓，不计时候温服。取差乃止，若吐却药，即续更服之。

治霍乱吐利不止，闷绝不任[25]，宜服藿香散方。

藿香（一两）　白术（一两）　当归（一两半，锉碎，微炒）　木瓜（三两，干者）　人参（一两，去芦头）　赤茯苓（一两）　五味子（一两）　黄芪（一两，锉）

右件药，捣筛为散。每服四钱，以水一中盏，煎至六分，去滓，不计时候温服。

治霍乱烦闷欲死方。

鸡屎白（半合，微炒）　胡椒（三十粒）　高良姜（半两，锉）　桂心（半两）　木瓜（一两，干者）　麦门冬（一两，去心，焙）

右件药，捣筛为散。每服三钱，以水一中盏，煎至六分，去滓，不计时候温服。

治霍乱吐泻欲垂命者，宜服附子散方。

附子（一两，炮裂，去皮脐）　干姜（半两，炮裂，锉）　甘草（三分，炙微赤，锉）　桂心（三分）

右件药，捣筛为散。每服三钱，以水一中盏，煎至六分，去滓，不计时候温服。

治霍乱，吐不止欲死方。

生姜（三两，切）　牛粪（三合）

右件药，以水三大盏，煎至一盏半，去滓，分温三服。

治霍乱转筋垂死，立效方。

故蒲（一握，细切）

右以浆水一大盏，煮取六分，去滓，温温频服。

治霍乱，困笃不识人方。

鸡苏（三两，锉）

右以水三大盏，煎至一盏半，去滓，分温三服。

治霍乱心烦诸方

夫霍乱而心烦者，由大吐大利，腑脏气暴极，夫吐者胃气逆，利者肠虚也。大吐大利者，气逆则甚三焦不理，五脏未和，冷搏于气，逆上乘心，故心烦。赤[26]未经吐利心烦者，是冷气入于肠胃，水谷不消[27]，蕴瘀不宣，气亦逆上，故亦烦也。

治霍乱吐泻心烦，人参散方。

人参（一两，去芦头）　麦门冬（一两，去心）　陈橘皮（一两，汤浸去白瓤，焙）　茯神（三分）　甘草（半两，炙微赤，锉）

右件药，捣筛为散。每服三钱，以水一中盏，入生姜半分、小麦五十粒、竹叶二七片，煎至六分，去滓，温温服之。

治霍乱心烦干呕，芦根散方。

芦根（一两半，锉） 人参（一两，去芦头） 陈橘皮（一两，汤浸去白瓤，焙） 枇杷叶（半两，拭去毛，炙微黄） 麦门冬（半两，去心） 木瓜（二两）

右件药，捣筛为散。每服三钱，以水一中盏，入生姜半分，煎至六分，去滓，温温频服之，

治霍乱吐利，汗出心烦，宜服此方。

人参（三分，去芦头） 白术（半两） 黄芪（半两，锉） 茯神（三分） 甘草（半两，炙微赤，锉） 干姜（半两，炮裂，锉） 桂心（半两） 麦门冬（三分，去心）

右件药，捣筛为散。每服四钱，以水一中盏，入生姜半分，煎至六分，去滓，温温频服之。

治霍乱心烦，坐卧不安方。

葱白（七茎，切） 大枣（十枚，切）

右件药相和，分为二服。每服，以水一中盏，煎至六分，去滓温服。良久再服。

治霍乱吐利，心烦壮热方。

黑豆（一合，拣择紧者拭令净） 生姜（半两）

右件药，以浆水一大盏，煎至六分，去滓，分温二[28]服。

治霍乱吐泻，心烦闷乱，宜服此方。

生姜汁（一合） 蜜（一合） 糯米（一合，以新汲水淘令净，研如粉）

右件药，以新汲水一大盏相和，时时服一合已来。

又方。

甘草（一分，炙微赤，锉） 槐叶（一两） 桑叶（一两）

右件药，捣筛为散。每服三钱，以水一中盏，煎至六分，去滓，不计时候温服。

又方。

竹叶（一握）

右以水一大盏，煮取汁五分，分温二服。

治霍乱心烦躁方。

枣（十五枚）　生姜（一两，切）

右用水二大盏，煎至一盏，去滓，分温二服。

又方。

桂心（一[29]分，末）　人参（半两，去芦头）

右以水一大盏，煎至七分，去滓，分温二服。

又方。

芦根（三两，锉）　麦门冬（一两，去心）

右以水二大盏，煎至一大盏，去滓，分温五服。

治霍乱烦渴诸方

夫霍乱而烦渴者，由大吐逆，上焦虚，气不调，气乘于心，则烦闷也。若利则津液竭，竭则脏燥，脏燥则渴也，若烦渴不止则引饮，引饮则利，利亦不止也。

治霍乱，卒吐下利不禁，脉数烦渴，宜服人参散方。

人参（一两，去芦头）　白术（二两）　白茯苓（一两）　葛根（一两，锉）　陈橘皮（一两，汤浸去白瓤，焙）　麦门冬（一两，去心）　甘草（半两，炙微赤，锉）

右件药，捣筛为散。每服四钱，以水一中盏，入生姜半分，煎至六分，去滓，温温频服之，

治霍乱，吐下后烦渴，栀子散方。

栀子仁（半两）　豉（一[30]合，不捣）　陈橘皮（三分，汤浸去白瓤，焙）　甘草（一分，炙微赤，锉）

右件药，捣筛为散。分为三服，每服，以水一中盏，入生姜半分，煎至六分，去滓，温服之。

治霍乱吐泻，烦渴心躁，宜服此方。

芦叶（一两，锉）　糯米（半两）

右件药，以水一大盏，入竹茹一分，煎至六分，后入蜜半合、生姜汁

半合，煎三两沸，去滓，放温，时时服之。

又方。

麦门冬（半两，去心） 桑叶（一两） 生姜（半两） 粱米（半两）

右件药，细锉，以水一大盏，煎至六分，去滓，入蜜半合，更煎三两沸，放令温，时时呷之。

治霍乱烦渴头痛，石膏散方。

石膏（二两） 麦门冬（一两，去心） 甘草（三分，炙微赤，锉） 白茯苓（一两）

右件药，捣筛为散。每服三钱，以水一中盏，入生姜半分、豉一百粒、竹叶二七片，煎至六分，去滓，不计时候温服。

治霍乱心烦渴方。

白茯苓（一两） 大枣（十枚，去核） 麦门冬（半两，去心）

右件药，细锉，分为五服。每服，以水一中盏，煎至六分，去滓温温频服。

治霍乱吐利，烦渴不止方。

木瓜（一枚） 桂心（一两） 麦门冬（一两，去心）

右件药，细锉，每服半两，以水一大盏，煎至五分，去滓，不计时候温服。

治霍乱，已吐利后，烦渴不止方。

桑叶（一握，切）

右以水一大盏，煎至五分，去滓，不计时候温服。

治霍乱不吐泻，但有生食气，气急烦渴，宜服此方。

木瓜（一枚，切）

右以水二大盏，煎至一盏二分，细饮之。

治霍乱吐下后，大烦渴，饮水不足，宜服此方。

黄米（一合）

右以水一大盏，煮令熟，放温饮清汁，频服之。

治霍乱干呕诸方

夫霍乱干呕者，由吐下脾胃虚极，三焦不理，气痞结于心，下气时逆，故干呕而无所出，若更遇冷折于胃，而胃气不通，则变为哕也。

治霍乱胃气虚，干呕不止，白术散方。

白术（一两）　藿香（一两）　人参（一两，去芦头）　枇杷叶（半两，拭去毛，炙微黄）　高良姜（半两，锉）　草豆蔻（半两，去皮）

右件药，捣筛为散。每服三钱，以水一中盏，入生姜半分、枣三枚，煎至六分，去滓，不计时候温服。

又方。

薤白（一握）　人参（一两，去芦头）　白术（一两）　厚朴（一两，去粗皮，涂生姜汁，炙令香熟）　香葇（一两）

右件药，细锉和匀，每服半两，以水一中盏，入生姜半分、枣三枚，煎至六分，去滓，不计时候服。

又方。

丁香（一分）　人参（一分，去芦头）

右件药，捣细罗为散。分为二服，每服，以牛乳三合，煎三五沸，和滓温服，如人行五里再服。

又方。

生姜汁（半合）　牛乳（一合）

右二味，煎一两沸，频服之。

又方。

吴茱萸（半两，汤浸七遍，焙干，微炒）　干姜（半两，炮裂，锉）　人参（二两，去芦头）

右件药，捣粗罗为散。每服三钱，以水一中盏，煎至七分，去滓，不计时候温服。

又方。

厚朴（四两，去粗皮，涂生姜汁，炙令香熟）　干扁豆叶（二两）

白茯苓（三两）　白术（三两）　人参（三分，去芦头）

右件药，捣筛为散。每服三钱，以水一中盏，煎至六分，去滓，不计时候温服。

治霍乱干呕方。

干姜（一两）　人参（一两，去芦头）　陈橘皮（一两，汤浸去白瓤，焙）

右细锉和匀，每服半两，以水一大盏，煎至五分，去滓，不计时候温服。

又方。

厚朴（一两，去粗皮，涂生姜汁，炙令香熟）　枳壳（一两，麸炒微黄，去瓤）

右件药，捣筛为散。每服三钱，以水一中盏，煎至六分，去滓，不计时候稍热服。

治霍乱引饮，饮即干呕方。

生姜（一两，切）　香葇（一两，切）　陈橘皮（一两，汤浸去白瓤，焙）

右件药，以水二大盏，煎至一盏，去滓，分温二服。

治霍乱干呕不息方。

薤白（一握，切）　生姜（半两，切）　陈橘皮（三分，汤浸去白瓤，焙）

右件药，以水二大盏，煎至七分，去滓，分温二服。

治霍乱心腹筑悸诸方

夫霍乱而心腹筑悸者，由吐下之后，三焦五脏不和，而水气上乘于心故也。肾主水，其气通于阴，若吐下则三焦五脏不和，故脾气亦虚，不能制水，水不下宣，与气俱上乘心。其状起脐下，从腹至心气筑筑然，而悸动不定也。

治霍乱吐泻，心烦筑悸，理中汤方。

人参（一两，去芦头）　甘草（半两，炙微赤，锉）　白术（三分）

干姜（半两，炮裂，锉）　赤茯苓（半两）　麦门冬（半两，去心）

右件药，捣筛为散。服三钱，以水一中盏，煎至六分，去滓，不计时候温服。

治霍乱吐泻，脐下气筑悸，妨闷，草豆蔻散方。

草豆蔻（一两，去皮）　木香（半两）　桂心（半两）　人参（一两，去芦头）　甘草（半两，炙微赤，锉）　白术（半两）　干姜（半两，炮裂，锉）　陈橘皮（一两，汤浸去白瓤，焙）

右件药，捣筛为散。每服二钱，以水一中盏，煎至六分，去滓，不计时候热服。

治霍乱吐利过多，脐下气筑悸，人参散方。

人参（一两，去芦头）　甘草（半两，炙微赤，锉）　干姜（半两，炮裂，锉）　桂心（三分）　泽泻（三分）　附子（二两，炮裂，去皮脐）

右件药，捣筛为散。每服三钱，以水一中盏，煎至六分，去滓，不计时候热服。

治霍乱后下痢诸方

夫冷热不调，饮食不节，则成霍乱，霍乱而下痢者，是冷气先入于肠胃，肠胃之气，得冷则相击而痛，故霍乱，若先腹痛者，则成下痢也。

治霍乱后下痢，人参散方。

人参（一两，去芦头）　甘草（一两，炙微赤，锉）　黄芩（一两）　白茯苓（二两）　芎䓖（一两半）　当归（一两半，锉，微炒）　干姜（二两，炮裂，锉）　厚朴（二两，去粗皮，涂生姜汁，炙令香熟）

右件药，捣筛为散。每服五钱，以水一大盏，入粟米半合，煎至五分，去滓，不计时候热服。

治霍乱后下痢，赤白不定，黄连散方。

黄连（二两，去须，微炒）　黄柏（二两，锉）　酸石榴皮（二两）　地榆（二两，锉）　干姜（二两，炮裂，锉）　阿胶（二两，捣碎，炒令

黄色）　厚朴（二两，去粗皮，涂生姜汁，炙令香熟）

右件药，捣筛为散。每服三钱，以水一中盏，煎至六分，去滓，不计时候热服。

治霍乱后，痢不止，冷汗出，腹胁胀，宜服乌梅散方。

乌梅肉（三分，微炒）　黄连（三分，去须，微炒）　熟艾（三分，微炒）　赤石脂（一两）　当归（三分，锉，微炒）　甘草（半两，炙微赤，锉）　附子（三分，炮裂，去皮脐）　阿胶（一两，捣碎，炒令黄色）　肉豆蔻（一两，去皮）

右件药，捣细罗为散。不计时候，以粥饮调下二钱。

治霍乱后，下痢无度，腹中疞痛，黄连圆方。

黄连（三分，去须，微炒）　木香（半两）　黄柏（三分，微炙，锉）　阿胶（一两，捣碎，炒令黄燥）　当归（半两，锉，微炒）　干姜（半两，炮裂，锉）　地榆（半两，锉）　厚朴（三分，去粗皮，涂生姜汁，炙令香熟）

右件药，捣罗为末，炼蜜和捣三二百杵，圆如梧桐子大。不计时候，以粥饮下二[31]十圆。

治霍乱后，水痢不止，白茯苓圆方。

白茯苓（一两）　黄柏（一两，微炙，锉）　干姜（一两，炮裂，锉）　木瓜（一两半，干者）　白石脂（二两）

右件药，捣罗为末，煮粟米饭和圆，如梧桐子大。不计时候，以粥饮下三十圆。

治霍乱后，腹中冷气下痢，木瓜圆方。

木瓜（一两，干者）　当归（半两，锉，微炒）　熟艾（半两，微炒）　木香（半两）　桂心（半两）　陈橘皮（三分，汤浸去白瓤，焙）　赤石脂（二两）　人参（半两，去芦头）　白术（三分）　厚朴（三分，去粗皮，涂生姜汁，炙令香熟）　诃黎勒皮（三分，微煨）　高良姜（三分，锉）

右件药，捣罗为末，炼蜜和捣三二百杵，圆如梧桐子大。每服，以粥饮下三十圆，日四五服。

又方。

白术（一两） 人参（一两，去芦头） 白茯苓（一两） 甘草（半两，炙微赤，锉） 厚朴（一两，去粗皮，涂生姜汁，炙令香熟）

右件药，捣罗为末，炼蜜和圆，如梧桐子大。每服，以粥饮下三十圆，日四五服。

治霍乱后，洞下不止方。

艾叶（一两） 诃黎勒（一两，煨用皮）

右件药，以水二大盏，煎至一盏，去滓，分温三服。如人行五里，温温再服。

治霍乱四逆诸方

夫冷热不调，饮食不节，则使人阴阳之气相干，而变乱于肠胃之间，则成霍乱。霍乱而大吐下后，其肠胃俱虚，乃至汗出，其脉欲绝，而手足皆冷，名四逆者，谓阴阳卒厥绝也。

治霍乱腹满，虚鸣气逆，手足俱冷，附子散方。

附子（半两，炮裂，去皮脐） 草豆蔻（半两，去皮） 桂心（半两） 陈橘皮（半两，汤浸去白瓤，焙） 高良姜（半两，锉） 甘草（一分，炙微赤，锉）

右件药，捣筛为散。每服三钱，以水一中盏，入生姜半分，煎至六分，去滓，不计时候热服。

治霍乱吐泻不定，四肢逆冷，大渴欲水，人参散方。

人参（二两，去芦头） 附子（二两，炮裂，去皮脐） 甘草（三两，炙微赤，锉） 白术（二两） 干姜（二两，炮裂，锉） 麦门冬（二两，去心）

右件药，捣筛为散。每服三钱，以水一中盏，煎至六分，去滓，不计时候热服。

治霍乱，吐下腹痛，手足逆冷，四顺汤方。

附子（一两，炮裂，去皮脐） 人参（一两，去芦头） 干姜（一

两，炮裂，锉）　甘草（一两，炙微赤，锉）

右件药，捣筛为散。每服三钱，以水一中盏，煎至六分，去滓，不计时候热服。

治霍乱多寒，手足厥冷脉绝，吴茱萸散方。

吴茱萸（二两，浸一七遍[32]，焙干，微炒）　当归（一两，锉碎，微炒）　桂心（一两）　白芍药（一两）　细辛（一两）　木香（一两）　甘草（半两，炙微赤，锉）

右件药，捣筛为散。每服三钱，以水一中盏，入生姜半分、枣三枚，煎至六分，去滓，不计时候热服。

治霍乱，身体疼痛，四肢逆冷，服理中四顺不效者，宜服此方。

人参（一两，去芦头）　附子（二两，炮裂，去皮脐）　白芍药（一两）　桂心（二两）　当归（一两，锉碎，微炒）　陈橘皮（二两，汤浸去白瓤，焙）　白术（二[33]两）　高良姜（一[34]两，锉）

右件药，捣筛为散。每服四钱，以水一中盏，入枣三枚，煎至六分，去滓，不计时候热服。

治霍乱呕吐及下復[35]腹中干痛，手足逆冷，宜服此方。

当归（一两，锉，微炒）　干姜（半两，炮裂，锉）　甘草（半两，炙微赤，锉）　人参（一两，去芦头）　附子（一两，炮裂，去皮脐）

右件药，捣筛为散。每服三钱，以水一中盏，煎至六分，去滓，不计时候热服。

治霍乱吐泻，冷气攻心，腹痛，四肢逆冷，汗出。

硫黄（一两）

右件药，细研如面，以热酒调下一钱。

治霍乱转筋诸方

夫霍乱而转筋者，由冷气入于筋故也。足之三阴三阳之筋，起于手指，并循络于身。夫霍乱大吐之后，阴阳俱虚，其血气虚极，则手足逆冷，而荣卫不理，冷搏于筋，则筋为之转，冷入于足之三阴三阳，则脚筋转，入于手之三阴三阳，转随冷所入之筋，筋则转。转者，由邪冷之气，击动其筋而移转也。

治霍乱吐泻，多从心神烦躁及转筋不止，鸡舌香散方。

鸡舌香（三分） 木瓜（一两，干者） 人参（一两，去芦头） 陈橘皮（一两，汤浸去白瓤，焙） 香薷（三分） 桂心（半两） 厚朴（一两，去粗皮，涂生姜汁，炙令香熟）

右件药，捣筛为散。每服三[36]钱，以水一中盏，煎至六分，去滓，不计时候热服。

治霍乱吐利转筋，疼痛欲入腹者，宜服高良姜散方。

高良姜（三分，锉） 桂心（三分） 木瓜（二两，干者） 肉豆蔻（一两，去壳） 陈橘皮（一两，汤浸去白瓤，焙）

右件药，捣筛为散。每服三钱，以水一中盏，煎至六分，去滓，不计时候热服。

又方。

吴茱萸（半两，汤浸七遍，焙干，微炒） 甘草（半两，炙微赤，锉） 桂心（半两） 干姜（一分，炮裂，锉） 蓼子（一分）

右件药，捣筛为散。每服三钱，以水一中盏，煎至六分，去滓，不计时候热服。

又方。

高良姜（三分，锉） 甘草（半两，炙微赤，锉） 陈橘皮（一两，汤浸去白瓤，焙） 木瓜（二两，干者） 人参（一两，去芦头） 白术（三分） 厚朴（一两，去粗皮，涂生姜汁，炙令香熟）

右件药，捣筛为散。每服三钱，以水一中盏，煎至六分，去滓，不计时候热服。

治霍乱，吐泻后转筋，草豆蔻散方。

草豆蔻（一两，去皮） 高良姜（一两，锉） 丁香（一两） 白术（一两） 人参（一两，去芦头） 陈橘皮（一两，汤浸去白瓤，焙） 缩砂（一两，去皮） 甘草（半两，炙微赤，锉） 木瓜（二两，干者）

右件药，捣细罗为散。不计时候，以热生姜汤调下二钱。

治霍乱吐利不止，兼转筋方。

棠梨枝（一握）　木瓜（二两）

右件药，细锉，和匀，分为四服，每服以水一中盏，入生姜半分，煎至六分，去滓，不计时候热服。

治霍乱吐利过多，遍身筋转及心腹痛方。

高良姜（半两，锉）　桂心（一两）　木瓜（二两，干者）

右件药，捣筛为散。每服三钱，以水一中盏，煎至六分，去滓，不计时候热服。

治霍乱，吐泻转筋方。

木瓜（一枚，大者四破）　仓粳米（一分[37]）

右件药，以水二大盏，煎至一盏半，去滓，时时温一合服之。

治霍乱，脚转筋方。

桂心（二两）　木瓜（二两，干者）　乌梅肉（二两）

右件药，捣筛为散。每服半两，以水一大盏，煎至五分，去滓，温服，日三服。

治霍乱泻后，脚转筋方。

木瓜（二两）　生姜（半两）　吴茱萸（一分[38]，汤浸七遍，焙干，微炒）

右件药，细锉，以水二大盏，煎至一盏二分，去滓，分为三服，频频服之。

治霍乱转筋不止，宜用此方。

高良姜（五两）　木瓜（二枚）　川椒（二两）

右件药，细锉，以水二斗，煎三二十沸，去滓，入醋一升，于桶内看汤紧慢，淋蘸，水冷便止，以绵衣裹勿令伤冷。

治霍乱，脚转筋方。

附子（三两，炮裂，去皮脐）　川椒（三分）　葱根须（三握）　白矾（三两）　垂柳（三握）　桃枝（三握）　生姜（一两，磨，以绵裹系在脚心下）

右件药，以水三斗，煎三二十沸已来，看冷暖淋多时为妙，如急，即加醋五升同煎，用之。

治霍乱转筋不止方。

右用酽醋三二升，煎五七沸，看紧慢，用故绵浸醋，裹患处，微冷即换之，勿令伤冷。

又方。

右用木瓜及枝根煮汤，频频服之。

又方。

陈橘皮（二两，汤浸去白瓤，焙）

右以醋浆水一大盏，煎至五分，去滓，稍热频服。

又方。

鸡屎白（一分，微炒）

右以水一中盏，煎至五分，去滓，温服。 勿令病患知。

又方。

右烧编薦索灰，研，三指撮，以热酒调服之，差。

又方。

右用釜底墨末，暖酒调下二钱，频服之。

又方。

桂心（一两）　半夏（一两，汤洗七遍，去滑）

右二味，捣罗为末，每服，煎生姜酒调下一钱，如人行十里，再服。

又方。

右烧蜈蚣，研为末，醋调成膏，摩转筋处。

又方。

右以酽醋和米粉，摩涂转筋处。

又方。

赤蓼茎（三两，锉[39]）

右分为三服，每服，以水一中盏，煎至六分，去滓，稍热频服。

又方。

生姜（一两，拍碎）

右以酒一大盏，煮至六分，去生姜，稍热服之。

治脚转筋方。

木瓜末（一两）

右以酒一升，煎三七沸，温温服之。

治反胃呕哕诸方

夫反胃者，为食物呕吐，胃不受食，言胃口翻也，则有因饮酒过伤脾胃，劳乏所致，则有久积风气，郁滞在脾胃之间，不能消磨谷食所致，则有因忧悒怏蓄怒，肠结胃翻所致，则有宿滞固癖，积聚冷痰[40]，久不全除，致成兹疾，则有热毒壅隔，胃口闭塞，不下饮食，女人皆由血气所为，男子多因冷惫所致。大凡呕哕，饮食所为，病根既若异同，医疗固[41]宜审察，其中有才食便吐，有食久乃翻，不可一概用方，切在仔细体候也。

治反胃胸膈不利，食即呕吐，宜服白豆蔻散方。

白豆蔻（半两，去皮） 枇杷叶（一分，拭去毛，炙微黄） 诃黎勒皮（三分） 前胡（一两，去芦头） 人参（三分，去芦头） 槟榔（一两） 陈橘皮（三分，汤浸去白瓤，焙） 白术（三分）

右件药，捣筛为散。每服三钱，以水一中盏，入生姜半分，煎至六分，去滓，不计时候温服。

治脏腑久积虚冷，反胃呕哕，宜服此方。

白矾（二两） 黄丹（二两） 硫黄（一两）

右先将白矾黄丹，入于坩锅内，以炭火半秤，烧通赤，任火自消，取出，于湿地出火毒两日，入硫黄，臼[42]细研为末，以粟米饭和圆，如绿豆大。不计时候，以粥饮下二十圆。

治反胃，呕哕不下食，宜服此方。

蝟皮（一两，炙令焦黄） 人参（一两，去芦头） 白茯苓（一两） 厚朴（一两，去粗皮，涂生姜汁，炙令香熟） 生干地黄（一两） 甘草（一两，炙微赤，锉）

右件药，捣罗为末，炼蜜和捣，圆如梧桐子大。不计时候，以温生姜汤下二十圆。

治反胃，呕哕吐食，渴欲饮水，半夏散方。

半夏（一两，汤洗七遍，去滑） 白茯苓（二两） 泽泻（一两）

桂心（半两） 甘草（半两，炙微赤，锉） 麦门冬（二两，去心）

右件药，捣筛为散。每服三钱，以水一中盏，入生姜半分，煎至六分，去滓，不计时候温服。

治反胃，呕哕吐食烦热，麦门冬散方。

麦门冬（半两，去心） 半夏（半两，汤洗七遍，去滑） 陈橘皮（三分，汤浸去白瓤，焙） 白茯苓（三分） 甘草（一分，炙微赤，锉） 枇杷叶（一[43]分，拭去毛，炙微黄） 人参（三分，去芦头）

右件药，捣筛为散。每服三钱，以水一中盏，入生姜半分、枣三枚，煎至六分，去滓，不计时候温服。

治反胃呕哕吐食及噎门[44]方。

枳实（半两，麸炒微黄） 人参（三两，去芦头） 陈橘皮（二两，汤浸去白瓤，焙） 吴茱萸（一分，汤浸七遍，焙干，微炒）

右件药，捣筛为散。每服三钱，以水一中盏，入生姜半分、枣三枚，煎至六分，去滓，不计时候温服。

治反胃呕哕吐食，宜服此方。

肉豆蔻（半两，去壳） 胡椒（一两） 荜茇（一两） 甘草（三分，炙微赤，锉）

右件药，捣细罗为散。每服一钱，以水一中盏，煎至五分，入羊乳半合，不计时候温服。

治反胃呕哕，金[45]不住食，大腹皮散方。

大腹皮（一两，锉） 厚朴（一两，去粗皮，涂生姜汁，炙令香熟） 人参（一两，去芦头） 桂心（三分） 白术（一两） 甘草（一分，炙微赤，锉） 陈橘皮（一两，汤浸去白瓤，焙） 半夏（一两，汤洗七遍，去滑）

右件药，捣筛为散。每服三钱，以水一中盏，入生姜半分、枣三枚，煎至六分，去滓，不计时候温服。

治反胃呕哕不止，胸膈闷，宜服此方。

枇杷叶（一两，拭去毛，炙微黄） 前胡（一两，去芦头） 桂心（半两） 槟榔（一两） 陈橘皮（一两，汤浸去白瓤，焙） 人参（三分，去芦头）

右件药，捣筛为散。每服三钱，以水一中盏，入生姜半分，煎至五分，去滓，不计时候温服。

治反胃呕哕不止，丁香散方。

丁香（一两） 人参（二两，去芦头） 枇杷叶（一两，拭去毛，炙微黄）

右件药，捣筛为散。每服三钱，以水一中盏，入生姜半分，煎至五分，去滓，不计时候温服。

又方。

干枣叶（一两） 藿香（半两） 丁香（一[46]分）

右件药，捣细罗为散。每服二钱，以水一小盏，入生姜半分，煎至六分，即去生姜，不计时候，和滓温服。

治反胃呕哕吐食，数日不定，宜服此方。

胡椒（三分，末） 生姜（一两，微煨，切）

右件药，以水二大盏，煎取一盏，去滓，分温三服。

治患痼冷反胃，呕哕不下食方。

附子（三分，炮裂，去皮脐） 生姜汁（一升半，入水二合）

右切附子如豆许大，入姜汁中，煎令汁尽，更入蜜一合，捣一千杵，圆如梧桐子大。不计时候，以生姜汤下二十圆，渐加至三十圆。

治反胃病吐后补方。

白术（五两，杵罗为末） 生姜（五升，捣绞取汁入酒一[47]升）

右件药汁，下白术，以慢火煎去半，入白蜜二合、酥二两，更煎如稀饧，泻于银器中凝定。每日空腹，以清酒调下半匙服之，一月百病除愈。

治反胃病，吐后令永差，赤石脂圆方。

赤石脂（一升，好腻无砂者）

右捣罗研，以蜜和圆，如梧桐子大。每日空腹，以生姜汤下十圆，加至二十圆，一云，水飞圆如绿豆大，令干以布楷令光净，空腹津吞十圆，仍先以巴豆一枚去皮，勿令破，津吞之后服药。

治反胃吐逆方。

硫黄（一两） 白矾（一两）

右二味，于铫子内炼过，入朱砂一分，同研如面，以面糊和圆，如小豆大。不计时候，以生姜汤下五圆。

治反胃，见食即呕哕方。

羊粪（干湿共七十枚，干者碎之）

右以童子小便一大盏，煎至六分，去滓，分为二服。

治咳癔诸方

夫咳癔者，是肺气逆行也，气则为阳，流行腑脏，宣发腠理，而气者肺之所生[48]也，肺为五脏上盖，主通行肺脏之气也，今肺虚，为微寒所伤，寒搏于气，气不得宣畅，则肺壅而气逆不止，肺虚，微寒之气，复搏于胃，胃口气弱，脾中伏冷，客邪之气，冲于胃管，胃气不摄，使阴阳气相击，所以咳癔也。

治胃冷咳癔，气厥不通，高良姜散方。

高良姜（一两，锉）　干木瓜（半两）　莲子心（半两）　菖蒲（半两）　丁香（一分）

右件药，捣筛为散。每服三钱，以水一中盏，入生姜半分，煎至六分，去滓，不计时候热服。

又方。

丁香（一分）　陈橘皮（一两，汤浸去白瓤，焙）

右件药，捣粗罗为散。每服二[49]钱，以水一小盏，煎至四分，去滓，不计时候热服。

治气逆，咳癔不止方。

伏龙肝（一两）　丁香（半两）

右件药，捣细罗为散。不计时候，煎桃仁醋汤调下一钱。

治寒气攻胃，咳癔方。

吴茱萸（半两，汤浸七遍，焙干，微炒）　青橘皮（半两，汤浸去白瓤，焙）

右件药，捣筛为散。每服三钱，以水一中盏，入生姜半分，煎至五分，去滓，不计时候热服。

又方。

草豆蔻（一两，去皮）　益智子（一两，去皮）　干柿（二两）

右件药，捣筛为散。每服三钱，以水一中盏，入生姜半分，煎至五分，去滓，不计时候热服。

又方。

胡椒（三十颗）　麝香（一[50]钱，细研）

右捣破胡椒，入麝香，用酒一中盏，煎至半盏，稍热服。

又方。

右用黑豆二合，于瓶子中，以热醋沃之，纸封，开一小孔子，令患人以口吸其气，入咽喉中，即定。

又方。

右用木瓜汁、生姜汁等分和匀，温服一合。

又方。

右用薄荷汁一合，生蜜一钱，和调服之。

三焦总论

夫三焦者名关也，上焦名三管反射，中焦名霍乱，下焦名走哺，合而为一，有名无形，主[51]五脏六腑，往还神道，周身贯体，可闻不可见，和利精[52]气，决通水道，息气肠胃之间不可以知乎。凡上焦三管及射者，通三焦名中清之腑也，别号玉海，水道出膀胱，合者虽合而不同，亦名孤之腑也，而荣出中焦，卫出上焦，荣者是络脉之气道，卫者是经脉之气道也。

上焦论

夫上焦者，在胃上口，并咽，上贯膈，布胸走腋，循太阴之分，主卫[53]气之所出，以荣皮肤分肉之间，养身形，若雾露之溉焉[54]。

治上焦虚寒诸方

治上焦虚寒气滞，胸膈噎门[55]，饮食全少，或时痰逆，诃黎勒散方。

诃黎勒皮（一两） 赤茯苓（三分） 陈橘皮（三分，汤浸去白瓤，焙） 枳实（半两，麸炒微黄） 桂心（半两） 白术（三分） 干姜（一分，炮裂，锉） 甘草（一分，炙微赤，锉） 人参（三分，去芦头） 木通（半两，锉） 厚朴（三分，去粗皮，涂生姜汁，炙令香熟） 半夏（一分，汤洗七遍，去滑）

右件药，捣筛为散。每服三钱，以水一中盏，入生姜半分，煎至五分，去滓，每于食后温服。

治上焦虚寒气壅，攻注头痛，胸膈不利，大腹皮散方。

大腹皮（三分，锉） 槟榔（三分） 木香（半两） 赤茯苓（一两） 桂心（半两） 半夏（半两，汤洗七遍，去滑） 青橘皮（三分，汤浸去白瓤，焙） 沉香（半两） 枳壳（三分，麸炒微黄，去瓤） 芎䓖（半两） 前胡（一两，去芦头） 白芷（半两） 人参（半两，去芦头）

右件药，捣筛为散。每服三钱，以水一中盏，入生姜半分，煎至五分，去滓，不计时候温服。

治上焦虚寒，精神不守，泄下便利，语声不出，白茯苓散方。

白茯苓（二两） 人参（二[56]两半，去芦头） 干姜（一两，炮裂，锉） 桂心（一两） 远志（一两） 甘草（一两，炙微赤，锉）

右件药，捣筛为散。每服三钱，以水一中盏，入生姜半分，煎至五分，去滓，不计时候温服。

治上焦虚寒，胸膈短气，不能下食，黄芪散方。

黄芪（二两） 桂心（一两） 人参（一两，去芦头） 桔梗（一两，去芦头） 干姜（一两，炮裂，锉） 五味子（一两） 白茯苓（一两） 甘草（二两，炙微赤，锉） 芎䓖（一两） 杏仁（二两，汤浸去

皮尖双仁，麸炒微黄）

右件药，捣筛为散。每服三钱，以水一中盏，入生姜半分，煎至五分，去滓，不计时候温服。

治上焦虚寒，短气不续，膈间厌闷，饮食先吐而復[57]下，宜服理中通膈破寒，半夏散方。

半夏（一两，汤洗七遍，去滑） 麻黄（一两，去根节） 细辛（一两） 枳实（二两，麸炒微黄） 杏仁（一两，汤浸去皮尖双仁，麸炒微黄） 前胡（二两，去芦头） 泽泻（二两）

右件药，捣筛为散。每服四钱，以水一中盏，入生姜半分，煎至五分，去滓，不计时候温服。

治上焦虚热诸方

治上焦虚热，饮食不下，胃气不定，汗出，面背身中皆热，宜服通脉泻热，泽泻散方。

泽泻（二两） 地骨皮（二两） 半夏（一两，汤洗七遍，去滑） 石膏（三两） 柴胡（一[58]两，去苗） 赤茯苓（二两） 甘草（一两，炙微赤，锉） 人参（一两，去芦头） 桂心（一两） 蓴[59]心（三两）

右件药，捣筛为散。每服四钱，以水一中盏，入生姜半分、竹叶二十片，煎至五分，去滓，不计时候温服。

治上焦虚热，腹满而不欲食，或食先吐而后下，肘胁挛痛，麦门冬理中汤方。

麦门冬（二两，去心） 白术（二[60]两） 甘草（一两，炙微赤，锉） 人参（二两，去芦头） 赤茯苓（一两） 陈橘皮（一两，汤浸去白瓤，焙） 竹茹（一两） 芦根（二两，锉） 蓴心（二合） 葳蕤（一两） 麀粟（二合）

右件药，捣筛为散。每服四钱，以水一中盏，入生姜半分，煎至五分，去滓，不计时候温服。

治上焦虚热，睡卧多惊，往往心忪，不欲见人，宜服乌犀散方。

乌犀角屑（三分） 龙齿（一两） 川升麻（一两） 茯神（一两

半）　麦门冬（一两半，去心）　玄参（一两）　甜竹根（切二合）　赤芍药（一两）　生干地黄（一两半）　马牙消（一两半）

右件药，捣筛为散。每服四钱，以水一中盏，入生姜半分，煎至五分，去滓，不计时候温服。

治上焦虚热，口干，头项烦热，宜服此方。

麦门冬（一两，去心）　龙胆（三分，去芦头）　玄参（一两）　栀子仁（一两）　茅根（一两半，锉）　木通（一两，锉）　赤芍药（一两）

右件药，捣筛为散。每服四钱，以水一中盏，煎至五分，去滓，入生地黄汁、生藕汁各半分，和匀服之。

治上焦虚热，胸背连心痛，咳喘短气，动而好味，宜服润肺止心痛，大枣煎方。

枣三十枚（擘，去核）　杏仁（三两，汤浸去皮尖双仁，生用）　紫菀（一两，去根土）　葳蕤（二两）　麦门冬（三两，去心）　百部（二[61]两）　木通（二两）　石膏（八两）　五味子（二[62]两）　羊肾（二枚，切四破，去脂膜）　麻黄（三两，去根节）

右件药，都细锉，以水一斗，煮取三升，去滓，下蜜三合、生姜汁三合、淡竹沥三合，更煎三五沸，不计时候，温服二合。

治上焦虚热，膈上有痰，气壅似噎，射干散方。

射干（一两）　前胡（半两，去芦头）　桔梗（半两，去芦头）　款冬花（半两）　人参（半两，去芦头）　赤茯苓（半两）　半夏（半两，汤洗七遍，去滑）　黄芩（半两）　甘草（半两，炙微赤，锉）　玄参（半两）　麦门冬（半两，去心）

右件药，捣筛为散。每服四钱，以水一中盏，入生姜半分，煎至六分，去滓，每于食后温服。

治上焦壅滞，头面风热，菊花散方。

甘菊花（半两）　人参（半两，去芦头）　赤茯苓（半两）　麦门冬（半两，去心）　犀角屑（半两）　甘草（半两，炙微赤，锉）　防风（半两，去芦头）　羌活（半两）　地骨皮（半两）　羚羊角屑（半两）　蔓荆子（半两）　川升麻（半两）

右件药，捣筛为散。每服四钱，以水一中盏，入生姜半分，煎至五分，去滓，不计时候温服。

治上焦虚热，咽干口苦，不欲饮食方。

赤茯苓（一两） 麦门冬（一两，去心） 甘草（一两，炙微赤，锉） 生地黄（二两）

右四味，捣三味为散，入地黄合捣，曝干，捣细罗为散。不计时候，以温水调下一钱，日三服。

中焦论

夫中焦者，在胃中口，不上不下，居上焦之后。荣气之所出，主化水谷之味，泌糟粕，承津液，化为精微，上注于肺脉，以奉生身，莫贵于此，故独行于经，名曰胃气。足阳明脉也，阳明之气走太阴，络诸经之脉，上下络太仓，主熟五谷，不吐不下，实则生热，闭塞不通，上下隔绝，虚则生寒，洞泄便利霍乱，主脾胃之病也。夫血与气，异而同类，卫气是精，荣气是神，故人有一死而无再生也，犹精神及气隔绝也，若虚则补于胃，实则泄于脾，和其源，方[63]不遗一也。

治中焦虚寒诸方[64]

治中焦虚寒，或时吐泻腹痛，木香散方。

木香（三分） 草豆蔻（三分，去壳） 桂心（三分） 附子（三分，炮裂，去皮脐） 白术（三分） 白芍药（三分） 丁香（三分） 甘草（一分，炙微赤，锉） 诃黎勒皮（三分，微煨）

右件药，捣筛为散。每服三钱，以水一中盏，入煨姜半分，煎至五分，去滓，稍热服。

治中焦虚寒，好吐白沫清涎，吞酸，厚朴散方。

厚朴（二两，去粗皮，涂生姜汁，炙令香熟） 吴茱萸（一两，汤浸七遍，微炒） 白茯苓（一两） 桔梗（一两，去芦头） 芎䓖（一两） 白术（二两） 附子（一两，炮裂，去皮脐） 陈橘皮（二两，汤浸去白瓤，焙）

右件药，捣筛为散。每服四钱，以水一中盏，入生姜半分，煎至五分，去滓，稍热服。

治中焦虚寒，气滞不调，槟榔散方。

槟榔（一两） 赤芍药（一两） 人参（一两，去芦头） 白术（一两） 芎䓖（一两） 桂心（一两） 陈橘皮（一两，汤浸去白瓤，焙） 前胡（一两，去芦头） 枳壳（一两，麸炒微黄，去瓤） 附子（一两，炮裂，去皮脐） 大腹皮（一两，锉） 甘草（半两，炙微赤，锉）

右件药，捣筛为散。每服四钱，以水一中盏，入生姜半分，煎至五分，去滓，不计时候温服。

治中焦壅热诸方

治中焦壅热，闭塞隔绝，上下不通，不吐不下，肠胃膨膨，喘息常急，宜服此泻热开隔绝大黄散方。

川大黄（二两，锉碎，微炒） 黄芩（一两） 泽泻（一两） 川升麻（一两） 羚羊角屑（一两） 栀子仁（一两） 玄参（一两） 川芒硝（二两）

右件药，捣筛为散。每服五钱，以水一大盏，煎至五分，去滓，下生地黄汁半合，温温频服。

治中焦壅热闭处，关隔不通，吐[65]逆喘急，枳壳散方。

枳壳（三分，麸炒微黄，去瓤） 黄芩（三分） 前胡（三分，去芦头） 半夏（三分，汤洗七遍，去滑） 赤茯苓（三分） 木香（三分） 人参（二分，去芦头） 槟榔（三分） 川大黄（三分，锉碎，微炒）

右件药，捣筛为散。每服五钱，以水一大盏，入生姜半分，煎至五

分，去滓，不计时候温服。

下焦论

夫下焦者，在脐下，当膀胱上口，主分别清浊，为传导之腑，如沟水决池也，起胃下管，别回肠，主膀胱，入水谷，并拘于胃中糟粕，俱行大肠而为下焦，主足阳明，摧渗津液，合[66]膀胱主出不主入，候肝肾之病也。若实则大小便不通，气逆不续，吐呕不禁，若虚则大小便不止，津液气绝，人饮酒入胃，谷未熟而小便独先下者。盖酒是熟谷之津液也，其气滑，故谷液入则先出也，所以热则泻于肝，寒则补于肾，上、中、下三焦，同号为孤府也。

治下焦虚寒诸方

治下焦虚寒，腹痛气逆，不下食，附子散方。

附子（二两，炮裂，去皮脐）　干姜（三分，炮裂，锉）　桂心（一两）　青橘皮（一两，汤浸去白瓤，焙）　芎䓖（三分）　当归（一两，锉碎，微炒）　木香（半两）　五味子（一两）　甘草（半两，炙微赤，锉）　吴茱萸（一两，汤浸七遍，焙干，微炒）　厚朴（一两，去粗皮，涂生姜汁，炙令香熟）

右件药，捣筛为散。每服四钱，以水一中盏，入生姜半分，煎至五分，去滓，空心温服之。

治下焦虚寒，小腹痛不止，短气欲绝，续气人参散方。

人参（一两，去芦头）　陈橘皮（一两，汤浸去白瓤，焙）　白茯苓（一两）　乌梅肉（一两，微炒）　麦门冬（一两，去心）　黄芪（一两，锉）　芎䓖（一两）　干姜（一两，炮裂，锉）　白术（一两）　厚朴（二两，去粗皮，涂生姜汁，炙令香熟）　吴茱萸（五两，汤浸七遍，

焙干，微炒）　桂心（一两）

右件药，捣筛为散。每服五钱，以水一大盏，入生姜半分，煎至五分，去滓，不计时候温服。

治下焦虚寒，腹中瘀滞，令人喜忘，不欲闻人声，胸中噎塞而短气，茯苓圆方。

白茯苓（一两半）　甘草（一两，炙微赤，锉）　人参（一[67]两半，去芦头）　杏仁（一两，汤浸去皮尖双仁，麸炒微黄）　厚朴（二两，去粗皮，涂生姜汁，炙令香熟）　干姜（一两，炮裂，锉）　黄芪（一两，锉）　桂心（一两）　当归（一两半，锉，微炒）　芎䓖（一两）

右件药，捣罗为末，炼蜜和圆，如梧桐子大。每服，以粥饮下三十圆，日三服。

治下焦虚寒，或先见血后便转，此为近血，或利下或不利，伏龙肝散方。

伏龙肝（二两）　甘草（一两，炙微赤，锉）　干姜（一两，炮裂，锉）　牛膝（二两，去苗）　熟干地黄（二两）　黄芩（一两）　地榆（一两半）　乱发灰（一两，细研）　阿胶（一两，捣碎，炒令黄燥为末）

右件药，捣筛为散。每服五钱，以水一大盏，煎至五分，入阿胶末一钱，发灰一钱，更煎一两沸，放温服之，日三服。

治下焦虚寒，或先便转后见血，此为远血，或利下或不利，因劳冷而发，宜服此续断散方。

续断（二两）　当归（一两，锉碎，微炒）　甘草（一两，炙微赤，锉）　干姜（一两，炮裂，锉）　桂心（一两）　熟干地黄（二两）

右件药，捣筛为散。每服五钱，以水一大盏，煎至五分，去滓，入阿胶末一钱、蒲黄一钱，更煎一两沸，温温服之，日三服。

治下焦壅热诸方

治下焦壅热，大小便俱不通，柴胡散方。

柴胡（一两，去苗）　黄芩（一两）　陈橘皮（一两，汤浸去白瓤，焙）　泽泻（二两）　栀子仁（一两）　石膏（二两）　羚羊角屑（一

两）　生干地黄（二两）　芒硝（二两）

右件药，捣筛为散。每服五钱，以水一大盏，煎至五分，去滓，稍温频服，以利为度。

治下焦壅热，气逆不续，呕吐不禁，名曰走哺，宜服和气止呕，人参散方。

人参（二两，去芦头）　芦根（二两，锉）　栀子仁（二两）　葳蕤（二两）　黄芩（二两）　知母（二两）　赤茯苓（二两）　麦门冬（二两，去心）　陈橘皮（二两，汤浸去白瓤，焙）　石膏（二两）

右件药，捣筛为散。每服五钱，以水一大盏，煎至五分，去滓，不计时候温服。

又方。

人参（二两，去芦头）　栀子仁（二两）　麦门冬（二两，去心）　陈橘皮（二两，汤浸去白瓤，焙）　石膏（二两）

右件药，捣筛为散。每服四钱，以水一中盏，入生姜半分，煎至六分，去滓，不计时候温服。

又方。

赤石脂（一两）　乌梅肉（一两）　栀子仁（一两）　人参（一两，去芦头）　甘草（半两，炙微赤，锉）　川升麻（一两）

右件药，捣筛为散。每服五钱，以水一大盏，煎至五分，去滓，不计时候温服。

又方。

豆豉（一两）　生干地黄（二两）　石膏（二两）　赤茯苓（一两）　甘草（一两，炙微赤，锉）

右件药，捣筛为散。每服五钱，以水一大盏，入葱白五寸，煎至五分，去滓，不计时候温服。

【校注】

① 千：日本抄本作"干"字。义长可从。

② 利：日本抄本作"刺"字。

③ 飡：同"餐"。

④ 霍：日本抄本作"蜜"字。

⑤ 理：日本抄本作"利"字。

⑥ 肉豆蔻：书中有时写为肉荳蔻，径改为肉豆

蔻。

⑦ 去头：日本抄本作“半两”二字。

⑧ 者：日本抄本作“干者”二字。

⑨ 汤：日本抄本作“渴”字，义长可从。

⑩ 二：日本抄本作“一”。

⑪ 齝（chī 吃）：牛反刍。

⑫ 萹豆：同“扁豆”。

⑬ 桑叶：日本抄本作“桑根白皮”。

⑭ 捣：日本抄本作“件”字。

⑮ 二：日本抄本作“三”。

⑯ 一：日本抄本作“二”。

⑰ 二：日本抄本作“一”。

⑱ 半：日本抄本作“一”。

⑲ 锉：日本抄本作“炙”字。

⑳ 捣：日本抄本作“搏”字。

㉑ 三：日本抄本作“二”。

㉒ 一：日本抄本作“半”。

㉓ 二：日本抄本作“一”。

㉔ 二：日本抄本作“三”。

㉕ 任：日本抄本作“住”字。

㉖ 赤：日本抄本作“之”字。

㉗ 消：日本抄本作“通”字。

㉘ 二：日本抄本作“三”。

㉙ 一：日本抄本作“二”。

㉚ 一：日本抄本作“二”。

㉛ 二：日本抄本作“三”。

㉜ 浸一七遍：日本抄本作“汤七遍”。

㉝ 二：日本抄本作“一”。

㉞ 一：日本抄本作“二”。

㉟ 復：疑是“后”（後）的讹字，日本抄本作“后”。

㊱ 三：日本抄本作“二”。

㊲ 分：日本抄本作“合”字。

㊳ 分：日本抄本作“两”字。

㊴ 锉：日本抄本作“切”字。

㊵ 痰：日本抄本作“疾”字。

㊶ 固：原来，本来。

㊷ 曰：日本抄本作“同”字，义胜。

㊸ 一：日本抄本作“二”。

㊹ 门：日本抄本作“闷”字。

㊺ 金：日本抄本作“全”字。

㊻ 一：日本抄本作“二”。

㊼ 一：日本抄本作“二”。

㊽ 生：日本抄本作“主”字。

㊾ 二：日本抄本作“三”。

㊿ 一：日本抄本作“二”。

51 主：日本抄本作“生”字。

52 精：日本抄本作“积”字。

53 胸走腋，循太阴之分，主卫：此十字原底本无，据日本抄本补。

54 若雾露之溉焉：此六字原底本无，据日本抄本补。

55 门：日本抄本作“闷”字。

56 二：日本抄本作“三”。

57 復：日本抄本作“坏”字。人卫本作“后”。

58 一：日本抄本作“二”。

59 尊：日本抄本作“芎”字。

⑥⓪ 二：日本抄本作"一"。

⑥① 二：日本抄本作"一"。

⑥② 二：日本抄本作"一"。

⑥③ 方：日本抄本作"万"字，义胜。

⑥④ 治中焦虚寒诸方：此标题原底本无，据总目录补。

⑥⑤ 吐：日本抄本作"中"字。

⑥⑥ 合：日本抄本作"令"字。

⑥⑦ 一：日本抄本作"二"。

卷第四十八

积聚论

夫积聚者，由阴阳不和，腑脏虚弱，受于风邪，搏于腑脏之气所为也。腑者阳也，脏者阴也，阳浮而动，阴沉而伏。积者阴气，五脏所生，始发不离其部，故上下有所终始。聚者阳气，六腑所成，始发无其根本，上下无所留止，其痛无有常处。诸脏受邪，留滞不去，乃成积聚也。肝之积名曰肥气，心之积名曰伏梁，脾之积名曰痞气，肺之积名曰息奔，肾之积名曰奔豚，此为五积也。诊其脉快而紧，积聚也；脉浮而牢者，积聚也。脉横者，胁下有积聚；脉来小沉实者，胃中有积聚。不下食，食即吐出，脉来细软附骨者，积也，脉出在左，积在左。脉出在右，积在右。脉两旁出，积在中央。以部处之，诊得肺积，脉浮而毛，按之辟易，时下气逆，皆相引痛，少气喜忘，目瞑，皮肤寒，秋愈夏剧，主皮中时痛，或如虱缘，或如针刺之状，时痒，其色白。诊得心积，脉沉而干，时上下无常处，病悸，腹中热，面赤咽干，心烦掌中热，甚即唾血，主身瘛疭，主血厥，夏差冬剧，其色赤。诊得脾积，脉浮大而长，饥则减，饱则见，瞋起邪与谷争，累累如桃李起见于外，腹满呕泄肠鸣，四肢重，足胫肿厥，不能卧，脾主肌肉损，其色黄，诊得肝积，其脉弦而细，两胁下痛，邪走心下，足胫寒，胁痛引小腹，男子积疝也，女子瘕聚也，身无膏泽，喜转筋，爪甲枯黑，春差秋剧，其色青，诊得肾积，脉沉而急，苦脊与腰相引，饥则见，饱则减，病腰痛，小腹里急，口干咽肿，赤痛，目视茫茫，骨中寒，主髓厥喜忘，其色黑，诊心腹积聚，其脉牢强急者生，虚弱急者死，又积聚之脉，实强者生，沉小者死。

治肝积气诸方

夫肝之积名曰肥气，在左胁下，如覆杯，有头足，久不愈，令人发痞疟，连岁月不已，以仲夏戊己得之，何以言之，肺病传肝，肝当传脾，脾以仲夏适王，王者不受邪，肝复欲还肺，肺不肯受，故留结为积，故知肥气以仲夏得之也。

治肥气在左胁下，似覆杯，咽酸吐水，面日[1]**萎黄，胸膈不利，宜服蓬蘽根散方**。

蓬蘽根（二两，锉） 牡丹（一两） 赤芍药（一两） 桂心（三分） 京三棱（一两，炮裂） 枳壳（三[2]分，麸炒微黄，去瓤） 槟榔（一两）

右件药，捣粗罗为散。每服三钱，水一中盏，入生姜半分，煎至六分，去滓，食前稍热服。

治肥气在左胁下，结聚成块，心腹妨实，不欲饮食，宜服防葵散方。

防葵（一两） 诃黎勒皮（三分） 白术（三分） 郁李仁（三分，汤浸去皮，微炒） 吴茱萸（半两，汤浸七遍，焙干微炒） 桂心（三分） 枳实（半两，麸炒微黄，去瓤） 木香（三分） 槟榔（三分）

右件药，捣筛为散。每服三钱，以水一中盏，入生姜半分，煎至六分，去滓，食前稍热服。

治肥气在左胁下，按之坚，不能食，脉候弦而紧，肌体萎瘦，宜服鳖甲散方。

鳖甲（一两半，涂醋炙令黄，去裙襕） 当归（一两，锉，微炒） 京三棱（一两，炮，锉） 诃黎勒皮（一两） 大黄（一两半，锉碎，微炒） 枳壳（半两，麸炒微黄，去瓤） 吴茱萸（半两，汤浸七遍，焙干，微炒） 桃仁（一两，汤浸去皮尖双仁，麸炒微黄）

右件药，捣筛为散。每服三钱，水一中盏，入生姜半分，煎至六分，去滓，食前稍热服。

治肥气结聚，在左胁下，坚牢疼痛，食少体瘦，宜服大黄圆方。

川大黄（二两，锉碎，微炒） 防葵（一两） 木香（三分） 川乌头（一两，炮裂，去皮脐） 鳖甲（一两半，涂醋炙令黄，去裙襕） 干姜（三分，炮裂，锉）

右件药，捣细罗为末，以陈米醋三升，熬令稠，入神曲末半两，煮成糊，溲[③]和诸药末，可圆即圆，如梧桐子大。每日空心，以温酒下二十圆，以微利为度。

治肥气，在左胁下，如覆杯，有头足，令人羸瘦，发寒热，不能食，宜服三棱圆方。

京三棱（一两） 川乌头（一两，炮裂，去皮脐） 雄黄（半两，细研） 硇砂（一两，不夹石者，细研[④]） 青橘皮（半两，汤浸去白瓤，焙） 干漆（半两，捣碎，炒令烟出） 鳖甲（一两，涂醋炙令黄，去裙襕） 防葵（一两） 麝香（一分，研入）

右件药，捣细罗为末，入研了药令匀，以米醋一升，熬令稠，入少面作糊，和圆如绿豆大。每服，以温酒下十圆，空心服。

治肥气，体瘦无力，少思饮食，鳖甲圆方。

鳖甲（一枚，可重四两，净洗，以醋和黄泥固济背上，可厚三分，令干） 京三棱（三两，炮锉） 川大黄（三两，锉碎，微炒） 枳壳（三两，麸炒微黄，去瓤） 木香（一两半） 桃仁（三两，汤浸去皮尖双仁，麸炒微黄，研如膏）

右件药，除鳖甲外，捣罗为末，后泥一风炉子，上开口，可安得鳖甲，取前药末并桃仁膏，内鳖甲中，用好米醋二升时时旋取入鳖甲内，以慢火熬令稠，取出药，却将鳖甲洗净，去泥焙干，捣罗为末，与前药同和捣为圆，如梧桐子大。每日空心，以温酒下二十圆，晚食前再服。

治肥气，结聚不散，腹胁胀满，呕逆酸水，饮食减少，宜服牵牛煎圆方。

牵牛子末（三两，以生姜汁半升、酒一升，慢火熬如膏） 木香（一两） 附子（一两，炮裂，去皮脐） 鳖甲（一两半，涂醋炙令黄，去裙襕） 槟榔（一两） 桃仁（一两，汤浸去皮尖双仁，麸炒微黄，研入） 吴茱萸（半两，汤浸七遍，焙干，微炒） 硇砂（一两，不夹石者，细研入）

右件药，捣细罗为末，入牵牛子，煎中和，溲为圆，如梧桐子大。每服食前，生姜汤下二十圆。

治肥气，结固不散，腹胁急疼，食少体瘦，宜服三棱煎圆方。

湿三棱（七斤，净洗，去泥土，锉碎） 川大黄（三两） 芫花（一两，醋拌，炒令干） 鳖甲（三两，涂醋炙令黄，去裙襕） 木香（一两）

右件药，先以水二斗，煮三棱至三升，去滓，捣罗诸药为末，入前煎中，于铜器内慢火熬之，更入米醋一升，同煎熬令稠，候稍冷并手圆如梧桐子大。每日空腹，以温酒下十圆。

治肥气，经年不散，左胁下状如覆杯，天阴即疼痛，宜服硇砂煎圆方。

硇砂（二两，不夹石者，细研，以酒醋各一升熬如膏） 干漆（一两，捣碎，炒令烟出） 防葵（一两） 木香（一两） 川大黄（一两半，锉碎，微炒）

右件药，捣细罗为末，入硇砂煎中，入少蒸饼，和溶为圆，如绿豆大。每日空心，温酒下十圆。

治肥气积聚不散方。

川大黄（四两，锉碎，与鳖甲同煮，焙干） 木香（二两） 鳖甲（四两，以米醋二升，与大黄同煮，令醋尽，炙微黄）

右件药，捣细罗为末，以酒煮面糊和圆，如梧桐子大。每日空心，生姜汤下二十圆。

治心积气诸方

夫心之积名曰伏梁，起于脐上，大如臂，上至心下，以秋庚辛得之，何以言之，肾病传心，心当传肺，肺以秋适王，王者不受邪，心欲复还肾，肾不肯受，故留结为积，故知伏梁以秋得之也。

治伏梁，气在脐上心下，结固如梁之状，胸膈不利，食饮减少，宜服防葵散方。

防葵（一两） 京三棱（一两，炮裂） 桂心（一两） 赤芍药（一两）　鳖甲（一两半，涂醋炙令黄，去裙襕）　当归（一两）　诃黎勒皮（一两）　川大黄（一两，锉碎，微炒）　枳壳（三分，麸炒微黄，去瓤）

右件药，捣筛为散。每服三钱，以水一中盏，入生姜半分，煎至六分，去滓，食前稍热服。

治伏梁气，横在心下，坚硬妨闷，不能食，宜服鳖甲散方。

鳖甲（一两半，涂醋炙令黄，去裙襕）　吴茱萸（半两，汤浸七遍，焙干，微炒）　郁李仁（一两，汤浸去皮，微炒）　京三棱（一两，炮锉）　枳实（三分，麸炒微黄）　柴胡（三分，去苗）　芎䓖（三分）　槟榔（一两）

右件药，捣筛为散。每服四钱，水一中盏，入生姜半分，煎至六分，去滓，食前稍热服。

治伏梁气，心下硬急满闷，不能食，胸背疼痛，宜服半夏散方。

半夏（一两半，汤洗七遍，去滑）　川大黄（一两，锉碎，微炒）　桂心（一两）　前胡（一两，去芦头）　京三棱（一两，炮裂）　当归（一两，锉，微炒）　青橘皮（一两，汤浸去白瓤，焙）　鳖甲（一两半，涂醋炙令黄，去裙襕）　槟榔（一两）　诃黎勒皮（一两）　木香（一两）

右件药，捣筛为散。每服三钱，以水一中盏，入生姜半分，煎至六分，去滓，不计时候稍热服。

治伏梁气，结固在心下，横大如臂，饮食渐少，肢体消瘦，宜服川乌头圆方。

川乌头（半两，炮裂，去皮脐）　芫花（半两，醋拌，炒令干）　京三棱（半两，锉，醋拌炒）　桂心（半两）　鳖甲（一两，涂醋炙令黄，去裙襕）　防葵（半两）　干漆（半两，捣碎，炒令烟出）　硇砂（一两半，不夹石者，细研）　川大黄（一两，锉碎，微炒）　木香（一两）

右件药，捣细罗为末，先以米醋三升，熬令稍稠，入少面作糊，和溲⑤，捣三二百杵，为圆如绿豆大。每服空心，以温酒下七圆，渐加至十圆，以取下积滞为度，隔两日再服。

治伏梁气，横在心下，坚牢不散，胸中连背多疼，宜服干漆圆方。

干漆（一两，捣碎，炒令烟出）　川乌头（半两，去皮脐，锉碎，盐拌，炒令黄）　芫花（一两，醋拌，炒令黄）　桃仁（半两，汤浸去皮尖双仁，麸炒微黄）　雄黄（一分，细研）　鳖甲（一两，涂醋炙令黄，去裙襕）　木香（半两）　硇砂（一两，不夹石者，细研）　麝香（一分，细研）

右件药，捣细罗为末，入研了药令匀，以醋煮面糊为圆，如绿豆大。每服食前，以温酒下十圆。

治伏梁气，久积在心下，横大如臂，发歇疼痛，胸下拘急，腹胁满闷，宜服硇砂煎圆方。

硇砂（二两，不夹石者，细研，以酒、醋各半升熬如膏）　干漆（一两，捣碎，炒令烟出）　桂心（一两）　汉椒（一两，去目及闭口者，微炒去汗）　干姜（半两，炮裂，锉）　附子（一两，炮裂，去皮脐）　槟榔（一两）　川大黄（二两，锉碎，微炒）

右件药，捣细罗为末，入硇砂，煎中更入蒸饼少许，和溲为圆，如梧桐子大。每日空心，以温酒下十五圆至二十圆。

治伏梁气，心胸妨实，背膊烦疼，不能食，四肢无力，宜服大黄煎圆方。

川大黄（三两，锉碎，微炒，别捣罗为末，以酒、醋各一升熬如膏）　京三棱（一两，锉碎，醋拌，炒令干）　木香（一两）　桃仁（一两，汤浸去皮尖双仁，麸炒微黄）　诃黎勒皮（一两）　桂心（一两）　青橘皮（一两，汤浸去白瓤，焙）　槟榔（一两）

右件药，捣细罗为末，入大黄煎中，更入蒸饼少许，和溲为圆，如梧桐子大。每日空心，以温酒下十圆至十五圆。

治伏梁气，横在心下，不能进饮食，宜服此方。

木香（一两）　硇砂（一两，不夹石者，细研入）　川大黄（二两，锉碎，醋拌炒令干）

右件药，捣罗为末，入研了硇砂令匀，以酒煮面糊和圆，如梧桐子大。每服食前，生姜汤下七圆。

治伏梁气，在心下结聚不散方。

硝石（半两）　牵牛子（一两）　木香（半两）

右件药，捣细罗为末，以米醋二升，内药末，慢火熬令稠，入少面糊，和溲为圆，如梧桐子大。每服空心，温酒下十圆。

又方。

桃奴（三两）

右件药，捣细罗为散。每服食前，温酒调下二钱。

治脾积气诸方

夫脾之积名曰痞气，在胃管，覆大如杯，久不愈，令人四肢不收，发黄疸，饮食不为肌肤，以冬壬癸得之，何以言之，肝病传脾，脾当传肾，以冬适王，王者不受邪，脾复欲还肝，肝不肯受，故留结为积，故知痞气以冬得之也。

治痞气，结聚在胃管，心腹妨实，不能饮食，宜服诃黎勒散方。

诃黎勒皮（一两）　鳖甲（一两半，涂醋炙令黄，去裙襕）　白术（一两）　人参（三分，去芦头）　桂心（三分）　防葵（三分）　川大黄（三分，锉碎，微炒）　郁李仁（三分，汤浸去皮，微炒）　甘草（半两，炙微赤，锉）

右件药，捣筛为散。每服三钱，水一中盏，入生姜半分，煎至六分，去滓，食前稍热服。

治痞气，心腹胀硬，食饮不下，宜服槟榔散方。

槟榔（一两）　牵牛子（一两）　木香（半两）　白术（三分）　陈橘皮（半两，汤浸去白瓤，焙）　高良姜（半两）　诃黎勒皮（三分）　枳实（半两，麸炒微黄）　甘草（半两，炙微赤，锉）

右件药，捣筛为散。每服三钱，以水一中盏，煎至六分，去滓，食前稍热服。

治痞气，结聚在胃管，盘牢不动，食饮渐少，四肢无力，宜服鳖甲散方。

鳖甲（一两半，涂醋炙令黄，去裙襕）　川大黄（一两半，锉碎，微炒）　木香（一两）　郁李仁（一两，汤浸去皮，微炒）　京三棱（一两，炮裂）　当归（一两）　槟榔（一两）　草豆蔻（三分，去壳）　枳壳（三分，麸炒微黄，去瓤）

右件药，捣筛为散。每服三钱，水一中盏，入生姜半分，煎至六分，去滓，食前稍热服。

治痞气在胃管，状如覆杯，心腹胀满，不能饮食，肌体渐瘦，宜服三棱圆方。

京三棱（二两，锉碎，醋拌，炒令干） 诃黎勒皮（一两） 川大黄（二两，锉碎，微炒） 鳖甲（一两半，涂醋炙令黄，去裙襕） 木香（一两） 干漆（一两，捣碎，炒令烟出） 桃仁（一两，汤浸去皮尖双仁，麸炒微黄） 槟榔（一两） 川乌头（一两，去皮脐，锉碎，盐捣炒令黄）

右件药，捣细罗为末，取米醋三升，熬成膏，入少蒸饼和溲为圆，如梧桐子大。每日空心，温酒下二十圆。

治痞气积年不差，结聚在于胃管，大如覆杯，心腹胀痛，食少无力，宜服厚朴圆方。

厚朴（一两半，去粗皮，涂生姜汁，炙令香熟） 木香（一两） 青橘皮（一两，汤浸去白瓤，焙） 川大黄（一两半，锉碎，醋拌炒令干） 硫黄（一两，细研，水飞过） 槟榔（一两半）

右件药，捣细罗为末，入研了硫黄令匀，以酒煮面糊，和圆如梧桐子大。每服食前，以生姜汤下十圆。

治痞气结固不散，心腹冷疼，食少体瘦，宜服硫黄圆方。

硫黄（二两，细研，水飞过） 木香（一两半，为末） 川大黄（二两，锉碎，微炒为末） 桃仁（四十九枚，汤浸去皮尖双仁，别研）

右件药四味，先取大黄末，用酒漉湿，内新竹筒子内，闭口，入炊饭甑中，蒸令饭熟为度，取出与桃仁同研极烂，入硫黄、木香末研匀，入少许面糊和为圆，如梧桐子大。每日空腹，以酒下一十圆。

治痞气当胃管，结聚如杯，积久不散，腹胁疼痛，体瘦成劳，不能饮食，宜服鳖甲圆方。

鳖甲（三两，去裙襕，以米醋一小盏，化硇砂一两用涂炙鳖甲，令醋尽为度） 附子（一两，炮裂，去皮脐） 京三棱（一两，微煨，锉） 干漆（一两，捣碎，炒令烟出） 木香（一两） 川大黄（二两，锉碎，醋拌，炒令干） 吴茱萸（半两，汤浸七遍，焙干，微炒）

右件药，捣细罗为末，以醋煮面糊和溲，捣三二百杵，圆如梧桐子大。每日空心，温酒下二十圆。

治痞气结聚不散，心腹疼痛，硇砂煎圆方。

硇砂（一两，不夹石者，细研） 芫花（一两，醋拌，炒令干） 木香（一两） 京三棱（一两，微煨，锉） 川乌头（半两，去皮脐，锉碎，盐拌炒令黄） 鳖甲（一两，涂醋炙令黄，去裙襕）

右件药，除硇砂外，捣细罗为末，先以米醋一升，慢火熬硇砂，次下诸药，同熬令稠，入少蒸饼和溲为圆，如绿豆大。每日食前，以生姜汤下十圆。

治痞气结聚在胃管，心腹胀硬，脏腑壅滞，宜服牵牛子圆方。

牵牛子（一两半，微炒） 甘遂（一两，锉碎，微炒） 诃黎勒皮（三分） 木香（三分） 京三棱（三分，锉碎，醋拌，炒令干） 青橘皮（三分，汤浸去白瓤，焙）

右件药，捣细罗为末，以生姜汁二两，蜜四两，煎令稠熟，和溲为圆，如梧桐子大。每服卧时，生姜汤下二十圆，以利为度。

治痞气，心腹坚胀，饮食不消，木香圆方。

木香（一两） 川大黄（二⑥两，锉碎，醋拌，炒令干） 硫黄（一两，细研，水飞过）

右件药，捣细罗为末，研入硫黄令匀，以酒煮面糊和圆，如梧桐子大。每服空心，以生姜汤下十圆。

又方。

诃黎勒皮（一两） 鳖甲（一两半，涂醋炙令黄，去裙襕）

右件药，捣细罗为散。每服二钱，食前，以生姜橘皮煎汤调下。

治肺积气诸方

夫肺之积名曰息贲，在右胁下，覆大如杯，久不愈，令人洒淅寒热，喘咳发肺痈，以春甲乙得之，何以言之，心病传肺，肺当传肝，肝以春适王，王者不受邪，肺复欲还心，心不肯受，故留结为积，故知息贲以春得之也。

治息贲气，胸膈妨实，右胁下坚急，上气咳嗽，宜服槟榔散方。

槟榔（一两） 赤茯苓（三分） 赤芍药（三分） 食茱萸（三分） 京三棱（三分） 诃黎勒皮（三分） 郁李仁（一两，汤浸去皮，微炒） 青橘皮（三分，汤浸去白瓤，焙）

右件药，捣筛为散。每服三钱，水一中盏，入生姜半分，煎至六分，去滓，不计时候温服。

治息贲气，在右胁下，结聚胀痛，喘促咳嗽，宜服紫菀散方。

紫菀（一两，去苗土） 吴茱萸（半两，汤浸七遍，焙干，微炒） 白术（半两） 当归（半两） 桂心（半两） 鳖甲（一两，涂醋炙令黄，去裙襕） 槟榔（半两） 郁李仁（一两，汤浸去皮，微炒） 枳实（半两，麸炒微黄）

右件药，捣筛为散。每服三钱，水一中盏，入生姜半分，煎至六分，去滓，不计时候温服。

治息贲气，腹胁胀硬，咳嗽见血，痰黏不利，宜服枳实散方。

枳实（半两，麸炒微黄） 木香（半两） 槟榔（半两） 诃黎勒皮（半两） 甜葶苈（半两，隔纸炒令紫色） 赤茯苓（半两） 五味子（半两） 甘草（半两，炙微赤，锉） 杏仁（一两，汤浸去皮尖双仁，麸炒微黄）

右件药，捣筛为散。每服三钱，水一中盏，煎至六分，去滓，不计时候温服。

治息贲气，腹胁胀满，喘急咳嗽，坐卧不安，宜服大腹皮散方。

大腹皮（五枚） 赤茯苓（一两） 前胡（一两，去芦头） 诃黎勒皮（半两） 汉防己（半两） 木香（一两） 槟榔（半两） 桃仁（一两，汤浸去皮尖双仁，麸炒微黄） 川大黄（一两，锉碎，微炒）

右件药，捣筛为散。每服三钱[7]，水一中盏，入生姜半分，煎至六分，去滓，不计时候温服。

治息贲气，令人喘咳，心腹胀满，胁下疼痛，宜服牛蒡子散方。

牛蒡子（一两，微炒） 木香（一两） 当归（一两） 京三棱（一两，炮裂，锉） 吴茱萸（半两，汤浸七遍，焙干，微炒） 槟榔（半两） 川大黄（一两，锉碎，微炒） 鳖甲（二两，涂醋炙令黄，去裙

襕）

右件药，捣细罗为散。每服二钱，以温酒调下，食前服，生姜橘皮汤下亦得。

治息贲气，右胁下结硬如杯，心胸胀痛，不能饮食，胸膈壅闷，咳嗽喘促，宜服桃仁煎圆方。

桃仁（三两，汤浸去皮尖双仁，细研，以酒三升同硇砂煎成膏） 硇砂（一两半，不夹石者，细研） 鳖甲（一两，涂醋炙令黄，去裙襕） 川乌头（半两，去皮脐，锉碎，盐拌，炒令黄） 紫菀（半两，去苗土） 猪牙皂荚（半两，去皮，涂酥炙令焦黄，去子） 防葵（半两） 木香（三分） 槟榔（三分） 干姜（半两，炮裂，锉）

右件药，捣细罗为末，入桃仁硇砂，煎中溲和，圆如梧桐子大。每服食前，以生姜汤下十五圆。

治息贲气，右胁下结聚成块，喘咳胸痛，呕吐痰涎，面黄体瘦，宜服三棱圆方。

京三棱（一两，炮，锉碎，醋拌，炒令黄） 川大黄（二两，锉碎，微炒） 附子（一[8]两，炮裂，去皮脐） 鳖甲（一两半，涂醋炙令黄，去裙襕） 槟榔（一两） 诃黎勒皮（一两） 木香（一两） 桃仁（一两，汤浸去皮尖双仁，麸炒微黄） 吴茱萸（半两，汤浸七遍，焙干，微炒）

右件药，捣细罗为末，以醋煮面糊，和捣三二百杵，圆如梧桐子大。每服食前，生姜汤下二十圆。

治息贲气，胸膈闷，腹胁坚急，四肢不和，食少无力，宜服木香圆方。

木香（一两半） 鳖甲（一两半，涂醋炙令黄，去裙襕） 桂心（一两半） 吴茱萸（一两半，汤浸七遍，焙干，微炒） 诃黎勒皮（一两半） 槟榔（一两半） 枳壳（一两，麸炒微黄） 牵牛子（三两，微炒）

右件药，捣细罗为末，以酒煮面糊，和圆如梧桐子大。每日空心，温酒下三十圆。

治息贲气，结块在右胁下，疼痛，芫花煎圆方。

芫花（一两半，醋拌，炒令干为末） 硇砂（一两，不夹石者，细研，用米醋三升同芫花末熬成膏） 京三棱（一两，锉，微炒） 鳖甲（一两半，涂醋炙令黄，去裙襕） 青橘皮（一两，汤浸去白瓤，焙）

右件药，捣细罗为末，入芫花硇砂煎中，入少蒸饼，和溲为圆，如梧桐子大。每服食前，以生姜汤下十圆。

治息贲气，喘咳，心膈不利方。

诃黎勒皮（一两） 郁李仁（一两，汤浸去皮，微炒，研入） 木香（一两）

右件药，捣细罗为末，入郁李仁研令匀。每服，不计时候，以生姜汤调下二[⑨]钱。

治肾积气诸方

夫肾之积名曰奔豚，发于小腹，上至心，下若豚走之状，上下无时，久不愈，令人喘逆，发骨痿少气，以夏丙丁日得之，何以言之，脾病传肾，肾当传心，心以夏适王，王不受邪，肾欲复还脾，脾不肯受，故留结为积，故知奔豚以夏得之也。

又曰，奔豚气者，是肾之积气也，起于惊恐、忧思所生，若惊恐则伤神，心藏神也，忧思则伤志，肾藏志也，神志气积于肾，而气下上游走如豚之奔，故曰奔豚。其气乘心，若心中踊踊，如车所惊，如人所恐，五脏不定，食饮辄呕，气满胸中，狂痴不定，妄言妄见，此惊恐奔豚之状也，若气满支心，心下闷乱，不欲闻人声，休作有时，乍差乍剧，翕翕短气，手足厥逆，内烦结痛，温温欲呕，此忧思奔豚之状也。豚其脉来触祝，触祝者病奔豚也，肾脉微急沉厥者，奔豚也，其足乃收不得，前后皆从惊得之，肾间有脓故也。

治奔豚气，从小腹起，上至心下，妨胀壅闷，胃中短气，坐卧不安，宜服赤茯苓散方。

赤茯苓（一[⑩]两半） 大腹皮（半两，锉） 槟榔（半两） 桂心（一两） 吴茱萸（半两，汤浸七遍，焙干，微炒） 高良姜（半两，锉） 诃黎勒皮（一两） 牵牛子（一两，微炒）

右件药，捣筛为散。每服三钱，水一中盏，煎至六分，去滓，不计时候稍热服。

治奔豚气，脐腹胀痛，翕翕短气，发作有时，四肢疼闷，宜服甘李根散方。

甘李根（二两，锉） 吴茱萸（半两，汤浸七遍，焙干，微炒） 半夏（一两，汤洗七遍，去滑） 人参（一两，去芦头） 附子（一两，炮裂，去皮脐） 桂心（一两） 当归（一两，锉，微炒） 干姜（半两，炮裂，锉） 槟榔（一两）

右件药，捣筛为散。每服三钱，水一中盏，煎至六分，去滓，不计时候稍热服。

治奔豚气，小腹胀硬，心中满闷，宜服槟榔散方。

槟榔（一两） 沉香（半两） 白蒺藜（半两，微炒，去刺） 木香（半两） 附子（一两，炮裂，去皮脐） 桂心（半两） 诃黎勒皮（一两） 青橘皮（半两，汤浸去白瓤，焙） 麝香（一分，研入）

右件药，捣细罗为散，入麝香令匀。每服不计时候，以温酒调下二钱。

治奔豚气，上冲心胸闷乱，脐腹胀痛，饮食辄呕，宜服木香散方。

木香（一两） 青橘皮（半两，汤浸去白瓤，焙） 槟榔（一两） 白术（半两） 沉香（一两） 茯香子（半两） 木瓜（三分，焙干） 桂心（一[11]两） 蓬莪茂（半两） 杉木节（半两）

右件药，捣细罗为散。每服不计时候，以温酒调下二钱。

治奔豚气，上攻心胸，喘闷胀满，桃仁散方。

桃仁（一两，汤浸去皮尖双仁，麸炒微黄，研入） 牵牛子（一两，微炒） 槟榔（半两） 青橘皮（半两，汤浸去白瓤，焙） 木香（半两） 茯香子（一两，微炒） 郁李仁（一两，汤浸去皮，微炒，研入）

右件药，捣细罗为散，研入桃仁、郁李仁令匀。每服不计时候，以温酒调下二钱。

治奔豚气，攻筑心腹，膨胀疼痛，面色唇口青黑，四肢不和，宜服硫黄圆方。

硫黄（一两，细研） 木香（一两） 青橘皮（一两，汤浸去白瓤，焙） 桂心（一两） 肉豆蔻（一两） 茯香子（一两） 附子（一两，

炮裂，去皮脐）　干姜（一两，炮裂，锉）　铜青（一两，细研）　槟榔（一两）

右件药，捣细罗为末，以酒煮面糊，和捣三二百杵，为圆如梧桐子大。每服，以生姜温酒下二十圆。

治奔豚气，小腹积聚疼痛，或时上攻，心胸壅闷，宜服沉香圆方。

沉香（半两）　阿魏（半两，以少面和溲作饼子，炙令黄）　木香（一分）　桃仁（半两，汤浸去皮尖双仁，麸炒微黄）　槟榔（半两）　吴茱萸（一分，汤浸七遍，焙干，微炒）　莳香子（半两）　青橘皮（一分，汤浸去白瓤，焙）　硇砂（三两，不夹石者细研，以汤一盏化澄，去滓取清，内银器中，煎成霜研入）　蚱蜢（一两，生用）

右件药，捣细罗为末，入硇砂令匀，以酒煮面糊和圆，如梧桐子大。每服食前，以姜盐汤下二十圆。

治奔豚气在小腹，积聚成块，发歇痛，宜服硇砂煎圆方。

硇砂（三两，不夹石者，细研，以酒、醋各一升，慢火熬令如膏）　附子（一两，炮裂，去皮脐）　吴茱萸（半两，汤浸七遍，焙干，微炒）　木香（三分）　桃仁（一两，汤浸去皮尖双仁，麸炒微黄，研入）　防葵（三分，锉碎，醋拌炒令黄）　槟榔（三分）

右件药，捣细罗为末，入桃仁令匀，内硇砂煎中入少蒸饼，和溲为圆，如梧桐子大。每服食前，以温酒下十五圆。

治奔豚气，逆上冲心满闷，脐腹虚胀，宜服此方。

槟榔（一两）　诃黎勒皮（一两）　木香（一两）　吴茱萸（三分，汤浸七遍，焙干，微炒）　牵牛子（二两，微炒）

右件药，捣细锉为散。每服一钱，以温酒一合，童子小便一合，相和调下，不计时候服。

治奔豚气在心胸，迫满闷乱，宜服此方。

半夏（二两，汤洗七遍，去滑）　桂心（一两半）　人参（一两，去芦头）　槟榔（一两）　吴茱萸（半两，汤浸七遍，焙干，微炒）　甘草（半两，炙微赤，锉）

右件药，捣粗罗为散。每服三钱，以水一中盏，入生姜半分，煎至六分，去滓，不计时候稍热服。

治奔豚气，上下冲走闷乱，面青，宜服此方。

甘李根皮（三两，锉） 生姜（二两，炒干） 吴茱萸（一两，汤浸七遍，焙干，微炒）

右件药，捣细罗为散。每服一钱，水一中盏，煎至六分，去滓，不计时候热服。

又方。

槟榔（三枚，捣罗为末） 生姜汁（半合）

右件药，以童子小便一大盏，微暖过，入前药二味，搅令匀，分为三服，如人行五六里进一服，须臾下利为效。

治积聚诸方

夫积者阴气也，五脏所生，聚者阳气也，六腑所成。此皆寒温失宜，饮食不节，精气蕴蓄在内，不得宣通，结搏于脏腑之间，故为积聚之病也。

治积聚气，心腹结痛，食饮不下，宜服鳖甲散方。

鳖甲（一两，涂醋炙令黄，去裙襕） 京三棱（一两，炮裂） 当归（半两，锉，微炒） 桂心（半两） 赤芍药（半两） 木香（半两） 枳壳（半两，麸炒微黄，去瓤） 诃黎勒皮（半两） 槟榔（半两） 川大黄（一两，锉碎，微炒）

右件药，捣筛为散。每服三钱，水一中盏，入生姜半分，煎至六分，去滓，食前稍热服。

治积聚气，腹胁坚急，心胸胀满，不能饮食，宜服槟榔散方。

槟榔（一两） 京三棱（一两，炮，锉） 木香（一两） 桂心（半两） 桃仁（一两，汤浸去皮尖双仁，麸炒微黄） 青橘皮（半两，汤浸去白瓤，焙） 郁李仁（一两，汤浸去皮，微炒）

右件药，捣筛为散。每服四钱，水一中盏，入生姜半分，煎至六分，去滓，食前稍热服。

治积聚气，心腹胀痛，饮食减少，四肢不和，宜服吴茱萸散方。

吴茱萸（一两，汤浸七遍，焙干，微炒） 白术（一两） 当归（一两，锉碎，微炒） 紫菀（一两，去苗土） 桂心（一两） 槟榔（一两） 鳖甲（一两半，涂醋炙令黄，去裙襕） 郁李仁（一两，汤浸去皮，微炒） 枳实（半两，麸炒微黄）

右件药，捣筛为散。每服三钱，水一中盏，入生姜半分，煎至六分，去滓，食前稍热服。

治积聚气，心腹胀硬如石，肚上青脉起，食饮不下，宜服防葵散方。

防葵（半两） 桔梗（三分，去芦头） 川朴硝（三分） 川大黄（三分，锉碎，微炒） 桃仁（半两，汤浸去皮尖双仁，麸炒微黄） 木香（半两）

右件药，捣筛为散。每服三钱，水一中盏，煎至六分，去滓，食前稍热服。当利下恶物为度，未利再服。

治积聚气在腹胁，胸背疼痛，宜服大黄圆方。

川大黄（二两，锉碎，微炒） 桃仁（一两半，汤浸去皮尖双仁，麸炒微黄） 槟榔（一两半） 鳖甲（一两，涂醋炙令黄，去裙襕） 京三棱（一两，炮裂） 干姜（一两，炮裂，锉） 川乌头（一两，去皮脐） 桂心（一两） 吴茱萸（一两，汤浸七遍，焙干，微炒）

右件药，捣细罗为末，以醋煮面糊和圆，如梧桐子大。每服食前，以生姜橘皮汤下二十圆，温酒下亦得。

治积聚气，心腹坚胀，食饮减少，面色萎黄，肌体羸瘦，宜服干漆圆方。

干漆（一两，捣碎，炒令烟出） 鳖甲（一两，涂醋炙令黄，去裙襕） 诃黎勒皮（一[12]两） 当归（一两，锉，微炒） 附子（一两，炮裂，去皮脐） 木香（三分） 枳壳（一两，麸炒微黄，去瓤） 白术（一两） 桂心（一两） 京三棱（一两，炮裂） 桃仁（一两，汤浸去皮尖双仁，麸炒微黄） 川大黄（二两，锉碎，微炒） 厚朴（二[13]两，去粗皮，涂生姜汁，炙令香熟） 川椒（三分，去目及闭口者，微炒去汗）

右件药，捣细罗为末，以酒煮面糊，和捣三五百杵，圆如梧桐子大。每服食前，以粥饮下三十圆。

治久积聚气不消，心腹胀满，食少体瘦，宜服京三棱圆方。

京三棱（一两，炮裂）　桂心（一两）　川大黄（一两半，锉碎，微炒）　槟榔（一两半）　吴茱萸（半两，汤浸七遍，焙干，微炒）　干漆（一两，捣碎，炒令烟出）　附子（一两，炮裂，去皮脐）　木香（一两）　桃仁（一两半，汤浸去皮尖双仁，麸炒微黄）　青橘皮（一两，汤浸去白瓤，焙）　鳖甲（一两半，涂醋炙令黄，去裙襕）

右件药，捣细罗为末，以醋煮面糊和圆，如梧桐子大。每服食前，以温酒下二十圆。

治积聚气久不消，心腹虚胀，不欲饮食，宜服鳖甲煎圆方。

鳖甲（二两，涂醋炙令黄，去裙襕）　防葵（一两，锉，炒令黄）　川大黄（二两，锉碎，微炒）

以上三味，并捣细罗为末，以醋二升，煎令如膏。

干漆（一两，捣碎，炒令烟出）　桂心（三分）　防子（一两，炮裂，去皮脐）　川椒红（一两，微炒）　桃仁（一两半，汤浸去皮尖双仁，麸炒微黄，别研入）　木香（一两）　枳实（一两，麸炒微黄）

右件药，捣细罗为末，内前煎中，更入少蒸饼，和捣三二百杵，圆如梧桐子大。每服食前，以生姜橘皮汤下二十圆。

治积聚气，久不消散，腹胁胀痛，面无颜色，四肢不和，宜服硇砂煎圆方。

硇砂（二两，不夹石者细研，以醋一升半与芫花末同熬如膏）　芫花（一两，炒令黄，捣罗为末）　川乌头（半两，去皮脐）　川大黄（一两，锉碎，微炒）　木香（半两）　鳖甲（一两，涂醋炙令黄，去裙襕）　当归（半两）　桂心（半两）　蓬莪茂（半两）　京三棱（半两，炮裂）　干漆（三分，捣碎，炒令烟出）　青橘皮（三分，汤浸去白瓤，焙）

右件药，细罗为末，内前煎中，更入少蒸饼，和捣三二百杵，圆如梧桐子大。每服食前，以温酒下十五圆。

治积聚气结成块段，在腹胁下，久不消散，发歇疼痛，宜服狼毒圆方。

狼毒（细锉，醋拌炒，令干）　芫花（醋拌炒，令干）　干漆（捣碎，炒令烟出）　雄雀粪（微炒）　五灵脂　鳖甲（涂醋，炙令黄，去裙襕）　硫黄（细研入）　硇砂（不夹石者细研，以上各一两）　腻粉（半两，研入）

右件药，捣细罗为末，入研了药令匀，以醋煮面糊和圆，如梧桐子大。每服空心，以醋汤下三圆至五圆，当利下恶物。

治积聚气，多年不消，变成劳证，腹内结块疼痛，两胁胀满，常吐清水，食饮不下，硫黄圆方。

硫黄（半两，细研）　硇砂（半两，不夹石者细研）　木香（半两，为末）　巴豆（去皮，四十九枚[14]，取萝卜一[15]枚，四破开钻四十九窍，每一窍内巴豆一枚，却以旧合之藏在土坑中深一尺，四十九日后取出巴豆细研如膏，纸裹压去油后研入药中）

右件药，取萝卜一枚，剜作坑子，内前硫黄、硇砂，却以萝卜盖头，用纸一重裹，以好黄泥固济曝干，用大火断令通赤，候冷去泥，取出药，并萝卜一时细研，入前木香末及研了巴豆令匀，以醋煮面糊和圆，如绿豆大。每服空心，温汤[16]下五圆，晚食前再服，以利为度。

治积聚气块，防葵圆方。

防葵（半两）　芫花（半两，醋拌，炒令干）　干姜（半两，炮裂，锉）　鳖甲（一两，涂醋炙令黄，去裙襕）　硇砂（一两，不夹石者，细研入）

右件药，捣细罗为末，研入硇砂令匀，以米醋一升，煎令稠，下诸药末，慢火熬，入少蒸饼，和溲可圆，即圆如绿豆大。每服空心，以温酒下十圆。

又方。

芫花（一两）　京三棱（一两）　青橘皮（半两，汤浸去白瓤，焙）　干漆（半两）　木香（半两）　川大黄（一两）

右件药，捣碎，以米醋二升，慢火煎令醋尽，焙干，捣细罗为末，以醋煮面糊和圆，如绿豆大。每服空心，以生姜汤下十五圆，渐加至二十圆。

治积聚心腹痛诸方

夫积者阴气也，五脏所生，其痛不离其部，故上下有所穷已，聚者阳气也，六腑所成，故无根本，上下无所留止，其痛无有常处，此皆由寒气搏于脏腑，与阴阳气相击上下，故心腹痛也。诊其寸口脉沉，而横胁下有积，腹中有横积痛，又寸口脉细沉滑者，有积聚在胁下，左右皆满，与背相引痛。又云，寸口脉紧而牢者，胁下腹中有横积，结痛而泄利，脉微细者生，浮者死[17]也。

治积聚，心腹两胁疼痛，宜服槟榔散方。

槟榔（一两） 赤芍药（半两） 枳壳（半两，麸炒微黄，去瓤） 芎劳（半两） 赤茯苓（半两） 柴胡（一两，去苗） 木香（半两） 川大黄（一两，锉碎，微炒） 当归（二分，锉碎，微炒） 陈橘皮（一两，汤浸去白瓤，焙） 桃仁（半两，汤浸去皮尖双仁，麸炒微黄） 甘草（一分，炙微赤，锉）

右件药，捣粗罗为散。每服三钱，以水一中盏，煎至六分，去滓，不计时候稍热服。

治积聚，心腹疼痛，胸膈气滞，四肢无力，不思饮食，木香散方。

木香（半两） 诃黎勒皮（半两） 槟榔（半两） 白术（一分） 青橘皮（半两，汤浸去白瓤，焙） 赤茯苓（三分） 人参（一分，去芦头） 厚朴（半两，去粗皮，涂生姜汁，炙令香熟） 桂心（一分）

右件药，捣细罗为散。每于食前，以温酒调下二钱，生姜枣汤调下亦得。

治积聚，心腹疼痛，面无润泽，渐黄瘦，宜服桂心散方。

桂心（一两） 川大黄（一两，锉碎，微炒） 桔梗（一两，去芦头） 附子（一两，炮裂，去皮脐） 木香（一两） 白术（一两） 高良姜（半两，锉） 芎劳（半两） 当归（一两，锉，微炒） 槟榔（一两） 赤芍药（一两） 枳实（半两，麸炒微黄）

右件药，捣细罗为散。每于食前，以温酒调下二钱，生姜汤调下亦得。

治积聚，心腹痛疼，全不欲食，宜服青橘皮圆方。

青橘皮（二两，汤浸去白瓤，焙） 当归（一两，锉，微炒） 枳壳（一两，麸炒微黄，去瓤） 干漆（一两，捣碎，炒令烟出） 附子（一两，炮裂，去皮脐） 木香（一两） 白术（一两） 桃仁（一两，汤浸去皮尖双仁，麸炒微黄） 桂心（一两） 川椒（三分，去目及闭口者，微炒去汗） 川大黄（二[18]两，锉碎，微炒） 厚朴（一[19]两，去粗皮，涂生姜汁，炙令香熟）

右件药，捣罗为末，炼蜜和捣三二百杵，圆如梧桐子大。每于食前，以温酒下三十圆。

治积聚，心腹相引疼痛，胸膈气滞，不欲饮食，宜服诃黎勒圆方。

诃黎勒皮（一两） 川大黄（二两，锉碎，微炒） 乌药（一两） 当归（一两，锉，微黄） 木香（一两） 白术（一两[20]） 桂心（一两） 吴茱萸（半两，汤浸七遍，焙干，微炒） 槟榔（一两） 蓬莪茂（一两） 青橘皮（一两，汤浸去白瓤，焙） 神曲（一两，微炒令黄） 附子（一两，炮裂，去皮脐） 麦蘖（一两，微炒令黄）

右件药，捣罗为末，后将硇砂三两，用醋二升，煎滤去滓，入前药末四两，内硇砂醋中搅和匀，于银锅内煎成膏，和余药末捣三二百杵，圆如梧桐子大。每于食前，以生姜橘皮汤下二十圆。

治积聚气，心腹妨闷疼痛，大黄圆方。

川大黄（一两，锉碎，微炒） 当归（三分，锉，微炒） 芎䓖（三分） 诃黎勒皮（一两） 槟榔（一两） 吴茱萸（半两，汤浸七遍，焙干，微炒） 干姜（三分，炮裂，锉） 川乌头（一两，炮裂，去皮脐） 桃仁（一两，汤浸去皮尖双仁，麸炒微黄）

右件药，捣罗为末，炼蜜和捣三二百杵，圆如梧桐子大。不计时候，以温酒下三十圆。

治心腹积聚，时有疼痛，宜服巴豆圆方。

巴豆（二十枚，去皮心研，纸裹压去油） 杏仁（五十枚，汤浸去皮尖双仁，麸炒微黄） 藜芦（一两，去芦头，炙黄） 皂荚（二两，去皮，涂酥炙令黄焦，去子） 桔梗（一两，去芦头）

右件药，先捣桔梗、皂荚、藜芦等，罗为末后，细研巴豆、杏仁如膏，炼蜜和捣三二百杵，圆如小豆大。每日空心，以温水下三圆，如未觉，即加至五圆。

治积聚心腹胀满诸方

夫积者阴气也，五脏所生，其痛不离其部，故上下有所穷已，聚者阳气也，六腑所成，故无根本，上下无所留止，其痛无有常处也，积聚成病，蕴结在内，则气不宣通，气还搏于脏腑，心腹胀满，心腹胀满则烦而短气也。

治积聚心腹胀满，不能下食，宜服槟榔散方。

槟榔（半两）　芎䓖（半两）　桔梗（半两，去芦头）　当归（半两，锉，微炒）　桂心（半两）　赤芍药（半两）　白术（半两）　木香（半两）　川大黄（一两，锉碎，微炒）

右件药，捣粗罗为散。每服四钱，以水一中盏，煎至六分，去滓，不计时候温服。

治积聚心腹胀满，不能下食，四肢瘦弱，诃黎勒散方。

诃黎勒（三分，煨用皮）　木香（三分）　槟榔（三分）　前胡（半两，去芦头）　桂心（半两）　京三棱（半两，炮裂）　当归（半两，锉，微炒）　黄芪（半两，锉）　人参（半两，去芦头）　枳壳（半两，麸炒微黄，去瓤）　白术（半两）　赤茯苓（半两）　芎䓖（半两）　厚朴（三分，去粗皮，涂生姜汁，炙令香熟）　青橘皮（三分，汤浸去白瓤，焙）

右件药，捣筛为散。每服三钱，以水一中盏，入生姜半分、枣三枚，煎至六分，去滓，每于食前，稍热服之。

治积聚，心腹胀满，不能饮食，宜服白术散方。

白术（二两）　赤茯苓（一两）　枳壳（一两，麸炒微黄，去瓤）　人参（一两，去芦头）　桔梗（一[21]两，去芦头）　桂心（一两）　京三棱（一两，炮裂）　槟榔（一两）

右件药，捣粗罗为散。每服三钱，以水一中盏，煎至六分，去滓，每于食前温服。

治积聚，心腹胀满，四肢逆冷，宜服沉香散方。

沉香（一两） 吴茱萸（半两，汤浸七遍，焙干，微炒） 槟榔（一两） 青橘皮（一两，汤浸去白瓤，焙） 附子（一两） 莳香子（半两，微炒）

右件药，捣细罗为散。每于食前，以热酒调下一钱。

治积聚，心腹胀满，食少，宜服干姜圆方。

干姜（半两，炮裂，锉） 皂荚（一两，去黑皮，涂酥，炙令黄焦，去子） 菖蒲（三分） 桂心（三分） 川乌头（半两，炮裂，去皮脐） 柴胡（三分，去苗） 人参（三分，去芦头） 黄连（三分，去须） 赤茯苓（三分） 吴茱萸（半两，汤浸七遍，焙干，微炒） 川椒（三分，去目及闭口者，微炒去汗） 厚朴（一两，去粗皮，涂生姜汁，炙令香熟）

右件药，捣罗为末，炼蜜和捣三二百杵，圆如梧桐子大。每于食前，以温酒下二十圆。

治积聚，心腹胀满，脐下结硬，宜服京三棱煎圆方。

京三棱（二[22]两，炮裂） 当归（一两，锉，微炒） 萆薢（一两，锉） 陈橘皮（一两，汤浸去白瓤，焙） 厚朴（一两，去粗皮，涂生姜汁，炙令香熟） 肉桂（一两，去皴皮） 赤茯苓（三分） 木香（三分） 槟榔（一两）

右件药，捣罗为末，以酒三升，煎一半药末如膏，后入余药末，和捣三二百杵，圆如梧桐子大。每于食前，以温酒下三十圆。

又方。

硇砂（半两，研） 木香（一两） 青橘皮（一两，汤浸去白瓤，焙） 槟榔（一两） 桃仁（一两，汤浸去皮尖双仁，麸炒微黄） 莳香子（二两，微炒）

右件药，捣细罗为散。每服食前，以生姜汁半合、热酒一中盏，搅和令匀，调下二钱。

治积聚，心腹胀满，或疼痛，宜服木香圆方。

木香（一两） 青橘皮（二两，汤浸去白瓤，焙） 芫花（三两）

右件药，先捣罗木香、青橘皮为末，后别捣罗芫花为末，以醋三升，煎成膏，入前药末和，圆如梧桐子大。每服以热酒下七圆。

治积聚，心腹胀如鼓者，宜服狼毒圆方。

狼毒（四两，锉碎，醋拌，炒干） 附子（三两，炮裂，去皮脐） 防葵（三两）

右件药，捣罗为末，炼蜜和捣三二百杵，圆如梧桐子大。每于食前，以粥饮下五圆，以利为度。

治积气聚宿食不消诸方

夫积聚者，由五脏六腑所生也，而宿食不消者，盖脏腑为寒气所乘，脾胃虚冷，水谷不化，留为宿食，诊其脉来实者，是其候也。

治积聚气，脾胃虚弱，不能化谷致宿食不消，腹胁胀痛，宜服京三棱散方。

京三棱（一两，炮，锉） 桂心（三分） 丁香（半两） 益智子（三分，去皮） 木香（半两） 大腹皮（一两，锉） 前胡（一两，去芦头） 厚朴（一两，去粗皮，涂生姜汁，炙令香熟） 白术（三分） 干姜（半两，炮裂，锉） 郁李仁（一两，汤浸去皮，微炒） 蓬莪茂（三分） 青橘皮（一两，汤浸去白瓤，焙） 赤茯苓（一两） 川大黄（一两，锉碎，微炒）

右件药，捣粗罗为散，每服三[23]钱，以水一中盏，入生姜半分、枣三枚，煎至六分，去滓，每于食前稍热服。

治积聚宿食不消，四肢羸瘦乏力，宜服诃黎勒散方。

诃黎勒（一[24]两，煨用皮） 附子（一两，炮，去皮脐） 草豆蔻（一两，去皮） 白术（三分） 当归（半两，锉，微炒） 人参（半两，去芦头） 神曲（一两，微炒） 黄芪（三分，锉） 桂心（一[25]两） 槟榔（一两） 陈橘皮（一两，汤浸去白瓤，焙） 赤茯苓（一两） 郁李仁（一两，汤浸去皮，微炒）

右件药，捣粗罗为散。每服三钱，以水一中盏，入生姜半分、枣三枚，煎至六分，去滓，不计时候稍热服。

治积聚，宿食不消，腹胁下妨闷，四肢羸瘦，骨节酸疼，多有盗汗，宜服白术圆方。

白术（一两） 黄芪（一两，锉） 牡蛎（一两，烧为粉） 人参（一两，去芦头） 赤茯苓（一两） 川乌头（一两，炮裂，去皮脐） 干姜（半两，炮裂，锉） 木香（一两） 当归（一两，锉，微炒） 赤芍药（三分） 桂心（一两） 甘草（半两，炙微赤，锉） 防葵（半两） 鳖甲（一两，涂醋炙令黄，去裙襕） 紫菀（半两，去苗） 槟榔（一两） 桔梗（半两，去芦头） 枳壳（一两，麸炒微黄，去瓤）

右件药，捣罗为末，炼蜜和捣三二百杵，圆如梧桐子大。每于食前，以温酒下三十圆。

治积聚气，脾胃虚冷，宿食不消，心腹气滞，胀满疼痛，宜服木香圆方。

木香（三分） 白术（三分） 人参（三分，去芦头） 赤茯苓（三分） 吴茱萸（半两，汤浸七遍，焙干，微炒） 干姜（半两，炮裂，锉） 桂心（三分） 陈橘皮（一两，汤浸去白瓤，焙） 诃黎勒（一两，煨用皮） 槟榔（一两） 神曲（一两，炒微黄） 大麦糵（一两，炒微黄） 川大黄（一两，锉碎，微炒） 当归（半两，锉，微炒） 桔梗（半两，去芦头）

右件药，捣罗为末，炼蜜和捣三二百杵，圆如梧桐子大。每于食前，以温酒下三十圆。

治积聚宿食不消，心腹胀满疼痛，宜服巴豆圆方。

巴豆（半两，去皮心，出油研入） 附子（一两，炮裂，去皮脐） 硫黄（一两半，细研，水飞过） 桂心（一两） 五灵脂（一两） 雄黄（一两，细研，水飞） 麝香（一分，细研） 干姜（一两，炮裂，锉） 香墨（半两）

右件药，捣罗为末，入巴豆，都研令匀，用糯米饭和圆，如小豆大。每服食前，以生姜橘皮汤下二圆。

治积聚气，宿食留滞，不能消化，丁香圆方。

丁香（半两） 木香（半两） 巴豆（一分，去皮心，出油研入） 硫黄（半两，细研，水飞） 朱砂（半两，细研，水飞） 腻粉（一钱） 麝香（一钱，细研） 乳香（半两） 神曲（一两半，别捣末）

右件药，捣罗为末，都研令匀，以酒煮神曲末为糊，和圆如小豆大。每服食前，以生姜橘皮汤下三圆。

又方。

木香（一两） 青橘皮（一两，汤浸去白瓤，焙） 肉豆蔻（三分，去壳[26]） 巴豆（半两，去皮心，出油研入） 神曲（一两，微炒）

右件药，捣罗为末，入巴豆，研令匀，以醋煮饭和圆，如小豆大。每于食前，以生姜橘皮汤下三圆。

治积聚，宿食不消，虚羸腹胀，宜服此方。

肥皂荚（半两，炙去皮子，捣为末） 甘遂（三钱，晒干，生捣罗为末） 牵牛子（二钱，生捣为末）

右件药，一处更研细如面，患人二十以上，用药末一钱，用水湿[27]拌，用面捏作馄饨子十枚，煮熟，别用暖水嚼破下之，良久，方取下积聚，如未转，即更以煎水调药末半钱投之，良久，取下积食，初服药后，患人如欲睡，是药力行，量人虚实，加减服之。

又方。

吴茱萸（二[28]两，汤浸七遍，焙干，微炒） 巴豆（半两，去皮心研如膏，纸裹压去油）

右件药，先捣罗茱萸为末，以酽醋一大碗，浸茱萸末一宿，至来日，于银锅内熬，候茱萸似膏，即入巴豆膏更煎，候可圆，即圆如绿豆大。空心以温酒下三圆，如气散恶物下，即住服。

诸疝论

夫诸疝者，由阴气积于内，复为寒气所加，故使荣卫不调，血气虚弱，故风冷入其腹内，而成疝也。疝者痛也，或小腹痛，不得大小便，或手足厥冷，绕脐痛，白汗出，或冷气逆上抢心腹，令心痛，或里急而腹痛，此诸候非一，故去诸疝也，脉弦紧者疝也。

治七疝诸方

夫七疝者，厥疝、癥疝、寒疝、气疝、盘疝、附疝、狼疝。若厥逆[29]，心痛足冷，饮食吐逆不止，名曰厥疝；腹中气乍满，心下尽痛，气积如臂，名曰癥疝；因寒饮食，即胁下腹中尽痛，名曰寒疝；腹中乍满乍减而痛，名曰气疝；腹中痛在脐旁，名曰盘疝；腹中痛在脐下有积聚，名曰附疝；小肠与阴相引而痛，大便难，名狼疝。此皆由血气虚弱、饮食寒温不调之所生也。

治七疝，忽心腹气逆不得息，痛引背膂，或脐下坚痛，遇冷即极，若小腹虚满引膀胱，里急，宜急服川椒圆方。

川椒（一两，去目及闭口者，微炒去汗） 桔梗（半两，去芦头） 细辛（半两） 厚朴（一两，去裂[30]皮，涂生姜汁，炙令香熟） 赤芍药（半两） 干姜（半两，炮裂，锉） 附子（半两，炮裂，去皮脐） 川乌头（半两，炮裂，去皮脐） 槟榔（一两）

右件药，捣罗为末，炼蜜和捣三二百杵，圆如梧桐子大。每于食前，以生姜橘皮汤下二十圆。

治七疝诸寒，脐旁痛，上攻胸中，满闷少气，乌喙圆方。

乌喙（半两，炮裂，去皮脐） 干姜（一两，炮裂，锉） 木香（一两） 细辛（一两） 厚朴（一两，去粗皮，涂生姜汁，炙令香熟） 赤芍药（一两） 桂心（一两） 川椒（一两，去目及闭口者，微炒去汗） 柴胡（一两，去苗） 赤茯苓（半两） 槟榔（半两）

右件药，捣罗为末，炼蜜和捣三二百杵，圆如梧桐子大。每于食前，以温酒下十五圆。

治七疝气，胸腹坚痛，宜服乌头圆方。

川乌头（一两，炮裂，去皮脐） 蓬莪茂（一两） 木香（一两） 川大黄（一两，锉碎，微炒） 当归（一两，锉，微炒） 芎䓖（一两） 京三棱（一两，炮裂） 川椒（一两，去目及闭口者，微炒去汗） 桂心（一两） 桃仁（一两，汤浸去皮尖双仁，麸炒微黄） 肉豆蔻（半两，

去壳）　干漆（一两，捣碎，炒令烟出）

右件药，捣罗为末，先以酽醋一升，入药末四两，熬令减半，又渐入醋一升，熬成膏，次入余药末，和捣三二百杵，圆如梧桐子大。每于食前，以生姜汤或暖酒下二十圆。

治七疝，四肢寒冷，脐下㽲痛，不欲饮食，宜服草豆蔻圆方。

草豆蔻（一两，去皮）　厚朴（一两，去粗皮，涂生姜汁，炙令香熟）　附子（一两，炮裂，去皮脐）　蒁香子（一两，微炒）　白术（一两）　桂心（一两）　干姜（一两，炮裂，锉）　青橘皮（一两，汤浸去白瓤，焙）　芎䓖（一两）　川乌头（一两，炮裂，去皮脐，锉）　木香（一两）　吴茱萸（一两，汤浸七遍，焙干，微炒）

右件药，捣罗为末，炼蜜和捣三二百杵，圆如梧桐子大。每于食前，以热酒下二十圆。

治七疝气，心腹结聚疼痛，宜服吴茱萸圆方。

吴茱萸（一两，汤浸七遍，焙干，微炒）　木香（一两）　槟榔（一两）　诃黎勒（一两，煨用皮）　川大黄（一两，锉，微炒）　赤茯苓（一[31]两）　乌喙（一两，炮裂，去皮脐）　当归（一两，锉，微炒）　赤芍药（一两）　枳壳（一两，麸炒微黄，去瓤）　桂心（一[32]两）

右件药，捣罗为末，炼蜜和捣三二百杵，圆如梧桐子大。每于食前，以热酒下二十圆。

治七疝，脐腹坚硬，时有疼痛，宜服芫花圆方。

芫花（一两，醋拌，炒令干）　川乌头（一两，炮裂，去皮脐）　青橘皮（一两，汤浸去白瓤，焙）　附子（一两，炮裂，去皮脐）　干姜（半两，炮裂，锉）　巴豆（三七枚，去心研如膏，纸裹压去油）

右件药，捣罗为末，入巴豆膏，都研令匀，以醋煮面糊和圆，如绿豆大。每服食前，以温酒下三圆。

治寒疝诸方

夫寒疝者，由阴气积于内，则卫气不行，卫气不行，则寒气盛也，故令恶寒，不欲饮食，手足厥冷，绕脐痛，白汗出，遇寒则发，故云寒疝也，其脉弦紧者是也。

治寒疝，腰腹痛，胸中冷气上抢，心胁支满，不得卧，面目痛，风寒，悸悼多惊，不能食，食已即吐，寒热往来，宜服吴茱萸圆方。

吴茱萸（三[33]分，汤浸七遍，焙干，微炒） 半夏（三分，汤洗七遍，去滑） 细辛（一两） 紫菀（一两，去苗土） 甘草（半两，炙微赤，锉） 附子（一两，炮裂，去皮脐） 旋覆花（半两） 前胡（一两，去芦头） 干姜（三分，炮裂，锉） 人参（三分，去芦头） 熟干地黄（一[34]两） 赤茯苓（一两） 当归（三分，锉，微炒） 赤芍药（三分） 白术（一两） 桂心（一两） 诃黎勒（一两半，用皮） 木香（一两）

右件药，捣罗为末，炼蜜和捣三二百杵，圆如梧桐子大。不计时候，以生姜汤下二十圆。

治寒疝，腹中痛，手足逆冷，身体疼痛，针灸诸药所不能任[35]者，宜服乌头散方。

川乌头（大者十枚，炮裂，去皮脐） 桂枝（二两）

右件药，捣细罗为散。每服二钱，以水一中盏，入生姜半分，煎至五分，次入蜜半合，更煎三两沸，令熟，每于食前和滓温服之。

治寒疝，亦名阴疝，亦治飞尸，走马散方。

巴豆（二枚，去皮脐） 杏仁（二枚，去皮）

右件药，以绵缠，轻捶令碎，用热酒一大盏，浸良久服之，须臾即差，如未差，即更服。有尸病者，宜蓄此药，用必大效。

治寒疝腹痛，饮食不下，喉中噎塞，宜服此方，立效。

川椒（半两，去目及闭口者，微炒去汗） 干姜（半两，炮裂，锉） 桂心（半两）

右件药，以水三大盏，煮取二盏，去滓，内牛蒡子末一两，又煎一盏三分，去滓，分温三服。

治寒疝来去，每发，腹中疠痛方。

吴茱萸（一[36]分，汤浸七遍，焙干，微炒） 生姜（半两，切） 豉（半两）

右件药，以酒一大盏，煎至六分，去滓，分温二[37]服。

又方。

吴茱萸（半两，汤浸七遍，焙干，微炒）　桂心（一两）

右件药，捣筛为散。每服二钱，以水一中盏，煎至六分，去滓，食前温服。

治寒疝，小腹及阴中相引痛，白[38]汗出欲死方。

丹参（半两，锉）

右捣细罗为散，每服，以热酒调下二钱。

治寒疝心痛诸方

夫寒疝心痛者，由阴气积结所生也，阴气不散，则寒气盛，寒气盛则痛，上下无常，言冷气上冲于心，故令心痛也。

治寒疝心痛闷绝，宜服木香散方。

木香（一两）　高良姜（半两，锉）　赤芍药（半两）　赤茯苓（半两）　芎䓖（三分）　干姜（半两，炮裂，锉）　陈橘皮（半两，汤浸去白瓤，焙）　诃黎勒（半两，煨用皮）　草豆蔻（三分，去皮）　枳壳（半两，麸炒微黄，去瓤）　牵牛子（三分，微炒）

右件药，捣粗罗为散。每服三钱，以水一中盏，入生姜半分，煎至六分，去滓，不计时候稍热服。

治寒疝心痛及诸虚冷气满闷，宜服当归散方。

当归（一两，锉，微炒）　干姜（一两，炮裂，锉）　甘草（半两，炙微赤，锉）　赤芍药（一两）　厚朴（二两，去粗皮，涂生姜汁，炙令香熟）　黄芪（一两，锉）　川椒（一两，去目及闭口者，微炒去汗）　半夏（一两，汤洗七遍，去滑）　人参（一两，去芦头）　桂心（半两）　青橘皮（一两，汤浸去白瓤，焙）　附子（一两，炮裂，去皮脐）

右件药，捣筛为散。每服三钱，以水一中盏，入生姜半分[39]，煎至六分，去滓，不计时候稍热服。

治寒疝，心痛如刺，绕脐腹中尽痛，白汗出，气欲绝方。

川椒（一分，去目及闭口者，微炒去汗）　附子（一两，炮裂，去皮

脐）　干姜（半两，炮裂，锉）　半夏（半两，汤洗七遍，去滑）　甘草（半两，炙微赤，锉）　桂心（半两）

右件药，捣筛为散。每服三钱，以水一中盏，入粳米半分、生姜半分、枣三枚，煎至六分，去滓，不计时候稍热服。

治寒疝心痛，四肢逆冷，不欲食，宜服此方。

蓬莪茂（一两）　胡椒（半两）　附子（一两，炮裂，去皮脐）　芎䓖（三分）　桂心（一两）　白术（三分）

右件药，捣细罗为散。不计时候，以热酒调下一钱。

又方。

高良姜（一两，锉）　当归（一两，锉，微炒）　桂心（一两）

右件药，捣细罗为散。不计时候，以热酒调下一钱。

又方。

桂心（二两）

右捣细罗为散，不计时候，以热酒调下一钱。

治寒疝心腹痛诸方

夫寒疝心腹痛者，此由腑脏虚弱，风邪客于其间，与真气相击，故痛。其痛随气上下，或冲于心，或在于腹，皆由寒气所作，所以谓之寒疝心腹痛也。

治寒疝心腹痛，四肢不和，面色青冷，不欲饮食，气渐羸弱，宜服白术圆方。

白术（一两）　干姜（半两，炮裂，锉）　青橘皮（一两，汤浸去白瓤，焙）　当归（半两，锉碎，微炒）　芎䓖（半两）　木香（半两）　山姜子（三分）　厚朴（一两，去粗皮，涂生姜汁，炙令香熟）　桂心（一两）　附子（一两，炮裂，去皮脐）　草豆蔻（一两，去皮）

右件药，捣罗为末，炼蜜捣三二百杵，圆如梧桐子大。每服，不计时候，以热酒下三十圆。

治寒疝，心腹痛，不下饮食，痛甚引胁肋间及腹里急者，宜服当归散方。

当归（一两，锉，微炒） 干姜（半两，炮裂，锉） 羊肉（半斤，细切） 陈橘皮（一两，汤浸去白瓤，焙） 白术（一两，锉） 荜茇（半两）

右件药，除羊肉外，捣筛为散。以水五大盏，合煮取两大盏半，去滓，不计时候，稍热服一小盏。

治寒疝，心腹痛，胸胁支满，不能下食，木香散方。

木香（三分） 槟榔（一两） 赤茯苓（一两） 人参（一两，去芦头） 当归（一两，锉碎，微炒） 桂心（一两） 前胡（一两，去芦头） 青橘皮（一两，汤浸去白瓤，焙）

右件药，捣筛为散。每服四钱，以水一中盏，入生姜半分、枣三枚，煎至六分，去滓，不计时候稍热服。

治寒疝，心腹痛如刺，不下饮食，白汗出，气欲绝，椒附散方。

川椒（半两，去目及闭口者，微炒去汗） 附子（一两，炮裂，去皮脐） 槟榔（一两） 干姜（半两，炮裂，锉） 白术（一两） 青橘皮（一两，汤浸去白瓤，焙）

右件药，捣筛为散。每服三钱，以水一中盏，入生姜半分、枣三枚，煎至六分，去滓，不计时候补[40]热服。

治寒疝，心腹痛及胁肋里急，不下饮食，宜服高良姜羊肉汤方。

高良姜（一两，锉） 赤芍药（一两，锉） 当归（一两，锉，微炒） 羊肉（一斤半，细切） 桂心（一两）

右件药，除羊肉外，捣碎，以水五大盏，都煮取两盏半，去滓，不计时候，稍热服一小盏。

治寒疝，心腹痛，胸胁支满，饮食不下，宜服芎䓖圆方。

芎䓖（一两） 川椒（一两半，去皮及闭口者，微炒去汗） 防葵（一两） 白薇[41]（一两） 桂心（一两） 白术（一两） 吴茱萸（一两，汤浸七遍，焙干，微炒） 干姜（一两，炮裂，锉） 川乌头（一两，炮裂，去皮脐）

右件药，捣罗为末，炼蜜和捣三二百杵，圆如梧桐子大。每服，生姜橘皮汤下三十圆，日四五服。

治寒疝，心腹痛，面目青黄，不下饮食，纵食呕逆，肌体羸瘦，宜服吴茱萸圆方。

吴茱萸（半两，汤浸七遍，焙干，微炒） 赤茯苓（半两） 干姜（半两，炮裂，锉） 白术（一[42]两） 桂心（一两） 甘草（半两，炙微赤，锉） 半夏（一两，汤浸七遍去滑） 赤芍药（一两） 前胡（一两，去芦头） 川椒（一两，去目及闭口者，微炒去汗） 当归（一两，锉，微炒） 陈橘皮（一两，汤浸去白瓤，焙） 附子（一两，炮裂，去皮脐） 人参（一两，去芦头） 木香（一两）

右件药，捣罗为末，炼蜜和捣三二百杵，圆如梧桐子大。每服，以生姜汤下二十圆，日四五服。

治寒疝，胸胁支满，食饮不下，寒中心腹痛反[43]吐利，背项强急，不得挽[44]仰，甜瓜子散方。

甜瓜子（一两，微炒） 桂心（一两） 白芷（一两） 白薇（半两） 川椒（半两，去目及闭口者，微炒去汗） 干姜（半两，炮裂，锉） 吴茱萸（半两，汤浸七遍，焙干，微炒） 芎䓖（一两） 川乌头（一两，炮裂，去皮脐） 防葵（半两） 当归（一两，锉，微炒） 木香（一两）

右件药，捣罗为末，炼蜜和捣三二百杵，圆如梧桐子大。每服，以生姜汤下二十圆，日四五服。

治心疝诸方

夫疝者痛也，由阴气积于内，寒气不散，上冲心，故使心痛，谓之心疝也，其痛也，或如锥刀所刺，或阴阴[45]而痛，或四肢逆冷，或唇口变青，皆其候也。

治心疝，心腹痛如锥刀所刺，宜服木香圆方。

木香（一两） 羌活（一两） 槟榔（一两） 桂心（一两） 青橘皮（一两，汤浸去白瓤，焙） 蓬莪茂（一两）

右件药，捣细罗为散。不计时候，以热酒下二钱。

治心疝，心腹中㽲刺疼痛，胁下满胀，宜服赤芍药圆方。

赤芍药（一两）　桔梗（一两，去芦头）　细辛（一两）　桂心（一两）　川椒（一两，去目及闭口者，微炒去汗）　干姜（一两，炮裂，锉）　附子（一两，炮裂，去皮脐）　木香（一两）　槟榔（一两）

右件药，捣罗为末，炼蜜和捣三二百杵，圆如梧桐子大。每服，以热酒下三十圆，日四五服。

治三二十季心疝神验方。

射干（半两）　吴茱萸（二[46]两，汤浸七遍，焙干，微炒）

右件药，捣罗为末，炼蜜和圆，如绿豆大。每服，以粥饮下五圆，日二服，药势欲尽，乃可吃热食良。

治心疝，心腹痛，宜服牡丹圆方。

牡丹（一两）　桂心（一两）　川乌头（一两，炮裂，去皮脐）　木香（一两）　吴茱萸（一两，汤浸七遍，焙干，微炒）　槟榔（一两）

右件药，捣罗为末，炼蜜和捣三二百杵，圆如绿豆大。每服，以温酒服十圆，日四五服。

治心疝，心腹中㽲刺，疼痛不可忍，朱砂圆方。

朱砂（半两，细研）　桂心（半两）　附子（一两，炮裂，去皮脐）　麝香（半钱，细研）　桃仁（半两，汤浸去皮尖双仁，麸炒微黄）　巴豆（二十枚，去皮心研，纸裹压去油）

右件药，捣罗为末，以面糊和圆，如梧桐子大。每服，以醋汤下二圆。

治心疝，心腹痛，四肢逆冷，面色青黑，宜服桃仁圆方。

桃仁（汤浸去皮尖双仁，麸炒微黄）　没药　安息香　乳香　麝香（细研）　木香　吴茱萸（汤浸七遍，焙干，微炒，以上各一分）

右件药，捣罗为末，都研令匀，用蒸饼和圆，如小豆大。不计时候，以暖酒嚼下二十圆。

治心疝，心腹中如锥刀所刺疼痛方。

巴豆（半两）　附子（一两，去皮脐，生用）　川乌头（一两，去皮脐，生用）　干漆（三分，捣碎，炒令烟出）　桃仁（三分，汤浸去皮尖双仁，麸炒微黄）　木香（半两）　槟榔（半两）　蓬莪茂（三分）

右件药，先以巴豆、附子、乌头等三味，以水煮一日久，取出，各去皮，巴豆去心膜，一处捣如泥，诸药别捣罗为末，相和巴豆等，入醋煮面糊和圆，如绿豆大。不计时候，以醋汤下五圆。

治心疝，心腹内攻刺疼痛，腹胁虚胀，宿食不消，或时吐逆，少思饮食方。

朱砂（一两，细研，水飞过） 半夏（一两，汤洗七遍，去滑） 川乌头（半两，去皮脐，生用）

右件药，捣罗为末，醋煮面糊和圆，如小豆大。不计时候，以生姜橘皮汤下五圆。

治寒疝积聚诸方

夫积聚者，由寒气在内所生也，血气虚弱，风邪搏于腑脏，寒多则气涩，气涩则生积聚也。积者，阴气也，五脏所生，始发不离其部，故上下有穷也；聚者阳气，六腑所成也，故无根本，上下无所留止，但诸脏腑受邪，初未能为积聚，邪气留滞不去，乃成积聚，其为病也，或左右胁下如覆杯，或脐上下如臂，或胃管间大如覆杯、羸瘦少气，或洒淅寒热、四肢不收、饮食不为肌肤，或累累如桃李，或腹满呕泄、遇寒即痛，故云寒疝积聚也。其脉快而紧，积聚也，浮而牢者，积聚也，牢强急者生，虚弱急者死。

治寒疝，积聚动摇，大者如鳖，小者如杯，乍来乍去，在于胃管大肠不通，风寒则腹鸣，心下寒气上抢，胸胁支满，宜服芫花圆方。

芫花（二两，醋拌，炒令干） 椒目（一两） 半夏（半两，汤洗七遍，去滑） 川大黄（一两，锉碎，微炒） 细辛（一两） 桔梗（半两，去芦头） 川乌头（一两，炮裂，去皮脐） 赤芍药（一两） 赤茯苓（一两） 桂心（一两） 吴茱萸（半两，汤浸七遍，焙干，微炒） 木香（一两）

右件药，捣罗为末，炼蜜和捣三二百杵，圆如梧桐子大。每服，以温酒下七圆，日三服，当下如泥，其病即愈。

治心腹牢强寒疝，邪气往来，坚固积聚，苦寒烦闷，不得眠卧，夜苦汗出，

大便坚，小便不利，食不生肌，宜服桔梗圆方。

桔梗（一两，去芦头） 甜葶苈（一两，微炒令香） 藜芦（一两，去芦头，微炙） 桂心（一两） 厚朴（一两，去粗皮，涂生姜汁，炙令香熟） 附子（一两，炮裂，去皮脐） 杏仁（五十枚，汤浸去皮尖双仁，麸炒微黄） 当归（一两，锉，微炒） 鳖甲（一两，涂醋炙令黄，去裙襕） 川大黄（一两，锉碎，微炒）

右件药，捣罗为末，炼蜜和捣三二百杵，圆如梧桐子大。每于食前，以温酒下十五圆。

治寒疝积聚，绕脐切痛，饮食不下，川乌头圆方。

川乌头（一两，炮裂，去皮脐） 吴茱萸（半两，汤浸七遍，焙干，微炒） 京三棱（一两，煨，锉） 甘草（半两，炙微赤，锉） 细辛（半两） 桂心（一两） 藁本（半两） 木香（一两） 郁李仁（一两，汤浸去皮[47]，微炒）

右件药，捣罗为末，炼蜜和捣三二百杵，圆如梧桐子大。每服，以生姜汤下二十圆，日三四服。

治寒疝冷气，心腹积聚，绕脐切痛，食饮不下，宜服附子圆方。

附子（一两，炮裂，去皮脐） 吴茱萸（一两，汤浸七遍，焙干，微炒） 细辛（一两） 川乌头（一两，炮裂，去皮脐） 藁本（一两） 槟榔（一两）

右件药，捣罗为末，炼蜜和捣三二百杵，圆如梧桐子大。每服，以暖酒下二十圆，日三四服。

治寒疝积聚，结固不通，绕脐切痛，腹中胀满，风入五脏，忧患所积，用力不节，筋脉劳伤，羸瘦不能饮食，宜服鳖甲圆方。

鳖甲（一两半，涂醋炙令黄，去裙襕） 甘草（半两，炙微赤，锉） 甜葶苈（半两，微炒令香） 桂心（半两） 川大黄（一两，锉碎，微炒） 芎䓖（半两） 赤芍药（半两） 川乌头（半两，炮裂，去皮脐） 槟榔（半两）

右件药，捣罗为末，炼蜜和捣三二百杵，圆如梧桐子大。每于食前，以生姜橘皮汤下二十圆。

治寒疝积聚，邪气往来，厥逆冲心痛，羸弱少气，不欲饮食，宜服食茱萸圆

方。

食茱萸（一两）　赤芍药（半两）　细辛（一两）　前胡（一两，去芦头）　干姜（一两，炮裂，锉）　川乌头（二两，炮裂，去皮脐）　紫菀（一两，去苗土）　当归（半两）　白术（一两）　白薇（一两）　芎䓖（一两）　人参（一两，去芦头）　熟干地黄（三[48]两）　川椒（一两，去目及闭口者，微炒去汗）　桂心（一两）

右件药，捣罗为末，炼蜜和捣三二百杵，圆如梧桐子大。每于食前，以粥饮服二十圆，渐至三十圆，温酒下亦得。忌生冷、油腻、黏滑物。

治蛇瘕诸方

人有食蛇不消，因腹内生蛇瘕也，亦有蛇之精液，误入饮食之内，亦令人病。其状常苦饥，而食则不下，喉中噎塞，食至胸内，便却吐出，其病在腹，摸揣亦有蛇状，故谓之蛇瘕也。

治蛇瘕方。

川芒硝（半两）　乌贼鱼骨（半两）　川大黄（半两，锉碎，微炒）　防葵（半两）　皂荚（半两，去黑皮，涂酥炙令黄焦，去子）

右件药，捣粗罗为散。每服四钱，以水一中盏，煎至六分，去滓，温服，日三四服。

又方。

雄黄（一分）　白矾（一分，烧为灰）　硇砂（一分）　腻粉（一钱）　巴豆（二七枚，去心皮研，纸裹压去油）　麝香（一分）

右件药，都研为末，以桃胶和圆，如绿豆大。每服，以温酒下五圆，日三四服。

治鳖瘕诸方

夫鳖瘕者，由腹中瘕结如鳖之状是也，有食鳖触冷不消而生者，亦有食诸杂肉，得冷变化而作者，皆由脾胃气虚弱，而遇冷则不能克消所致，瘕言假也，谓其有形段而推移也。昔曾有人共奴俱患鳖瘕，奴在前死，遂破其腹，得一白鳖，仍旧活在，有人乘白马来看此鳖，白马遂尿，随落鳖上，其鳖即缩头及脚，寻以马尿灌之，即化为水，其主曰：吾将差矣。即服之，果如其言，得差如故矣。

治鳖瘕方。

川大黄（半两，锉碎，微炒） 干姜（半两，炮裂，锉） 附子（半两，炮裂，去皮脐） 䗪虫（七枚，长一寸者，微炒） 侧子（半两，炮裂，去皮脐） 人参（半两，去芦头） 桂心（半两） 贝母（半两，煨微黄） 细辛（半两） 白术（一两） 槟榔（一两）

右件药，捣细罗为散。每服，以温酒下一钱，日三四服。

又方。

防葵（一两） 鳖甲（一两，涂醋炙令黄，去裙襴） 苦楝子（一两） 郁李仁（一两，汤浸去皮，微炒） 槟榔（一两）

右件药，捣细罗为散。每服，以温酒调下二钱，日三四服。

治鱼瘕诸方

夫人胃气虚弱者，食生鱼因[49]，为冷气所搏不能消之，结成鱼瘕，揣之有形状如鱼是也，亦有饮陂湖之水，误有小鱼入腹，不幸便即生长，亦有形状如鱼，故以名也。

治食鱼脍及生肉，住胸膈中不化，吐之不出，便成癥瘕方。

厚朴（一两，去粗皮，涂生姜汁，炙令香熟） 川大黄（二两，锉碎，微炒）

右件药，细锉，分为二服，每服，以酒一大盏，煮取六分，去滓，放温尽服，良久再服，立消。

治食脍不消方。

右捣马鞭草汁一大盏，煎五七沸，分温二服，服尽即消，服生姜汁亦消。

又方。

右以鱼鳞烧作灰，细研。每服，以新汲水调下一钱。

治米癥诸方

人有好食米，转久弥嗜之，若不得米，则胸中清水出，得米水便止，米不消化，遂生癥结，若不能早疗，致不能饮食，久则毙也。

治米癥，其人恒欲食生米，常吐酸水，若食米则胸中清水止，宜服此方。

鸡粪（半合）　白米（半合）

右件药，合炒，取米焦为度，捣细罗为散。用水一中盏调，顿服取尽，少时即吐，吐出病如米末也。

治米癥久不疗，羸瘦，宜服此方。

葱白（一握切）　乌梅（十五枚，槌去核）

右件药，以水一大盏，浸一宿，去滓，温暖分为二服，当吐出米末为度，未吐即再服。

治发癥诸方

曾有人因食饮内误有头发，随食而入成癥，胸喉间如有虫，下上去来者是也。

治发癥，由人有因食而入，久即胸间如有虫下上去来，唯欲得饮油方。

油（一斤，香净者）

右煎之，大钞锣内贮，安病患头边，以口鼻临油上及敷之鼻面，并令有油香气，当叫唤索饮，不得与吃，必当疲极眠睡，其发当从口出，专令人守视之，见出时，以石灰粉手捉，须臾抽尽，即是发也，初从腹出，形如不流水中茸菜，随长短形亦如之。

治蛟龙病方

蛟龙病者，云三月八月，蛟龙子生在芹菜上，人食芹菜，不幸随食入腹，变为蛟龙。其病之状，发则如癫也。

治蛟龙病，三月八月，近海及水边，因食生芹菜，为蛟龙子生在芹菜上，食入腹，变成龙子，须慎之，其病发似癫，面色青黄，小腹胀，状如怀妊，宜服寒食饧方。

寒食饧（三升）

右每服五合，一日三服。吐出蛟龙有两头，开皇六年，又灞桥有人吐出蛟龙大验。

【校注】

① 日：日本抄本作“目”，义胜。

② 三：日本抄本作“二”。

③ 溲（sǒu 叟）：小便。

④ 研：日本抄本作“锉”字。

⑤ 溲：日本抄本作“渍”字。

⑥ 二：日本抄本作“一”。

⑦ 钱：其下日本抄本有“以”字。

⑧ 一：日本抄本作“二”。

⑨ 二：日本抄本作“一”。

⑩ 一：日本抄本作“二”。

⑪ 一：日本抄本作“二”。

⑫ 一：日本抄本作“二”。

⑬ 二：日本抄本作“三”。

⑭ 枚：日本抄本作“粒”字。

⑮ 一：日本抄本作“二”。

⑯ 汤：日本抄本作“酒”字。

⑰ 死：其下日本抄本有“者”字。

⑱ 二：日本抄本作“一”。

⑲ 一：日本抄本作“二”。

⑳ 一两：日本抄本作“三分”。

㉑ 一：日本抄本作“二”。

㉒ 二：日本抄本作“一”。

㉓ 三：日本抄本作“二”。

㉔ 一：日本抄本作“二”。

㉕ 一：日本抄本作“二”。

㉖ 壳：日本抄本作“瓤”字。

㉗ 湿：日本抄本作“温”字。

㉘ 二：日本抄本作“一”。

㉙ 逆：日本抄本作“疝”字。
㉚ 裂：日本抄本作“粗”字。
㉛ 一：日本抄本作“二”。
㉜ 一：日本抄本作“二”。
㉝ 三：日本抄本作“二”。
㉞ 一：日本抄本作“二”。
㉟ 任：日本抄本作“住”字。
㊱ 一：日本抄本作“二”。
㊲ 二：日本抄本作“三”。
㊳ 白：日本抄本作“自”。
㊴ 分：日本抄本作“斤”字。
㊵ 补：日本抄本作“稍”，义长可从。
㊶ 薇：日本抄本作“敛”字。
㊷ 一：日本抄本作“二”。
㊸ 反：日本抄本作“及”字。
㊹ 俛：日本抄本作“俯”字，义长可从。
㊺ 阴：日本抄本作“阳”字。
㊻ 二：日本抄本作“三”。
㊼ 皮：其下日本抄本有“脐”字。
㊽ 三：日本抄本作“二”。
㊾ 因：据文义当为“肉”。

卷第四十九

治痃气诸方

夫痃气者，由阴阳不调，脏腑虚弱，邪冷之气，结聚所生也。其状腹内连脐左右，各有一条筋脉，急大如臂，次者如指，拘急如弦之状，名曰痃气也。

治痃气急痛，腹胀胃虚，不下食，槟榔散方。

槟榔（半两） 川乌头（一两，炮裂，去皮脐） 当归（半两，锉，微炒） 赤芍药（半两） 陈橘皮（三分，汤浸去白瓤，焙） 人参（半两，去芦头） 枳壳（半两，麸炒微黄，去瓤） 干姜（一两，炮裂，锉） 桂心（半两） 厚朴（半两，去粗皮，涂生姜汁，炙令香熟） 半夏（半两，汤洗七遍，去滑） 甘草（一分，炙微赤，锉）

右件药，捣筛为散。每服三钱，以水一中盏，入生姜半分，煎至六分，去滓，不计时候温服。

治痃气，胃中寒，不思食，肉豆蔻散方。

肉豆蔻（三分，去壳） 芜荑（二两） 高良姜（一两，锉） 桂心（一[1]两） 木香（一两） 白术（一两） 吴茱萸（半两，汤浸七遍，焙干，微炒） 桃仁（一两，汤浸去皮尖双仁，麸炒微黄） 厚朴（四[2]两，去粗皮，涂生姜汁，炙令香熟）

右件药，捣筛为散。用生姜一斤，细切相拌，更捣作团，以面裹灰，火中煨令通熟，去面候干，捣细罗为散。每服不计时候，煮枣粥饮调下一钱。

治痃气，胁肋胀痛，腹内气结，不能下食，四肢少力，狼毒圆方。

狼毒（一两，微煨） 川乌头（一两，炮裂，去皮脐） 槟榔（一两） 木香（一两） 干漆（一两，捣碎，炒令烟出）

右件药，捣罗为末，炼蜜和捣一二百杵，圆如梧桐子大。每服，不计时候，以温酒下五圆，渐加至十圆。

治痃气，发即两胁弦急，心肋胀痛，不能饮食，槟榔圆方。

槟榔（三分） 枳壳（一两，麸炒微黄，去瓤） 鳖甲（一两，涂醋炙令黄，去裙襕） 桔梗（半两，去芦头） 人参（半两，去芦头） 白术（三分） 桂心（三分） 木香（三分） 前胡（三分，去芦头） 川乌头（三分，炮裂，去皮脐） 川大黄（一两，锉碎，微炒） 当归（三分，锉，微炒）

右件药，捣罗为末，炼蜜和捣三二百杵，圆如梧桐子大。每服，不计时候，以温酒下三十圆。

治痃气，急痛，不思饮食，肌体瘦弱，桂心圆方。

桂心（三分） 川乌头（一两，炮裂，去皮脐） 柴胡（一两，去苗） 赤芍药（三分） 槟榔（三分） 木香（半两） 桃仁（一两，汤浸去皮尖双仁，麸炒微黄） 当归（三分，锉，微炒）

右件药，捣罗为末，炼蜜和捣三二百杵，圆如梧桐子大。每服，不计时候，以粥饮下二十圆。

治痃气急痛，不能饮食，桃仁散方。

桃仁（一两，汤浸去皮尖双仁，麸炒微黄） 吴茱萸（一两，汤浸七遍，焙干，微炒） 川乌头（一两，炮裂，去皮脐） 槟榔（一两） 木香（一两） 当归（一两，锉，微炒）

右件药，捣筛为散。每服三钱，以水一中盏，煎至六分，去滓，不计时候稍热服。

治痃气，两胁痛不可忍，木香圆方。

木香（三分） 川乌头（半两，炮裂，去皮脐） 附子（半两，炮裂，去皮脐） 干姜（半两，炮裂，锉） 巴豆（一两，去皮心研，纸裹压去油） 当归（三分，锉，微炒）

右件药，捣罗为末，入巴豆同研令匀，以醋煮面糊和圆，如绿豆大。不计时候，煎生姜醋汤下五圆。

治痃气，发歇冲心疼痛，不识人方。

胡椒　附子（炮裂，去皮脐）　蓬莪茂（以上各半两）

右件药，捣细罗为散。每服，不计时候，以醋汤调下半钱。

又方。

川乌头（一两，炮裂，去皮脐）　芫花（一两，醋浸一宿，炒令干）　青橘皮（一两，汤浸去白瓤，焙）　吴茱萸（一分，汤浸七遍，焙干，微炒）

右件药，捣罗为末，以软饭和圆，如梧桐子大。每服不计时候，以橘皮汤下十圆。

又方。

桃仁（一两，汤浸去皮尖双仁）　吴茱萸（三[③]两）

右二味相和，以慢火熬，桃仁色稍黄，即取出，用合器盛之，密盖定，待冷，择去茱萸，留桃仁，每日空心，烂嚼二七颗，以热酒下，晚食前再服。

治癖气诸方

夫五脏调和，则营卫气理，营卫气理，则津液通流，虽复多饮水浆，不能为病。若摄养乖方，则三焦否隔，三焦否隔，则肠胃不能宣行，内饮水浆，便令停滞不散，更遇寒气，即聚而成癖也。癖者谓癖侧在于两胁之间，有时而痛是也。

治胁肋下有癖急硬，气满不能饮食，胸背疼闷，半夏散方。

半夏（一[④]两，汤洗七遍，去滑）　桔梗（三分，去芦头）　前胡（一两，去芦头）　吴茱萸（半两，汤浸七遍，焙干，微炒）　人参（三分，去芦头）　槟榔（七枚）　鳖甲（一两半，涂醋炙令黄，去裙襕）　枳壳（三分，麸炒微黄，去瓤）

右件药，捣筛为散。每服三钱，以水一中盏，入生姜半分，煎至六

分，去滓，不计时候温服。

治癖气，两胁下硬如石，按之痛，心腹痞满，不能下食，心闷咳逆，积年不差，鳖甲圆方。

鳖甲（一两，涂醋炙令黄，去裙襕）　牛膝（半两，去苗）　芎䓖（半两）　川大黄（三分，锉碎，微炒）　当归（半两，锉，微炒）　干姜（半两，炮裂，锉）　桂心（半两）　细辛（半两）　附子（半两，炮裂，去皮脐）　巴豆（三十枚，去皮心，纸裹压去油）　防葵（半两）　甘草（半两，炙微赤，锉）

右件药，捣罗为末，研入巴豆令匀，炼蜜和捣三五百杵，圆如梧桐子大。每服食前，以粥饮下五圆，以微利为度。

治癖气，两胁下硬，按之痛，心闷咳逆，不下饮食，四肢羸瘦，积年不差，防葵圆方。

防葵（三分）　芎䓖（半两）　赤茯苓（三分）　鳖甲（一两，涂醋炙令黄，去裙襕）　桃仁（三分，汤浸去皮尖双仁，麸炒微黄）　枳壳（半两，麸炒微黄，去瓤）　木香（半两）　川大黄（二两，锉碎，微炒）　当归（半两，锉，微炒）　干姜（半两，炮裂，锉）　桂心（半两）　细辛（半两）　桔梗（半两，去芦头）　京三棱（三分，微煨，锉）

右件药，捣罗为末，炼蜜和捣五七百杵，圆如梧桐子大。每服不计时候，以粥饮下三十圆。

治癖气，胁下硬痛，心烦不能食，紫葛圆方。

紫葛（一两，锉）　赤芍药（三分）　桔梗（三分，去芦头）　紫菀（一两，去苗土）　木香（二[⑤]分）　诃黎勒（三分，煨用皮）　郁李仁（一两半，汤浸去皮，微炒）　川大黄（一两半，锉碎，微炒）　牵牛子（一两，微炒）

右件药，捣罗为末，炼蜜和捣三二百杵，圆如梧桐子大。每服不计时候，煎木通汤下二十圆。

治癖气，在两胁结聚不散，硇砂圆方。

硇砂（半两，细研）　干姜（半两，炮裂，锉）　川乌头（一两，炮裂，去皮脐）　芫花（半两，醋拌，炒令干）　皂荚（半两，去黑皮，涂酥炙令焦，去子）　京三棱（半两，微煨，锉）　五灵脂（一两）　巴豆

（半两，去皮心研，纸裹压去油）

右件药，捣罗为末，入硇砂、巴豆，同研令匀，用醋熬为膏，旋圆如梧桐子大。每服空心及临卧时，以生姜橘皮汤下二圆。

治癖气胀痛，吴茱萸圆方。

吴茱萸（半两，汤浸七遍，焙干，微炒） 附子（一两，炮裂，去皮脐） 桃仁（一两，汤浸去皮尖双仁，麸炒微黄） 巴豆（秋夏用三十枚，春冬用五十枚，去皮心研，纸裹压去油） 干姜（一两，炮裂，锉）

右件药，捣罗为末，入巴豆研令匀，以软饭和圆，如黍粒大。每服不计时候，煎生姜橘皮汤下五圆。

治癖气结硬不消，皂荚圆方。

猪牙皂荚（四两，去黑皮，涂酥炙令焦黄，去子） 巴豆（一分，去皮心研，纸裹压去油） 硇砂（半两，用酒一盏，慢火熬成膏）

右件药，捣罗为末，入巴豆，研令匀，用硇砂膏和圆，如梧桐子大。每服食前，以粥饮下三圆。

治腹满癖硬如石，积年不损方。

右取白杨东南枝，去苍皮，细锉三斤，熬令黄，绢袋盛，用酒一斗浸，密封三五宿，每于食前暖一小盏服之。

治痃癖诸方

夫痃癖者，本因邪冷之气积聚而生也。痃者，在腹内近脐左右，各有一条筋脉急痛，大者如臂，次者如指，因气而成，如弦之状，名曰痃气也。癖者侧在两肋之间，有时而僻，故曰癖也。夫痃之与癖，名号虽殊，针石汤圆主疗无别，此皆阴阳不和，经络否隔，饮食停滞，不得宣流，邪冷之气，搏结不散，故曰痃癖也。

治痃癖，气连心肋相引痛，坚急，大黄散方。

川大黄（一两，锉，微炒） 当归（一两，锉，微炒） 白术（一两） 枳壳（一两，麸炒微黄，去瓤） 柴胡（一两半，去苗） 鳖甲（一两，涂醋炙令黄，去裙襕）

右件药，捣筛为散。每服三钱，以水一中盏，入生姜半分，煎至五分，去滓，不计时候温服。

治痃癖气，胁肋妨闷，不欲饮食，四肢瘦弱，木香圆方。

木香（半两） 干姜（一两，炮裂，锉） 草豆蔻（一两，去皮） 桂心（一两） 当归（一两，锉，微炒） 陈橘皮（一两，汤浸去白瓤，焙） 附子（一两，炮裂，去皮脐） 巴豆（五十枚，去皮心研，纸裹压去油）

右件药，捣罗为末，入巴豆，研令匀，炼蜜和捣三二百杵，圆如绿豆大。每服食前，以粥饮下五圆。

治痃癖积冷，气攻心腹，如锥刀所刺及鬼疰往来者，乌头圆方。

川乌头（一两，炮裂，去皮脐） 人参（一⑥两，去芦头） 桂心（一两） 附子（一两，炮裂，去皮脐） 干姜（一两，炮裂，锉） 赤石脂（一两） 朱砂（三两，细研，水飞过）

右件药，捣罗为末，入研了药令匀，炼蜜和捣三二百杵，圆如梧桐子大。每服，不计时候，以暖酒下二十圆。

治痃癖，气块不消，令人羸瘦，面色萎黄，四肢少力，不欲饮食，鳖甲圆方。

鳖甲（三两，涂醋炙令黄，去裙襕） 京三棱（三分，微煨，锉） 川大黄（三⑦两，锉，微炒） 陈橘皮（三两，汤浸去白瓤，焙）

右件药，捣罗为末，于银锅中，入米醋三升，以慢火熬成膏，候可圆，即圆如梧桐子大。每于食前，以粥饮下三十圆。

治痃癖气，时攻心腹疼痛，令人不思饮食，渐为瘦病，大黄圆方。

川大黄（三⑧斤，生为末） 鳖甲（三两，涂醋炙令黄，去裙襕） 枳壳（二两半，麸炒微黄，去瓤） 当归（一两半，锉，微炒） 赤芍药（一两半） 京三棱（三两，微炒，锉） 吴茱萸（一两，汤浸七遍，焙干，微炒）

右件药，捣罗为散，先以米醋三升，熬大黄为膏，次入诸药和圆，如梧桐子大。每于食前，以温酒下三十圆。

治痃癖冷癥块及疗丈夫腰脚，补暖水脏，善治妇人血气，暖子宫，杀三虫伏火，硇砂圆方。

右先取腊月细桑条子，不限多少，烧作灰，略以水淋却苦汁后，晒令灰干，收之。每一两硇砂，管灰三两，先研硇砂，以水化消，拌灰令湿得所，取一固济了瓷瓶子，底下先铺干灰半寸已来，次下硇砂灰填实，口头更著干灰覆盖，然用文火烧，后武火煅令通赤，候冷取出，重研，于竹梢[⑨]箕内铺纸三重，然后安灰，以水淋之，候药透过纸，待硇砂味断，即休淋水，别取小瓷钵一两个，盛药汁于热灰火内养之，常令鱼眼沸，直至汁尽，候干。别入固济了瓶子内，便以大火煅一食久，待冷取出细研，用粟米饭和圆，如绿豆大。每日空心，以暖酒下五圆。

治痃癖气，冷热不调，两肋下痛，恶闻食气，四肢酸弱，口干唾黏，头目昏痛，气冲背膊，虚肿烦闷，大小便涩，发落耳鸣，弥加健忘，宜服桂心圆方。

桂心（一两） 川大黄（四两，锉碎，微炒） 川朴硝（二两半） 赤芍药（一两）

右件药，捣罗为末，炼蜜和捣三二百杵，圆如梧桐子大。每于食前，以暖酒下二十圆。以微利为度。

治痃癖气疼痛，芫花圆方。

芫花（半两，醋拌，炒干） 硇砂（一两，醋化，令消尽） 干姜（半两，炮裂，锉） 京三棱（半两，锉碎，醋浸三宿，焙干）

右件药，捣罗为末，用硇砂醋熬成膏，以蒸饼少许同和，圆如绿豆大。每服食前，以生姜橘皮汤下十圆。

治痃癖气不消，吴茱萸散方。

吴茱萸（半两，汤浸七遍，焙干，微炒） 鳖甲（三两，涂醋炙令黄，去裙襕） 川大黄（一两，锉碎，微炒） 当归（三分，锉，微炒） 京三棱（一两，微炮，锉） 槟榔（一两）

右件药，捣细罗为散。每于食前，以暖酒调下一钱。

治积冷痃癖气，不思饮食，四肢羸门[⑩]，宜服此方。

莨菪子（三分，水淘去浮者） 大枣（四十九枚）

右件药，以水三升相和，煮水尽，即取枣去皮核，每于食前，吃一枚，粥饮下亦得，觉热即止。

治痃癖气，心腹疼痛，肌肤瘦弱，面无颜色及男子元气，妇人血气，并宜服此桃仁煎方。

桃仁（二十枚，汤浸去皮尖双仁）

右件药，细研如膏，以酒二斗，淘滤取汁，于净铛中，以慢火煎成膏，每于食前，以暖酒调下一茶匙。

治痃癖不差，胁下痛硬如石方。

生商陆根汁（一升）　杏仁（一两，汤浸去皮尖）

右件药，研杏仁令烂，以商陆根汁相和，研滤取汁，以火煎如饧，每服，取枣许大。空腹以热酒调下之，渐加，以利为度。

治痃癖气不消方。

京三棱（一两，微煨，锉）　川大黄（一两，锉）

右件药，捣罗为末，用醋熬为膏。每日空心，以生姜橘皮汤调下一[11]茶匙。

治久痃癖诸方

夫久痃癖气者，本因邪气所生，不离阴阳之气，结蓄而成也。此皆由脏腑不调，脾胃虚弱，饮食积滞，不能宣行，复遇寒气在内，即结聚而不散，于脐胁左右弦急絙起。时有腹痛，时人多患此疾，卒差极难，累日逾年，积聚成块，故名久痃癖气也。

治久痃癖气，心腹胀满，时时筑心背痛，宿食不消，呕逆，不思饮食，休息气痢，喘促黄瘦，面目虚肿，京三棱圆方。

京三棱（三分，微煨，锉）　鳖甲（一两，涂醋炙令黄，去裙襕）　川大黄（四[12]两半，锉碎，微炒）　木香（半两）　当归（三分，锉，微炒）　白术（三分）　厚朴（一两，去粗皮，涂生姜汁，炙令香熟）　吴茱萸（半两，汤浸一遍，焙干，微炒）　诃黎勒皮（一两，煨用皮）　枳壳（一两，麸炒微黄）　麦蘖（一两，炒微黄）　神曲（一两，锉，微炒）　桂心（一两）　槟榔（一两）

右件药，捣罗为末，炼蜜和捣五七百杵，圆如梧桐子大。每服不计时候，以粥饮下三十圆。

治久痃癖气，腹内积聚，邪气往来，厥逆抢心，心胸痹闷，吐逆饮食，乌头圆方。

川乌头（一两半，炮裂，去皮脐[13]）　吴茱萸（三分，汤浸七遍，焙干，微炒）　川椒（三分，去目及闭口者，微炒去汗）　干姜（半分，炮裂，锉[14]）　桂心（三分）　柴胡（一两，去芦头）　生干地黄（一两）　细辛（半两）　紫菀（半两，去芦头）　人参（半两，去芦头）　芎䓖（半两）　白术（半两）　白薇（半两）　赤芍药（半两）　皂荚（半两，去黑皮，涂酥炙令焦，去子）

右件药，捣罗为末，炼蜜和捣三二百杵，圆如梧桐子大。每服不计时候，以温酒下二十圆。

治久痃癖气，或时呕哕，腹痛不能饮食，荜茇圆方。

荜茇（一两）　干姜（三分，炮裂，锉）　胡椒（三分）　桂心（三分）　人参（一两，去芦头）　陈橘皮（三分，汤浸去白瓤，焙）　诃黎勒皮（一两，煨用皮）　赤茯苓（一两）　槟榔（二两）

右件药，捣罗为末，炼蜜和捣五七百杵，圆如梧桐子大。每服不计时候，以粥饮下二十圆。

治久痃癖气，发歇不定，肌肉消瘦，往往吐逆，肩背疼痛，宜服大黄圆方。

川大黄（二两，锉碎，微炒）　川朴硝（一两）　蓬莪茂（二两）　诃黎勒（一两，煨用皮）　桂心（三分）　枳壳（一两，麸炒微黄，去瓤）　吴茱萸（三分，汤浸七遍，焙干，微炒）　金星礜石（二两，泥裹烧一复时，研）　柴胡（一两，去苗）　狼毒（半两，微煨）　巴豆（一分，去皮心研，纸裹压去油）

右件药，捣罗为末，研入巴豆、礜石令匀，以熟枣瓤和捣三二百杵，圆如梧桐子大。每日空心，以温酒下十圆，老少临时加减圆数服之。

治久痃癖气不消，桃仁圆方。

桃仁（三合，汤浸去皮尖双仁，麸炒微黄）　豉（三合，炒干）　川椒（一两，去目及闭口者，微炒去汗）　干姜（一两，炮裂，锉）

右件药，捣罗为末，炼蜜和捣三二百杵，圆如梧桐子大。每服于食前，以温酒下二十圆。

治痃癖气，食物不消，宜服此方。

木香（一两）　硫黄（一两，细研，水飞过）　川大黄（三两，锉碎，微炒）

右件药，捣罗为末，炼蜜和捣三二百杵，圆如梧桐子大。食前以温酒下二十圆。

又方。

苍术（一两，锉，微炒）　川乌头（二两，炮裂，去皮脐）　赤芍药（半两）

右件药，捣罗为末，用醋煮面糊和圆，如梧桐子大。每于食前，以生姜橘皮汤下二十圆。

治痃癖心腹胀满诸方

夫痃癖心腹胀满者，由阴阳不调，食饮宿滞，积聚成病，蕴结在内，气不宣通，邪气搏于正气，脾胃虚冷，故令腹胀满也。

治痃癖冷气胀满，不能食，白术散方。

白术（一两）　诃黎勒皮（一两）　枳壳（三分，麸炒微黄，去瓤）　陈橘皮（三分，汤浸去白瓤，焙）　干姜（三分，炮裂，锉）　人参（一两，去芦头）　桔梗（半两，去芦头）　桂心（三分）　木香（二分）　槟榔（三分）

右件药，捣罗为散。每服三钱，以水一中盏，入枣二枚，煎至五分，去滓，不计时候温服。

治痃癖气，急硬满胀，心肋多痛，不能食物，气攻胸背壅闷，半夏散方。

半夏（三分，汤浸七遍去滑）　桔梗（一两，去芦头）　大腹皮（一两，锉）　前胡（一两，去芦头）　鳖甲（一两半[15]，令黄，去裙襕）　枳壳（一两，麸炒微黄，去瓤）　人参（三分，去芦头）　槟榔（一两）　赤芍药（一两）　吴茱萸（半两，汤浸七遍，焙干，微炒）

右件药，捣筛为散。每服三钱，以水一中盏，入生姜半分，煎至六分，去滓，不计时候温服。

治痃癖气胀，心肋急痛，不能下食，四肢少力，枳壳散方。

枳壳（一两，麸炒微黄，去瓤）　桔梗（一两，去芦头）　鳖甲（一两，涂醋炙令黄，去裙襕）　人参（一两，去芦头）　柴胡（五两，去苗）　槟榔（七分[16]）　芎䓖（三分）　桂心（一两）　陈橘皮（一两，汤浸去白瓤，焙）　赤茯苓（一[17]两）　木香（三分）　川大黄（一两，锉碎，微炒）　当归（五分，锉，微炒）　赤芍药（三分）

右件药，捣筛为散。每服三钱，以水一中盏，入生姜半分，煎至六分，去滓，不计时候温服。

治痃癖气，腹胁胀满，喘息促急，不思饮食，宜服大腹皮散方。

大腹皮（一两，锉）　赤茯苓（三分）　桔梗（三分，去芦头）　牡丹（三分）　桃仁（半两，汤浸去皮尖双仁，麸炒微黄）　槟榔（一两）　桑根白皮（一两，锉）　枳壳（三分，麸炒微黄，去瓤）　鳖甲（一两，涂醋炙令黄，去裙襕）　郁李仁（一两，汤浸去皮，微炒）　川大黄（一两半，锉碎，微炒）

右件药，捣粗罗为散。每服三钱，以水一中盏，入生姜半分，煎至六分，去滓，不计时候温服。

治痃癖气，心腹胀满，不下食饮，胸膈壅闷，喘嗽气急，宜服桃仁散方。

桃仁（一两，汤浸去皮尖双仁，麸炒微黄）　鳖甲（三分，涂醋炙令黄，去裙襕）　川乌头（三分，炮裂，去皮脐）　皂荚（半两，去黑皮，涂酥炙令焦黄，去子）　枳壳（三分，麸炒微黄，去瓤）　白术（三分）　桔梗（三分，去芦头）　槟榔（三分）　防葵（半两）　紫菀（三分，去苗土）　干姜（半两，炮裂，锉）　细辛（半两）　陈橘皮（一两，汤浸去白瓤，焙）

右件药，捣罗为末，炼蜜和捣五七百杵，圆如梧桐子大。每服不计时候，以粥饮下三十圆。

治痃癖气攻，两胁胀满，心胸不利，少思饮食，诃黎勒圆方。

诃黎勒（一两，煨用皮）　桔梗（三分，去芦头）　赤芍药（半两）　枳壳（一两，麸炒微黄，去瓤）　白术（一两）　赤茯苓（一两）　桃仁（一两，汤浸去皮尖双仁，麸炒微黄）　鳖甲（一两，涂醋炙令黄，去裙襕）　桂心（三分）　木香（三[18]两）　川大黄（三分，锉碎，微炒）

右件药，捣罗为末，炼蜜和捣三二百杵，圆如梧桐子大。每服不计时候，以温酒下三十圆。

治痃癖气，心腹胀满，不欲饮食，京三棱圆方。

京三棱（微煨，锉）　木香　肉豆蔻（去壳）　桃仁（汤浸，去皮尖双仁，麸炒微黄）　干姜（炮裂，锉）　青橘皮（汤浸去白瓤，焙）　蓬莪茂　（以上各一两）　巴豆（半两，去皮心研，纸裹压去油）

右件药，捣罗为末，入巴豆，研令匀，炼蜜和捣五七百杵，圆如梧桐子大。每服空心，以生姜橘皮汤下三圆。

治痃癖气，吐水沫，食饮不得，气逆胀满方。

槟榔（五两）　高良姜（一两半）　桃仁（三合，汤浸去皮尖双仁，麸炒微黄）

右件药，捣罗为末，炼蜜和捣三二百杵，圆如弹子大。每服不计时候，以温酒研下一圆。

治痃癖不能食诸方

夫痃癖不能食者，由脾胃虚弱，为邪气所搏故也，脾主摧伏水谷，以养四脏，荣于气血，若其气和平，则中焦宣畅，以纳五味也，若脏腑虚冷，为寒气所乘，则宿食不消，积聚痃癖，在于腹中，脾气虚弱，故不能食也。

治痃癖气不能食，腹中痛，时嗽，四肢少力，桂心圆方。

桂心（一两）　诃黎勒皮（一两）　白术（一两）　厚朴（一两半，去粗皮，涂生姜汁，炙令香熟）　陈橘皮（二分，汤浸去白瓤，焙）　附子（三分，炮裂，去皮脐）　干姜（三分，炮裂，锉）　防葵（三分）　吴茱萸（三分，汤浸七遍，焙干，微炒）　鳖甲（一两，涂醋炙令黄，去裙襕）　木香（三分）

右件药，捣罗为末，炼蜜和捣三二百杵，圆如梧桐子大。每服不计时候，以生姜枣汤下三十圆。

治痃癖气发，即两胁急满，四肢烦闷，不能食，宜服槟榔圆方。

槟榔（一两）　枳壳（三分，麸炒微黄，去瓤）　桔梗（三分，去芦头）　人参（三分，去芦头）　白术（半两）　桂心（半两）　柴胡（一[19]两，去苗）　陈橘皮（三分，汤浸去白瓤，焙）　川大黄（一两，锉碎，微炒）　芎䓖（半两）　草豆蔻（一两，去皮）

右件药，捣罗为末，炼蜜和捣三二百杵，圆如梧桐子大。每服不计时候，以温酒下三十圆。

治痃癖气，腹胁痛，不能食，四肢少力，宜服木香圆方。

木香（三分） 诃黎勒（一两，煨用皮） 黄芪（一两，锉） 鳖甲（一两，涂醋炙令黄，去裙襕） 白术（三分） 赤茯苓（一两） 桂心（三分） 枳壳（一两，麸炒微黄，去瓤） 陈橘皮（一两，汤浸去白瓤，焙） 当归（一两，锉，微炒） 槟榔（一两半） 五味子（三分）

右件药，捣罗为末，炼蜜和捣三二百杵，圆如梧桐子大。每服不计时候，以温酒下三十圆。

治痃癖气，不能食，心胁下满，四肢骨节酸疼，白术圆方。

白术（三分） 黄芪（一两，锉） 牡蛎（三分，烧为粉） 人参（三分，去芦头） 赤茯苓（一两） 川乌头（二分，炮裂，去皮脐） 干姜（半两，炮裂，锉） 赤芍药（一两） 当归（三分，锉，微炒） 诃黎勒皮（三分） 细辛（半两） 桂心（半两） 前胡（半两，去芦头） 甘草（半两，炙微赤，锉） 防葵（半两） 鳖甲（一两，涂醋炙令黄，去裙襕） 紫菀（三分，去苗土） 槟榔（一两） 桔梗（半两，去芦头）

右件药，捣罗为末，炼蜜和捣五七百杵，圆如梧桐子大。每服不计时候，以温酒下三十圆。

治痃癖气，不能食，四肢少力，人参圆方。

人参（一两，去芦头） 白术（三分） 枳壳（三分，麸炒微黄，去瓤） 陈橘皮（半两，汤浸去白瓤，焙） 桂心（三分） 甘草（半两，炙微赤，锉） 桔梗（半两，去芦头） 干姜（三分，炮裂，锉）

右件药，捣罗为末，炼蜜和捣三二百杵，圆如梧桐子大。每服不计时候，以温酒下三十圆。姜枣汤下亦得。

治痃癖气，每发痛不能食，京三棱圆方。

京三棱（三两，微煨，锉） 益智子（一两，去皮） 吴白术（一两） 木香（一两）

右件药，捣罗为散。每服三钱，以水一中盏，煎至五分，去滓，不计时候稍热服。

治痃癖羸瘦诸方

夫痃癖羸瘦者，由寒温不调，脏腑虚冷，饮食不化，邪气与脏气相搏，结聚所生也，若久不差，则经络否涩，气血不和，四肢洒淅，寒热腹中郁郁而痛，不欲饮食，脾胃气虚，不能荣于肌内[20]，故令羸瘦也。

治痃癖气，心腹滞闷，面色萎黄，日渐羸瘦，紫菀圆方。

紫菀（三分，去苗土）　柴胡（三分，去苗）　川乌头（半两，炮裂，去皮脐）　吴茱萸（半两，汤浸七遍，焙干，微炒）　厚朴（三分，去粗皮，涂生姜汁，炙令香熟）　皂荚（半两，去黑皮，涂酥，炙令黄焦，去子）　川椒（一分，去目及闭口者，微炒去汗）　桔梗（半两，去芦头）　黄连（半两，去须）　肉桂（半两，去皴皮）　赤茯苓（半两）　菖蒲（半两）　人参（半两，去芦头）　干姜（半两，炮裂，锉）　巴豆（半两，去皮心研，纸裹压去油）

右件药，捣罗为末，入巴豆同研令匀，炼蜜和捣五七百杵，圆如绿豆大。每服空心，以粥饮下五圆。

治痃癖气，多吐清水，面色萎黄，心肋胀痛，不欲饮食，四肢羸瘦，宜服附子圆方。

附子（四两，炮裂，去皮脐）　白术（三分）　陈橘皮（一两，汤浸去白瓤，焙）　吴茱萸（一两，汤浸七遍，焙干，微炒）　桃仁（一两，汤浸去皮尖双仁，麸炒微黄）　干姜（半两，炮裂，锉）　木香（半两）　桂心（三分）　川大黄（一两，锉碎，微炒）　神曲（一两，炒微黄）　丁香（三分）　草豆蔻（一两，去皮）

右件药，捣罗为末，炼蜜和捣三五百杵，圆如梧桐子大。每服不计时候，以姜枣汤下三十圆。

治痃癖气攻心肋，痛不欲食，四肢羸瘦，白术圆方。

白术（三分）　蓬莪茂（三分）　乌药（半两）　木瓜（半两）　桂心（半两）　硇砂（一两半，细研）　生姜屑（半两）　益智子（三分，去皮）　木香（半两）　芜荑（半两）　神曲（二两，捣罗为末，并硇砂

用酒煎成膏）

右件药，捣罗为末，用硇砂曲膏和圆。如梧桐子大。每服不计时候，煎生姜橘皮汤下三十圆。

治痃癖气，四肢羸瘦，心神虚烦，皮肤干燥，不欲饮食，宜服羊脂煎方。

羊脂（一升） 牛髓（一[21]升） 川椒（一两，去目及闭口者，微炒去汗） 桂心（一两） 人参（一两，去芦头） 五味子（一两半） 芎䓖（一两） 干姜（半两，炮裂，锉） 生干地黄（二两） 远志（一两，去心） 生姜汁（二合） 当归（一两，锉，微炒） 生地黄汁（一升） 吴茱萸（三分，汤浸七遍，焙干，微炒）

右件药，捣细罗为散，先用羊脂、牛髓、生姜、地黄等汁，以慢火煎令沸，后入药末，煎炼成膏，收于瓷器中。每服以温酒调下半匙，日三四服。

治痃癖冷气，不能饮食，四肢羸瘦少力，枸杞子圆方。

枸杞子（三两） 干姜（一两，炮裂，锉） 白术（一两） 川椒（二合，去目及闭口者，微炒去汗） 吴茱萸（三分，汤浸一[22]遍，焙干，微炒） 陈橘皮（一两，汤浸去白瓤，焙）

右件药，捣罗为末，炼蜜和捣三二百杵，圆如梧桐子大。每于食前，以温酒下三十圆。

治痃癖气，不能食饮，虚乏羸瘦，牛膝圆方。

牛膝（三两，去苗） 生干地黄（四两） 当归（一两半，锉，微炒） 桂心（三两） 木香（一两） 五味子（二两） 肉苁蓉（三两，酒浸一宿，刮[23]去皴皮，炙令干） 神曲末（三合，炒微黄） 大麦蘖（二合，炒微黄） 白术（一两半） 人参（一两半，去芦头） 白茯苓（三两） 槟榔（一两） 陈橘皮（二两，汤浸去白瓤，焙）

右件药，捣罗为末，炼蜜和捣三二百杵，圆如梧桐子大。每日空心，以温酒下三十圆，晚食前再服。

治痃癖气，胸满背痛，不能[24]食，日渐羸瘦，四肢无力，时时惊悸，槟榔圆方。

槟榔（一两） 桔梗（一两，去芦头） 当归（一两，锉，微炒） 人参（一两，去芦头） 桂心（一两） 前胡（一两，去芦头） 陈橘皮

（三分，汤浸去白瓤，焙） 厚朴（一两半，去粗皮，涂生姜汁，炙令香熟） 白术（一两） 甘草（一两，炙微赤，锉） 川乌头（一两，炮裂，去皮脐） 干姜（一两，炮裂，锉） 茯神（一两） 鳖甲（二两，涂醋炙令黄，去裙襕） 川大黄（二两，锉碎，微炒） 龙齿（一两）

右件药，捣罗为末，炼蜜和捣五七百杵，圆如梧桐子大。每服，以粥饮下三十圆，日三服。

治癥病诸方

夫癥病者，由寒温失节，致腑脏之气虚弱，而食饮不消，聚在于内，染渐生长，块叚盘牢，不移动者，是癥也，言其形状可征验也，若积引岁月，人即枯瘦，腹肚转大，遂至于死，诊其脉弦而伏，其癥不转者，必死矣。

治食饮不消，结成癥病，乌头圆方。

川乌头（半两） 京三棱（半两，微煨，锉） 芫花（半两，醋拌，炒令干） 巴豆（半两，去皮心研，纸裹压去油） 硇砂（半两，汤化去石熬干） 硝石（半两） 川大黄（半两，锉碎，微炒） 青橘皮（半两，汤浸去白瓤，焙）

右件药，捣罗为末，入巴豆研令匀，以酒一升，醋二升相和，以慢火煎如稀饧，即住火，后用丁香一分、木香一分、肉豆蔻半两捣罗为末，朱砂一分细研，与前药同和圆如绿豆大。每日早晨，以生姜橘皮汤下三圆，夜临卧时再服。

治癥病不消，四肢羸困，不欲饮食，久不差，硇砂圆方。

硇砂（一两，细研） 硫黄（一两，细研，水飞过） 木香（半两） 槟榔（一两） 川大黄（三两，锉碎，微炒） 牵牛子（三两，微炒） 吴茱萸（半两，汤浸七遍，焙干，微炒） 京三棱（一两，微煨，锉） 当归（一两，锉，微炒） 肉桂（一两，去皴皮） 青橘皮（一两，汤浸去白瓤，焙） 鳖甲（一两，涂醋炙令黄，去裙襕）

右件药，捣罗为末，入研了药令匀，炼蜜和捣三二百杵，圆如梧桐子大。每日空心及晚食前，以温酒下三十圆。

治癥病，腹中硬痛，不欲饮食，经久不差，羸弱无力，失[25]砂圆方。

朱砂（一两，细研，水飞过） 肉桂（一两，去皴皮，为末） 巴豆（二十粒，去皮心研，纸裹压去油） 禹余粮（一两，烧醋淬三遍，细研） 紫石英（一两，细研，水飞过）

右件药，都研令匀，以汤浸蒸饼和圆，如绿豆大。每服食前，以温酒下五圆。

治癥病，心腹妨闷，不欲饮食，四肢不和，大黄圆方。

川大黄（半两，锉碎，微炒） 木香（半两） 肉豆蔻（半两，去壳） 硇砂（半两，细研） 干姜（半两，炮裂，锉） 青橘皮（三分，汤浸去白瓤，焙） 吴茱萸（一两，汤浸七遍，焙干，微炒） 槟榔（半两） 桂心（半两） 蓬莪茂（一两） 巴豆（一分，去皮心研，纸裹压去油）

右件药，捣罗为末，入巴豆硇砂研令匀，以醋熬成膏，和圆如梧桐子大。每服空心，以粥饮下三圆。

治癥病结硬，心腹疼痛，京三棱圆方。

京三棱（一两半，微煨，锉） 槟榔（一两） 木香（一两） 干姜（一两，炮裂，锉） 陈橘皮（一两，汤浸去白瓤，焙） 桂心（三两） 当归（一两，锉，微炒） 巴豆（半两，去皮心研，纸裹压去油）

右件药，捣罗为末，用醋熬巴豆成膏，入前药末和圆，如梧桐子大。每服空心，以生姜橘皮汤下五圆。

治积年癥块及血块方。

砒霜（一分） 粉霜（一分） 硇砂（一分半） 腻粉（三钱）

右件药，细研令匀，用肥枣去核，入药在枣里面，以线系定，用白面饼子，逐个裹烧熟饼子为度，取出去枣皮研熟，圆如绿豆大。每服空心及临卧时，以姜枣汤下三圆。

治癥病，腹中结硬，五灵脂圆方。

五灵脂（一两） 防葵（半两） 桂心（半两） 猪牙皂荚（半两，去黑皮，涂酥炙令焦黄，去子） 巴豆（半两，和皮麸炒令黑，去皮膜心研烂，纸裹压去油） 木香（半两）

右件药，捣罗为末，入巴豆更研令匀，用醋煮面糊和圆，如黍米大。每服空心及临卧时，以生姜酒下三圆。

又方。

硫黄（一两，细研） 硇砂（一两，细研） 巴豆（一两） 附子（一两，炮裂，去皮脐，捣罗为末）

右件药，先用头醋二升，煮巴豆令赤色，即出之，却入冷水碗中，浸两炊久，洗净去皮心，研如粉，以醋二升与巴豆同煎至一升，然后硫黄硇砂附子等末，以文火熬令稀稠得所，别入干姜末一两，和圆如黍米大。每服空心，以生姜枣汤下三圆，夜临卧时再服。

治癥病久不消，令人萎黄羸瘦，不欲饮食，巴豆圆方。

巴豆（一两，去皮心研，纸裹压去油） 硫黄（细研） 附子（炮裂，去皮脐） 五灵脂 干姜（炮裂，锉） 木香 肉豆蔻（去壳） 丁香 槟榔 硇砂（细研） 干漆（捣碎，炒令烟出，以上各半两）

右件药，捣罗为末，入诸药研令匀，以面糊和圆，如黄米大。每服空心，以醋汤下五圆。得转下恶物为效。

治久积癥癖诸方

夫久积癥癖者，因饮水气壅滞，遇寒热气相搏，便成癥癖，在于两肋下，经久不差，乃结聚成形叚而起，按之，乃作水鸣，积有岁年，故云久积癥瘕也。

治久积癥癖，气结不散，面色萎黄，羸瘦食少，宜服桃仁散方。

桃仁（一两，汤浸去皮尖双仁，麸炒微黄） 鳖甲（二两半，涂醋炙令黄，去裙襕） 京三棱（一两，炮，锉） 当归（三分，锉，微炒） 肉桂（一两，去皴皮） 木香（半两） 枳实（一两，麸炒微黄） 槟榔（三分） 川大黄（三分，锉碎，微炒）

右件药，捣粗罗为散。每服三钱，以水一中盏，入生姜半分，煎至六分，去滓，不计时候温服。

治久积癥癖气不散，胁下似覆杯，多吐酸水，面目萎黄，或腹中疠痛，蓬莪

茂散方。

蓬莪茂（一两） 鳖甲（二两，涂醋炙令黄，去裙襕） 赤芍药（半两） 槟榔（一两） 肉桂（一两，去皴皮） 枳壳（一两，麸炒微黄，去瓤） 当归（一两，锉，微炒） 干姜（半两，炮裂，锉） 京三棱（一两，炮，锉） 川大黄（一两，锉碎，微炒） 木香（一两） 柴胡（一两半，去苗）

右件药，捣粗罗为散。每服三钱，以水一中盏，入生姜半分，煎至六分，去滓，不计时候温服。

治久积癥癖气不差，令人羸瘦，不思饮食，京三棱圆方。

京三棱（二两，微煨，锉） 川乌头（二两，炮裂，去皮脐） 陈橘皮（二两，汤浸去白瓤，焙） 硇砂（一两，细研） 干姜（一两，炮裂，锉） 雄雀粪（一两，微炒）

右件药，捣罗为末，入硇砂研令匀，以醋煮面糊和圆，如梧桐子大。每于食前，以酒下十圆。

治久积癥癖气不差，或于胁肋作块，形大如杯，或如鸡子，透隐皮肤，或时疼痛，坚硬如石，宜服麝香圆方。

麝香（一两，细研） 蓬莪茂（二两） 萆薢（二两，锉） 芫花（二两，醋拌，炒令黄） 神曲（一两，炒令微黄） 大麦蘖（一两，炒令微黄） 鳖甲（二两，涂醋炙令黄，去裙襕） 干漆（一两，捣碎，炒令烟出） 京三棱（二两，微煨，锉）

右件药，捣罗为末，入麝香研令匀，用醋煮面糊和圆，如梧桐子大。每于食前，以温酒下十圆。

治久积癥癖，坚牢，羸瘦，不能饮食，宜服大黄圆方。

川大黄（二两，锉碎，微炒） 干姜（一两，炮裂，锉） 甜葶苈（一两半，隔纸炒令紫色） 川芒硝（一两） 桔梗（一两，去芦头） 赤茯苓（半两） 石膏（半两，细研，水飞过） 附子（半两，炮裂，去皮脐） 川乌头（半两，炮裂，去皮脐） 杏仁（半两，汤浸去皮尖双仁，麸炒微黄） 川椒（半两，去目及闭口者，微炒去汗）

右件药，捣罗为末，入研了药令匀，炼蜜和捣三二百杵，圆如绿豆大。每服不计时候，以温酒下二十圆。

治久积癥癖，腹满不能食，附子圆方。

附子（一两，炮裂，去皮脐） 巴豆（三十枚，去皮心研，纸裹压去油） 䗪虫（三[26]十枚，微炒） 川椒（一合，去目及闭口者，微炒去汗） 干姜（半两，炮裂，锉） 防葵（一两） 甜葶苈（一合，隔纸炒令紫色） 川大黄（一两，锉碎，微炒）

右件药，捣罗为末，研入巴豆令匀，炼蜜和捣三二百杵，圆如梧桐子大。每服食前，以温酒下三圆。

治久积癥癖及一切恶气，并宜服巴豆圆方。

巴豆（一两，去皮心研烂，以醋二升熬成膏） 京三棱（一两，微煨，锉） 青橘皮（一两，汤浸去白瓤，焙） 川大黄（一两，锉碎，微炒） 干漆（一两，捣碎，炒令烟出） 附子（一两，炮裂，去皮脐） 香墨（半两） 硇砂（一两，细研）

右件药，京三棱干漆捣罗为末，入在巴豆醋内，同熬及一半，次入硇砂更熬令稠，然下大黄、青橘皮、附子、香墨等，和捣三二百杵，圆如绿豆大。每服空心，煎橘皮汤下三圆，血癥块即用当归酒下，一切恶物温酒下。

治久积癥癖及痃气急痛方。

川乌头（二两，炮裂，去皮脐） 川椒（一两，去目及闭口者，微炒去汗）

右件药，捣罗为末，用鸡子白和圆，如麻子大。每服不计时候，以温酒下十圆。

治久积癥癖不差，渐至羸弱，宜服此方。

右取雄鸡一只，饲之令肥，肥后却饿二日，以好朱砂一两，研令细，拌饭饲鸡，著板上养，收取粪曝干，杵罗为末，每于食前以温酒调下一钱。

治久积癥癖及心腹鼓胀，并宜服此方。

右用乌牛尿五升，于银器中，微火煎如稀饧。每服空心，以热酒调下一匙头。服后当腹中鸣，转病出，隔日更服。

熨癥癖方。

吴茱萸（一升） 川乌头（三[27]两）

右件药，捣碎，用醋拌炒，令热，分作二包，更番熨之。

治暴癥诸方

夫暴癥者，由脏腑虚弱，食生冷之物，脏既本虚，不能消之，结聚成块，卒然而起，其生无渐，名之暴癥也，本由脏弱，其癥暴生，至于成病，毙人俱速矣。

治暴癥坚结，四肢瘦瘁，食少无力，蜴蜥圆方。

蜴蜥　（一枚，微炙）　蜈蚣（一枚，微炙）　鬼臼（一两半，去须）　汉防己（一两半）　当归（一两半，锉，微炒）　川大黄（三两，锉碎，微炒）　川芒硝（一两）　赤芍药（三[28]两）　甘草（半两，炙微赤，锉）

右件药，捣罗为末，炼蜜和捣三二百杵，圆如梧桐子大。不计时候，以温酒下十圆，以利为度。

治暴癥气攻，心腹胀痛，不欲饮食，宜服巴豆圆方。

巴豆（一分，去皮心研，纸裹压去油）　川大黄（半两，锉，微炒）　干姜（半两，炮裂，锉）　木香（半两）　蓬莪茂（半两）

右件药，捣罗为末，入巴豆同研令匀，炼蜜和捣三二百杵，圆如小豆大。每服空心，以生姜汤下五圆。

治卒暴癥方。

蒜（二斤）　桂心（一两）　伏龙肝（一两）

右件药，合捣，以醇醋和之如泥，便摊于布上，罨病处，罨之日差，逐日换之。

治卒暴癥，腹中有物如石，痛如刀刺，昼夜啼呼，宜服此方。

牛膝（二斤，去苗，锉[29]）

右以酒一斗渍，密封于热灰火中，暖令味出，每于食前，量力频服，以差为度。

又方。

右用商陆根，不限多少，锉捣蒸之，以新布裹，熨病上，冷即换之。

又方。

蚕沙（一斗）　桑柴灰（一斗）

右件药，以水三斗，往复淋之五六度，取生鳖[30]长一尺者一枚，内灰汁中，煮之烂熟，取出擘去甲及骨，于砂盆中研令细，更入灰汁中煎熬，候可圆，即圆如梧桐子大。每于食前，以温酒下二十圆。

又方。

蒴藋根（一斤，细锉）

右以酒一斗，浸三五宿，每于食前，暖一小盏服之。

治食不消成癥癖诸方

夫饮水结聚在于膀胱，遇冷热气相搏，因而作癥癖者，冷气也。冷气久乘于脾，脾得湿冷，则不能消谷，使人羸瘦不能食，或泄痢，腹内痛，气力乏弱，颜色黎黑是也。诊其关脉，细微而绝者，腹内有癥癖也。

治食不消化，结成癥癖，令人羸瘦无力，食少，神曲散方。

神曲（一两，炒令微黄）　桂心（半两）　甘草（一分，炙）　大麦糵（一两，炒令微黄）　干姜（半两，炮裂，锉）　陈橘皮（三分，汤浸去白瓤，焙）

右件药，捣细罗为散。每服，以清粥饮调下二钱，一日三四服。

治食不消，结成癥癖，白术圆方。

白术（三分）　川大黄（二两，锉碎，微炒）　枳壳（三分，麸炒微黄，去瓤）　厚朴（三分，去粗皮，涂生姜汁，炙令香熟）　鳖甲（二两，涂醋炙令黄，去裙襕）　当归（半两，锉，微炒）　附子（半两，炮裂，去皮脐）　干姜（半两，炮裂，锉）　防葵（三分）　食茱萸（半两）

右件药，捣罗为末，炼蜜和捣三二百杵，圆如梧桐子大。每于食前，以温酒下三十圆。

治食不消，成癥癖，令人四肢干瘦，不欲饮食，槟榔圆方。

槟榔（一两半）　川大黄（二两，锉碎，微炒）　白术（三分）　枳

壳（三分，麸炒微黄，去瓤） 木香（半两） 柴胡（一两，去芦头） 鳖甲（二两，涂醋炙令黄，去裙襕）

右件药，捣罗为末，炼蜜和捣三二百杵，圆如梧桐子大。每于食前，以暖酒下三十圆。

治食不消，结成癥癖，心腹胀痛，硇砂圆方。

硇砂（一两，细研） 京三棱（半两，煨锉） 芫花（半两，醋拌，炒令黄） 猪牙皂荚（半两，去黑皮，涂酥炙令黄） 巴豆（半两，去皮心研，纸裹压去油） 干漆（半两，捣碎，炒令烟出） 干姜（半两，炮裂，锉） 大戟（半两，锉，炒令黄色） 川乌头（半两，炮裂，去皮脐）

右件药，捣罗为末，入研了药令匀，于银锅子内，以头醋一升半，慢火熬，候可圆，入油单内裹，旋圆如绿豆大。每服空心及临卧时，以生姜橘皮汤下三圆。

治脾虚不能化谷，宿食留滞，致成癥癖，木香圆方。

木香（半两） 肉豆蔻（半两，去壳） 槟榔（半两） 巴豆（三十枚，麸炒，去皮心研，纸裹压去油） 干姜（半两，炮裂，锉） 半夏（一两，汤洗七遍，去滑） 朱砂（三分，细研） 陈橘皮（一[31]两，汤浸去白瓤，焙）

右件药，捣罗为末，入巴豆、朱砂，更研令匀，以醋煮面糊和圆，如绿豆大。每服空心，以生姜枣汤下三圆。

又方。

芫花（一两，醋拌，炒干为末） 神曲（一两，末，炒黄）

右件药，都和捣作一团[32]，用油单裹之，旋取圆如绿豆大。每服空心，以生姜橘皮汤下三圆。

又方。

木香（三分） 蓬莪茂（一两） 京三棱（一两，微[33]） 巴豆（二十枚，去皮心研，纸裹压去油） 朱砂（三分，细研，水飞过）

右件药，前三味捣为末，入后二味更同研令匀，用面糊和圆，如绿豆大。每服空心，以生姜橘皮汤下三圆。

治食不消化，结聚成癥癖块，头面浮肿，腹胀不能食，香墨圆方。

香墨（三分） 肉豆蔻（三分，去壳） 槟榔（三分） 甘遂（三分，麸炒微黄） 续随子（半钱） 朱砂（一钱，细研） 麝香（一钱，细研） 巴豆（一分，去皮心研，纸裹压去油） 木香（三分） 猪牙皂荚（一钱，去黑皮，涂酥炙令焦黄，去子）

右件药，捣罗为末，入研了麝香朱砂巴豆等，更研令匀，以醋煮面糊和圆，如绿豆大。每服以生姜汤下三圆。

治宿食不消，结成坚癥，形如杯卵，肿硬如石，宜服此方。

巴豆（一两，去皮心，生研，与酥少许相和涂皂荚） 杏仁（半两，汤浸去皮尖双仁，麸炒微黄） 皂荚（一两，去皮，以前巴豆酥涂炙令黄焦，去子） 芫花（一两，半两[34]拌炒，令黄[35]） 川乌头（半两，去皮脐，生用） 雄黄（一分，细研） 干漆（半两，捣碎，炒令烟出） 硇砂（半两，细研[36]）

右件药，捣罗为末，醋煮面糊和圆，如绿豆大。每日空心，以温酒下三圆。

治食不消化，腹中结聚癥块，玉华圆方。

硝石（半两） 硫黄（半两） 白矾（半两） 硇砂（一分）

右件药，捣末，用坩锅子，内文火烧令赤，直候干硬，停火，候冷，取药于湿地，合著，以土拥之出火毒。一日后取出，细研为末，以粳米饭和圆，如梧桐子大。每服，以醋汤下七圆，老少临时加减。

治癥瘕诸方

夫癥瘕者，皆由寒温不调，饮食不化，与脏气虚冷所生也，其病不动者直名为癥，若病虽有结段，而可推移者名为瘕，瘕者假也，谓虚假可动也，候其人发语，声嘶挹舌，语而不出，此有食结在腹，其寒病，口中常有水出，四体洒洒常如发疟，饮食不能，常自郁郁而痛，此食癥病也。诊其脉，沉而中散者，寒食癥也，脉弦紧而细症也。若在心下，则寸口脉弦紧，在胃管，则关上弦紧，在脐下，则尺中弦紧。诊脉癥法，左手脉横，癥在左，右手脉横，癥在右，又脉头大在上，头小在下，脉来迟而牢者，为病癥也，肾脉小急，肝脉小急，心脉若数，皆为瘕，寸口脉结而伏者，腹中有癥，不可转动，心死不治。

治癥瘕气，腹胀痛，京三棱散方。

京三棱（一两，微煨，锉） 柴胡（三分，去苗） 桔梗（一两，去芦头） 木通（一两，锉） 当归（三分，锉，微炒） 赤茯苓（三分） 陈橘皮（半两，汤浸去白瓤，焙） 赤芍药（半两） 鳖甲（半两，涂醋炙令黄，去裙襕） 郁李仁（三分，汤浸去皮，微炒）

右件药，捣筛为散。每服三钱，以水一中盏，入生姜半分，煎至五分，去滓，温服，日三四服。

治癥瘕久不差，令人不食，羸瘦少力，芎䓖散方。

芎䓖（一两） 桂心（一两） 川大黄（二两，锉碎，微炒） 鳖甲（二两，涂醋炙令黄，去裙襕） 京三棱（一两，微炮，锉） 槟榔（一两）

右件药，捣粗罗为散。每服四钱，以水一中盏，入生姜半分，煎至六分，去滓温服，一日三四服。

又方。

鳖甲（二两，涂醋炙令黄，去裙襕） 桃仁（二百枚，汤浸去皮尖双仁，以水三升生研，滤取汁） 京三棱（三两，微煨，锉）

右件药，鳖甲、三棱捣罗为末，先将桃仁水入铛中，煎三五沸，次下药末[37]，同煎至一升，渐渐入酒二升熬如饧，收瓷盒中。每于食前，以温酒调下一匙。

治久积癥瘕发动，心腹皮[38]痛不可忍，大黄圆方。

大黄（二两，锉碎，微炒） 天雄（一两，炮裂，去皮脐） 雄黄（半两，细研） 麝香（二钱，细研） 朱砂（一分，细研） 胡椒（半两） 巴豆（十四枚，去皮心，炒令黄，研，以纸裹压去油） 京三棱（二两） 槟榔（四两） 当归（一两，锉，微炒） 桂心（一两） 木香（半两） 屑角屑（一两） 干姜（半两，炮裂，锉）

右件药，捣罗为末，入研了药令匀，炼蜜和捣三二百杵，圆如小豆大。每服空心，以清粥饮下七圆。

治癥瘕，心腹胀痛，胸膈烦闷，不欲饮食，四肢少力，木香圆方。

木香（三分） 肉桂（三分，去皴皮） 大戟（一分，锉碎，炒微黄） 京三棱（半两，微煨，锉） 附子（半两，炮裂，去皮脐） 干姜（半两，炮裂，锉） 地霜（一分） 干漆（半两，捣碎，炒令烟出） 青橘皮（半两，汤浸去白瓤，焙） 腻粉（一钱） 巴豆（半两，去皮心研，纸裹压去油）

右件药，捣罗为末，入腻粉也[39]豆，更研令匀，用软粳米饭和圆，如小豆大。每服空心，以粥饮下三圆。

治癥瘕，或寒或热，羸瘦不欲饮食，鳖甲圆方。

鳖甲（一两，涂醋炙令黄，去裙襕） 吴茱萸（三分，汤浸七遍，焙干，微炒） 龟甲（一两，涂醋炙令黄） 桑耳（一两，微炒） 川大黄（一两，锉碎，微炒） 防葵（三分） 附子（半两，炮裂，去皮脐） 白术（半两） 京三棱（一两，微煨，锉）

右件药，捣罗为末，炼蜜和捣三二百杵，圆如梧桐子大。每服，以温酒下二十圆，日三服。

治癥瘕喘嗽，腹中疠痛，吃食减少，四肢乏力，防葵方。

防葵（三分） 桂心（半两[40]） 木香（半两） 吴茱萸（半两，汤浸七遍，焙干，微炒） 鳖甲（一两半，涂醋炙令黄，去裙襕） 桔梗（三分，去芦头） 川大黄（一两，锉碎，微炒） 当归（半两，锉，微炒） 京三棱（三分，微煨，锉） 赤芍药（三分） 五味子（半两） 槟榔（一两半） 郁李仁（一两半，汤浸去皮，微炒）

右件药，捣罗为末，炼蜜和捣三二百杵，圆如梧桐子大。每服不计时候，以温酒下二十圆。

治癥瘕，神效大通圆方。

川乌头（二两，炮裂，去皮脐） 砒黄（一分，细研） 巴豆（一两，去皮心，研，纸裹压去油） 芫花（一两，醋拌炒令黄） 杏仁（一两半，汤浸去皮尖双仁，麸炒微黄） 麝香（一钱，细研） 黄丹（一分，炒令紫色） 猪牙皂荚（一两，去黑皮，涂酥炙令焦黄，去子） 自然铜（一两，细研，别用）

右件药，捣罗为末，入研了药令匀，用黑豆面和圆，如绿豆大。以研了自然铜末衮[41]过，每服空心，煎生姜橘皮汤下三圆。

治癥瘕，腹内疼痛，硇砂圆方。

硇砂（一两，细研） 鳖甲（一两，涂醋炙令黄，去裙襴） 川大黄（一两，锉碎，微炒） 木香（三[42]分） 肉桂（二分，去皴皮） 附子（二分，炮裂，去皮脐） 巴豆（半两，去皮心，研，纸裹压去油） 京三棱（二两，微煨，锉） 槟榔（三分） 干姜（三分，炮裂，锉） 皂荚（五挺，不蚛者，搥碎，以醋浸两宿，挼绞取汁熬成膏）

右件药，捣罗为末，入研了药令匀，以皂荚膏和圆，如绿豆大。每服空心，以生姜汤下三圆。

治癥瘕不消，宜服此方。

川大黄（三两，锉碎，微炒） 鳖甲（二两，涂酥炙令黄，去裙襴） 槟榔（二两） 桃仁（一两，汤浸去皮尖双仁，麸炒微黄） 枳壳（二两，麸炒微黄，去瓤）

右件药，捣罗为末，用酽醋二升，和搅令匀，以慢火熬，候可圆，即圆如梧桐子大。每日空心，以温酒下二十圆，以微通转为度。

治癖结诸方

夫癖结者，此由饮水停聚不散，复因饮食相搏，致使结积在于胁下，时有弦絚起，或胀痛，或喘息短气，故云癖结，脉紧实者癖结矣。

治癖结，腹胀满，喘促，大小便难，宜服槟榔散方。

槟榔（一两） 木香（半两） 白术（三分） 陈橘皮（三分，汤浸去白瓤，焙） 赤芍药（三分） 桑根白皮（二两，锉） 木通（二两炒） 牵牛子（二两，微炒） 川大黄（一两，锉碎，微炒）

右件药，捣粗罗为散。每服三钱，以水一中盏，入生姜半分，煎至六分，去滓，不计时候温服。

治癖结，两胁胀痛，大黄散方。

川大黄（一两，锉碎，微炒） 京三棱（一两，微煨，锉） 鳖甲（一两，涂醋炙令黄，去裙襴） 槟榔（一两） 木香（三分） 赤芍药

（三分）　桃仁（一两，汤浸去皮尖双仁，麸炒微黄）

右件药，捣筛为散。每服三钱，以水一中盏，入生姜半分，煎至六分，去滓，不计时候温服。

治癖结，气积聚不散，桃仁散方。

桃仁（一两，汤浸去皮尖双仁，麸炒微黄）　防葵（一两）　枳壳（三分，麸炒微黄，去瓤）　赤茯苓（一两）　白术（三分）　赤芍药（三分）　京三棱（一两，微煨，锉）　桂心（三分）　甘草（半两，炙微赤，锉）　鳖甲（一两，涂醋炙令黄，去裙襕）　川大黄（一两，锉碎，微炒）　槟榔（一两）　芎䓖（三分）　当归（三分，锉，微炒）

右件药，捣筛为散。每服四钱，以水一中盏，入生姜半分，煎至六分，去滓，每于食前温服。

治癖结，胁肋弦急疼痛，喘息短气，鳖甲圆方。

鳖甲（三两，涂醋炙令黄，去裙襕）　川大黄（二两，锉碎，微炒）　赤芍药（一两）　京三棱（一两半，微煨，锉）　当归（一两，锉，微炒）　诃黎勒（一两半，煨用皮）　人参（一两，去芦头）　桔梗（三分，去芦头）　陈橘皮（一两，汤浸去白瓤，焙）　五味子（一两）　木香（三分）　枳壳（三分，麸炒微黄，去瓤）　郁李仁（二两，汤浸去皮，微炒）

右件药，捣罗为末，炼蜜和捣五七百杵，圆如梧桐子大。每于食前，以清粥饮下三十圆。

治癖结，不能饮食，心下虚满如水者，枳实散方。

枳实（一两半，麸炒微黄）　半夏（一两，汤洗七遍，去滑）　白术（一两半）

右件药，捣筛为散。每服三钱，以水一中盏，入生姜半分，煎至六分，去滓，温服，日三四服。

治癖结，坚痼久不差，令人食少，半夏圆方。

半夏（一两，汤洗七遍，去滑）　杏仁（一两，汤浸去皮尖双仁，麸炒微黄）　狼毒（二两，微煨，锉）　桂心（一两）　川椒（一两，去目及闭口者，微炒去汗）　附子（三分，炮裂，去皮脐）　细辛（一两）

右件药，捣罗为末，炼蜜和捣三二百杵，圆如梧桐子大。每服，以生姜粥饮下二十圆，日三服。

治癖结，心下硬痛，三圣[43]圆方。

巴豆（三[44]枚，去皮心研，纸裹压去油）　杏仁（二十[45]枚，汤浸去皮尖双仁，麸炒微黄）　川大黄（一两，锉，微炒）

右件药，捣罗为末，入巴豆同研令匀，炼蜜和圆，如梧桐子大。每服食前，以粥饮下五圆。

治寒癖诸方

夫寒癖之为病者，是水饮停积，胁下强硬是也，因遇寒即痛，所以谓之寒癖，脉弦而大者，寒癖也。

治寒癖气，腹胀，不思饮食，四肢少力，白术圆方。

白术（一两）　甘草（半两，炙微赤，锉）　厚朴（一两，去粗皮，涂生姜汁，炙令香熟）　诃黎勒（一两，煨用皮）　芎䓖（一两）　桂心（三分）　大麦蘖（一两，炒微黄）　干姜（三分，炮裂，锉）　人参（三分，去芦头）

右件药，捣罗为末，炼蜜和捣三二百杵，圆如梧桐子大。每服，生姜枣汤下三十圆，日三四服。

治寒癖气，腹胁满胀，短气呕逆，手足厥冷，不欲饮食，腰背疼痛，吴茱萸圆方。

吴茱萸（一两，汤浸七遍，焙干，微炒）　厚朴（一两半，去粗皮，涂生姜汁，炙令香熟）　附子（三分，炮裂，去皮脐）　桂心（三分）　人参（三分，去芦头）　甘草（三分，炙微赤，锉）　半夏（三分，汤洗七遍，去滑[46]）　枳实（三两，麸炒微黄）　干姜（三分，炮裂，锉）

右件药，捣罗为末，炼蜜和捣三二百杵，圆如梧桐子大。每服，以温酒下三十圆，日三四服。

治寒癖气，结涩不通，绕脐切痛，宜服乌头圆方。

川乌头（三分，炮裂，去皮脐）　甘草（半两，炙微赤，锉）　甜葶苈（三分，隔纸炒令紫色）　川大黄（三分，锉碎，微炒）　芎䓖（半

两）　赤芍药（半两）　桂心（半两）

右件药，捣罗为末，炼蜜和捣三二百杵，圆如梧桐子大。每服不计时候，以温酒下三十圆。

治寒癖气，发即胁下痛引膀胱，里急，气满不下食，桔梗圆方。

桔梗（一两，去芦头）　枳壳（一两，麸炒微黄，去白瓤，焙）　人参（一两，去芦头）　鳖甲（一两，涂酥炙令黄，去裙襕）　吴茱萸（三分，汤浸七遍，焙干，微炒）　当归（一两，锉，微炒）　桂心（三分）　白术（一两）　大麦糵（一两半，炒微黄）　干姜（一两，炮裂，锉）　青橘皮（一两，汤浸去白瓤，焙）　川大黄（二两，锉碎，微炒）

右件药，捣罗为末，炼蜜和捣三二百杵，圆如梧桐子大。每服，以温酒下二十圆，日三四服。

治酒癖诸方

夫酒癖者，因大饮酒后，渴而引饮无度，酒与饮俱不散，停滞在于胁肋之下，结聚成癖，时时而痛，因即呼为酒癖。其状，胁下弦急，胀满而痛是也。

治酒癖，因酒后饮水，停留于胸膈之间，及两胁下痛，短气而渴，宜服海藻圆。

海藻（一两，洗去咸味）　汉防己（一两）　甘遂（半两，煨微黄）　吴茱萸（一两，汤浸七遍，焙干，微炒）　川椒（一两，去目及闭口者，微炒去汗）　芫花（一两，醋拌，炒令干）　甜葶苈（一两，隔纸炒令紫色）

右件药，捣罗为末，炼蜜和捣三二百杵，圆如梧桐子大。每服，以温酒下七圆，日三服。

治酒癖痃水不消，两胁胀满，时复呕吐，腹中如水声，宜服干姜圆方。

干姜（一两，炮裂，锉）　葛根（一两，锉）　白术（二两）　枳壳（一两，麸炒微黄，去瓤）　陈橘皮（三分，汤浸去白瓤，焙）　甘草（半两，炙微赤，锉）

右件药，捣罗为末，炼蜜和捣三二百杵，圆如梧桐子大。每服，以粥饮下三十圆，日三服。

治酒癖，痰吐不止，两胁胀痛，气喘上奔，不下食饮，大黄圆方。

川大黄（一两，锉碎，微炒） 干姜（三分，炮裂，锉） 高良姜（三分，锉） 甘草（三分） 芎䓖（一两） 陈橘皮（一两，汤浸[47]） 桃仁（一两，汤浸去皮尖双仁，麸炒微黄） 川椒（一两，去目及闭口者，微炒去汗）

右件药，捣罗为末，炼蜜和捣三二百杵，圆如梧桐子大。每服，以粥饮下三十圆，日三服。

又方。

栝楼瓤（一两） 神曲末（半两，微炒）

右件药，捣细罗为散。每服，以葱白酒调下二钱。

治酒癖宿食不消诸方

夫酒癖者，由饮酒，多食鱼脍之频[48]，腹内痞满，因而成渴，渴人[49]饮水，水气与食结聚，兼遇寒气相加，所以成癖，癖气停积，乘于脾胃，脾胃得癖气不能消化，故令宿食不消，腹内胀满，噫气酸臭，所以谓之酒癖宿食不消也。

治酒癖，久寒宿食不消，面色萎黄，四肢无力，宜服吴茱萸圆方。

吴茱萸（三分，汤浸七遍，焙干，微炒） 川大黄（三两，锉碎，微炒） 甘草（一两） 白术（一两） 赤茯苓（一两） 桃仁（一两，汤浸去皮尖双仁，麸炒微黄） 柴胡（一两，去苗）

右件药，捣罗为末，炼蜜和捣三二百杵，圆如梧桐子大。每服，以粥饮下三十圆，日三服。

治酒癖，宿食不消，胸心胀满，呕逆，不纳饮食，小便赤黄，半夏散方。

半夏（一两，汤浸七遍去滑） 前胡（二两，去芦头） 白术（一两） 甘草（三分，炙微赤，锉） 枳壳（一两，麸炒微黄，去瓤） 赤

茯苓（一两）　黄芩（一两半）　当归（三分，锉，微炒）　茵陈（一两）

右件药，捣筛为散。每服三钱，以水一中盏，入生姜半分，煎至六分，去滓，不计时候温服。

治酒癖，饮酒停痰水，食不消化，呕逆，不欲闻食气，腹中水声，宜服消痰饮圆方。

干姜（一两半，炮裂，锉）　赤茯苓（一两半）　白术（四两）　枳壳（一两半，麸炒微黄，去瓤）　半夏（一两，汤洗七遍，去滑）

右件药，捣罗为末，炼蜜和捣三二百杵，圆如梧桐子大。每服，以粥饮下三十圆，一日三四服。

治酒癖，食不消化，白术圆方。

白术（四两）　桂心（二两）　干姜（二两[50]，炮裂，锉）

右件药，捣罗为末，炼蜜和捣三二百杵，圆如梧桐子大。每服食前，以粥饮下三十圆。

又方。

胡椒（半两）　干姜（半两，炮裂，锉）　马芹子（半两）　高良姜（半两，锉）　麦蘖（半两，微炒）　陈橘皮（一两，汤浸去白瓤，焙）

右件药，捣细罗为散。每服一钱，用猪胣一具、薤白七茎，纸[51]切，以热酒一中盏服之，空心吃尽。

治食癥诸方

夫人饮食不节，生冷过度，脾胃虚弱，不能消化，与脏气相搏，结聚成块，日渐生长，盘牢不移，故谓之食癥也。

治食癥，破结块，取积年食及积恶血气，并宜服此穿山甲圆方。

穿山甲（一分，炙令黄色）　干姜（一分，炮裂，锉）　硇砂（一分，细研）　半夏（一分，汤洗七遍，去滑）　威灵仙（半两）　斑蝥（一分，糯米拌炒微黄，去翅足）　肉桂（一分，去皴皮）　川乌头（半两，炮裂，去皮脐）　芫花（半两，醋拌，炒令干）　巴豆（半两，去皮

心研，纸裹压去油）

右件药，捣罗为末，入巴豆、硇砂，研令匀，用糯米饭和圆，如小豆大。每服食前，煎橘皮汤放冷，下三圆。

治食癥，疼痛至甚，黑三棱圆方。

黑三棱（一两） 槟榔（一两） 当归（一两，锉，微炒） 川大黄（一两，锉碎，微炒） 鳖甲（半两，涂醋炙令黄，去裙襕）

右件药，捣罗为末，醋煮面糊和圆，如梧桐子大。每服，不计时候，以生姜橘皮汤下二十圆。

治食癥及吃食不着，木香圆方。

木香（一两） 桂心（一两） 五灵脂（一两） 干姜（一两，炮裂，锉） 香墨（一两） 巴豆（半两，去皮心研，纸裹压去油） 猪牙皂荚（一两，去黑皮，涂酥炙令焦黄，去子）

右件药，捣罗为末，入巴豆，研令匀，用软糯米饭和圆，如绿豆大。每服食前，以生姜橘皮汤下五圆。

治积年食癥，麝香圆方。

麝香（一分，细研） 硇砂（半两，细研） 川大黄（半两，锉碎，微炒） 神曲（一两，微炒） 巴豆（二[52]十枚，生用，去皮心） 寒食白面（一两，生用）

右件药，捣罗为末，入研了药令匀，用易州墨汁和圆，如梧桐子大。如是十年至十五年食癥，即先嚼干柿半枚，裹药一圆同咽之，如寻常食癥，即圆如豌豆大，茶酒任下一圆。

治食癥，癖气食劳，宿食不消，痰逆，京三棱圆方。

京三棱（半两，微煨，锉） 乳香（半两） 木香（半两） 丁香（半两） 肉豆蔻（半两，去壳） 当归（半两，锉，微炒） 青橘皮（半两，汤浸去白瓤，焙） 紫菀（一两，洗去苗土） 干姜（一两，炮裂，锉） 附子（一两，炮裂，去皮脐） 五灵脂（半两） 朱砂（半分，细研） 硇砂（一两，细研） 猪牙皂荚（一两，去黑皮，涂酥炙令焦黄，去子） 鳖甲（二两，涂醋炙令黄，去裙襕） 巴豆（一两半，去皮，不去心膜，以桑柴灰汁煮半日取出）

右件药，以乳香巴豆，同捣如泥，余药捣罗为末，先以酽醋一升，化硇砂，去石滓，熬令稠，入面煮为糊，和诸药末，令软硬得所，捣三五百杵，圆如绿豆大。每服，以温酒下三圆至五圆。

治食癥癖气，脾胃虚弱，头面及四肢浮肿，欲变成水病者，泽漆圆方。

泽漆（半两） 槟榔（一两） 附子（一两，炮裂，去皮脐） 木香（半两） 肉桂（半两，去皴皮） 陈橘皮（半两，汤浸去白瓤，焙） 泽泻（半两） 川大黄[53]（半两，锉碎，微炒） 郁李仁（半两，汤浸去皮，微炒） 厚朴（半两，去粗皮，涂生姜汁，炙令香熟）

右件药，捣罗为末，炼蜜和捣三二百杵，圆如梧桐子大。每服，以温水下二十圆，日三四服。

治食癥神效方。

芫花（半两，醋拌，炒令干） 白头翁（半两） 干姜（一分，炮裂，锉） 神曲（半两，炒令微黄） 麦蘖（半两，炒令微黄）

右件药，捣罗为散。每服一钱，入生姜半分，水一小盏，煎至五分，去滓，每服，食前温服。

治积年食癥，巴豆圆方。

巴豆（十枚，去皮心研，纸裹压去油） 陈面（一两，炒熟） 川大黄（三钱，锉碎，微炒） 硇砂（一钱，细研） 神曲（三钱，炒令黄色） 芫花（二钱，醋拌，炒令黄）

右件药，捣罗为末，入巴豆等，同研令匀，磨香墨浓汁，和捣令匀，圆如梧桐子大。每服临卧时用干柿一枚，分为三份，以一份烂嚼破，裹药一圆咽之，如此服三圆后，吃少汤饮下之，至明当利下宿食，隔日再服，取差为度。

治食癥及气块，攻刺心腹疼痛不可忍，硇砂圆方。

硇砂（半两） 巴豆（半两，去皮心研，纸裹压去油） 干姜（一[54]两，炮裂，锉） 附子（一两，炮裂，去皮脐） 青橘皮（一两，汤浸去白瓤，焙） 京三棱（一两，微煨，锉） 干漆（一两，捣碎，炒令烟出） 香墨（半挺[55]）

右件药，各别捣细罗为散，内取硇砂、巴豆细研，用头醋两碗煎为膏，然后总入诸药末相和，圆如绿豆大。每服食前，以温酒下三圆。

治食癥及恶血气，通灵圆方。

五灵脂（一两） 巴豆（一两，去皮心研，纸裹压去油） 杏仁（一两，汤浸去皮尖双仁，麸炒微黄） 砒黄（一两，细研） 川乌头（一两，去皮脐生用） 芫花（半两，醋拌，炒令干） 皂荚（一两，去黑皮，涂酥，炙令焦黄，去子） 自然铜（一两，细研）

右件药，捣罗为末，入巴豆，研令匀，别入生黑豆面二两，拌和令匀，滴水为圆，如绿豆大。每服以生姜汤下二圆，隔上有涎即吐，有滞血气即转下。

治食癥久不消，礞石圆方。

礞石（半两，细研） 硇砂（半两） 干漆（一两，捣碎，炒令烟出） 附子（一两，炮裂，去皮脐） 京三棱（一两，微煨，锉） 青橘皮（一两，汤浸去白瓤，焙） 香墨（半挺） 巴豆（半两，去皮心研，纸裹压去油）

右件药，捣罗为末，以头醋三升，化硇砂，研巴豆，入银锅子内，微火煎成膏，入诸药末和圆，如绿豆大。每服三圆，宿食不消茶下，妇人血瘕当归酒下，心痛橘皮生姜汤下。

治食癥，结块在腹内，不能饮食，面色萎黄，宜服此方。

硇砂（半两） 芫花（一两，醋拌，炒令干） 神曲（半两，炒微黄） 麦蘖（半两，炒微黄） 青橘皮（半两，汤浸去白瓤，焙） 巴豆（半两，去皮心研，纸裹压去油） 猪牙皂荚（五挺，不蚛者，捶碎，以水一大盏浸一宿，揉滤取汁）

右件药，捣罗为末，入巴豆，都研令匀，先将皂荚汁于锅子内，慢火煎成膏，然后下药末一半，更入米醋一大盏，同煎令稀稠得所，其余药末相和，圆如梧桐子大。每服，以生姜橘皮汤下三圆。

治积年食癥方。

青礞石（一两，细研） 硇砂（半两，细研） 芫花（半两，醋拌，炒令干） 木香（一分） 丁香（一分） 巴豆（三十枚，去皮心研，纸裹压去油） 川大黄（三两，锉碎，微炒）

右件药，捣罗为末，入诸药同研令匀，以头醋二升，熬药令稠可圆，即圆如绿豆大。每服食前，以生姜汤下三圆。

治食癥，心腹疼痛胀满，面色萎黄，不下食，宜服此方。

巴豆（半两，去皮心研，纸裹压去油） 京三棱（一两，微煨，锉） 干漆（半两，捣碎，炒令烟出） 川大黄（半两，锉碎，微炒） 青橘皮（一两，汤浸去白瓤，焙） 附子（半两，炮裂，去皮脐） 硇砂（一分，细研） 香墨（半两）

右件药，捣罗，都细研为末，以醋煮面糊和圆，如梧桐子大。每服食前，以醋汤下五圆，当下恶物即差。

治蛊食癥方。

绿矾（二两，捣碎如粉）

右以米醋一大碗，于瓷器内煎之，用柳木篦搅成膏，入赤乌脚一两，细研和圆，如绿豆大。每服空心，温酒下五圆。

治食鱼脍及生肉，任[56]胸膈中不消化，吐之不出，多成癥方。

川朴硝（半两） 川大黄（一两，锉碎，微炒）

右件药，捣粗罗为散。每服三钱，以酒一中盏，煎至六分，去滓，空腹温服，当下利即差。

治食癥方。

右以青州枣两枚去核，每个入腻粉一钱，以白面裹，烧面熟，即去面，空心以枣烂嚼，暖水下之，即泻下癥块。

治积年厌食癥块诸方

夫厌食者，与食癥无异也，此皆由脏腑气虚，饮食不节，生冷过度，不能消化，与脏气相搏，结聚成块，厌伏于腹胃之间，盘牢不移，岁月弥久，渐渐增长，故名积年厌食也。

治积年厌食癥，治血气及癥块，硇砂圆方。

硇砂（半两，细研） 青礞石（一分，细研） 穿山甲（一分，炙令黄焦） 磁石（一分，烧醋淬七遍，捣碎研，如粉） 京三棱（一分，微煨，锉） 干漆（一分，捣碎，炒令烟出） 蜜虫（五十枚，炒令微黄，去翅足） 水蛭（五十枚，炒微黄） 巴豆（十三枚，去皮心研，纸裹压

去油）　赤石脂（一分，细研）

右件药，捣罗为末，入巴豆，都研令匀，用软饭和圆，如小豆大。每服三圆，小儿一圆，以烧蒸饼灰汤下，一复时后，取下恶物，若是血气块，当归酒下，不过五服差。

治厌食及腹内气块，不计远近皆效，木香圆方。

木香（半两）　京三棱（半两，微煨，锉）　五灵脂（半两）　芫花（半两，醋拌，炒令干）　百草霜（半两）　硇砂（半两）　皂荚[57]（去黑皮，涂酥炙令焦黄，去子）

右件药，捣罗为末，每一钱药末，研不去心膜巴豆一粒，每十钱入十粒，旋旋入香墨浓汁，捣三千杵，干湿得所，可圆即圆如黍米大。每服，以温水下五圆，看脏腑虚实，加减服之，疏通后只吃粥一两日，一切气橘皮生姜汤下，血气当归酒下三圆。

治久厌食在腹中，成块不消，五灵脂圆方。

五灵脂（半两）　马牙消（半两）　木香（一分，末）　阿魏（一分）　硇砂（半两）　水银（一分）　腻粉（一分）　朱砂（一分）　桂心（一分，末）　青礞石（半两）

右件药，同研令水银星尽，炼蜜和圆，如酸枣大。每服一圆，用枣一枚去核，安一圆药在内，以白面饼子裹，慢火烧面熟为度，去面，将枣并药烂嚼，以温酒一小盏下，空心服之神效。

又方。

巴豆（半两，去皮心研，纸裹压去油）　青礞石（一分，细研）　硇砂（半两，细研）　干漆（半两，捣碎，炒令烟出，捣末）　水银（一分，以枣瓤研，令星尽）　朱砂（半两，细研）

右件药，都细研令匀，用软饭和圆，如黍米大。每服食前，以生姜橘皮汤下三圆。

治厌食久不消，令人萎黄瘦弱，宜服此方。

硇砂（半两，细研）　朱砂（一分，细研）　甘遂（半两，煨令黄色）　京三棱（半两，微焙，锉）　川大黄（一分，锉碎，微炒）　大蒜（一升）　巴豆（半两，去皮心研，纸裹压去油）　麝香（一钱，细研）

右件药，捣罗为末，入研了药令匀，用醋煮面糊和圆，如绿豆大。每服食前，以生姜橘皮汤下三圆。

治厌食在腹中，积聚成块，久不消散，宜服此方。

硇砂（一[58]分，细研） 腻粉（一[59]分） 水银（一分，以枣瓤研，令星尽） 巴豆（一分，去皮心研，纸裹压去油） 京三棱（一分，微煨，锉） 砒霜（一分，细研） 五灵脂（一分，以京三棱同捣为末）

右件药，都研为末，用枣瓤和圆，如豌豆大。曝令干，每服食前，以生姜酒下三圆。

治厌食癥块，久不差方。

腻粉（半两） 粉霜（一分半，细研） 礞石（一分，细研） 硇砂（一分，醋化去石熬取霜）

右件药，同研为末，用白面四两，和作饼子，裹药，烧面熟为度，取出，更入丁香末一钱，腻粉二钱，以软饭和圆，如梧桐子大。每服空心，用干姜汤下三圆。

治厌食留滞在脏腑，久不消化，朱砂圆方。

朱砂（半两） 硇砂（半两） 巴豆（一分） 硫黄（半两） 芫花（一分，醋拌炒令干为末） 礞石（一两）

右件药，先以巴豆去皮心，瓷瓶子内盛之，于堂屋北阴下，正子地掘坑埋瓶子，以盆子合，受阴气，七日七夜取出细研，纸裹压去油，其诸药相和，细研如面，然入巴豆更研令匀，用醋煮面糊和圆，如绿豆大。每服空心，以温酒下三圆至五圆，以下宿食为度。

又方。

巴豆（半两，去皮心研，纸裹压去油） 皂荚（二挺，去黑皮，涂酥炙令焦黄，去子） 川乌头（一两，以大豆煮熟去皮脐，切曝干） 芫花（一两，醋拌，炒令干） 腻粉（一分） 麝香（一分，细研）

右件药，捣细罗为末，入诸药研令匀，炼蜜和圆，如绿豆大。每服空心，以盐汤下三圆，妇人醋汤下。

治厌食不计年月，神效水银圆方。

水银（半两） 硇砂（半两） 腻粉（一[60]分） 定粉（一[61]分） 硝石（一分）

右件药，同研令匀，候水银星尽为度，用枣瓤和圆，如酸枣大。却用枣一枚去核，安一圆在内，以面裹烧面令黄色，去面取药枣，温水嚼下，不过三服差。

治久厌食，令自消化，巴豆圆方。

巴豆（一两，不去油只去皮心，烂研） 大麦糵（二两，炒微黄） 神曲（一两，炙微黄） 香墨（半两） 礞石（一两，细研） 麝香（一分，细研）

右件药，捣罗为末，用头醋一碗，于锅内，先入巴豆，煎三两沸，后入诸药，煎令稠，可圆即圆如麻子大。每服空心，以生姜汤下三圆至五圆。

又方。

豆豉（二钱，炒令烟出，存性捣为末） 大戟（一钱，生姜汁和面裹，煨熟，捣为末） 腻粉（一钱）

右件药，同研令匀，如是十年已来厌食，夜后冷水调下一钱，至明即取下，然后将息十余日。

又方。

腻粉（半钱） 硫黄（半钱）

右件药，同研令细，以枣一枚去核，内药入枣内，用面裹，灰火内烧，候面熟为度，取去面，用枣药，空心以温水嚼下。

经效化气消食圆诸方

治积滞气，消宿食，除心腹胀满，不思饮食，面色萎黄，脐腹疼痛及丈夫元气，妇人血气，并皆治之，丁香圆方。

丁香（一两） 硇砂（二两） 木香（二两） 桂心（二两） 附子（二两，炮裂，去皮脐） 干姜（二两，炮裂，锉） 川大黄（二两生[62]） 青橘皮（二两，汤浸去白瓤，焙） 蓬莪茂（二两，微煨） 巴豆霜（一两） 牵牛子（四两半[63]，捣罗取末二两） 京三棱（三两，醋浸七日，煨锉） 干漆（二两，捣碎，炒令烟出） 猪牙皂荚（二两，炙令烟尽） 香墨（二两）

右件药，除硇砂、大黄、巴豆霜外，余者都捣罗为末，入牵牛子令匀，先取好酽醋一大碗，化硇砂去滓，入于锅中，以慢火煎之，次下巴豆搅令散，经两食久，次下大黄末熬搅成稠膏，拌和诸药末，更入酽醋煮面糊，和令硬软得所，捣三五百杵，圆如绿豆大。每服以温酒或温水，下三圆至五圆。

治宿食不化，心膈气滞，中焦不和及癥癖积聚，或多呕逆，并宜服乳香圆方。

乳香（半两，锉，研入） 木香（半两） 肉豆蔻（半两，去壳） 当归（半两，锉，微炒） 青橘皮（半两，汤浸去白瓤，焙） 京三棱（半两，微煨，锉） 干漆（半两，捣碎，炒令烟出） 紫菀（一两，去苗土） 干姜（一两，炮裂，锉） 附子（一两，炮裂，去皮脐） 鳖甲（一两半，涂醋炙令黄，去裙襕） 朱砂（一分，细研） 巴豆（一两，去皮心研，纸裹压去油）

右件药，除乳香朱砂巴豆外，余药并捣罗为末，入研了药，都研令匀，每两匙药末，用细荞面一匙相和，更研令匀，滴水为圆，如绿豆大，候干，以浆水煎令沸，下药圆子，煮一两沸，候药圆子浮上，乃滤出，于竹筛子内晒干。每服，以温水下三圆或五圆，若有久积聚，常于临卧服五圆差。

治一切积滞气，胸膈不利，饮食难化，心腹结硬，欲成癥瘕，面色萎黄，脐腹多痛，宜服硇砂煎圆方。

硇砂（一两，不夹石者研） 干漆末（一两） 京三棱末（一两） 巴豆（一两，去皮心研，纸裹压去油）

以上四味用头醋五升，于瓷器内，经慢火熬三日成膏，入后药末。

川大黄（一两，锉碎，微炒） 附子（一两，炮裂，去皮脐） 青橘皮（一两，汤浸去白瓤，焙） 香墨（一两） 当归（一两，锉，微炒）

右件药等捣罗为末，入前煎中相和，捣一千杵，圆如绿豆大。每服，以温酒下三圆。

化气消食，七星圆方。

巴豆（一两，去皮心，油煎令黄黑色，去油） 朱砂（半两，细研） 槟榔（半两） 木香（半两） 丁香（半两） 乳香（半两） 肉豆蔻

（半两，去壳）

右件药，捣罗为末，入朱砂、巴豆等，研令匀，以面糊圆如麻子大。每服，以温酒下五圆，汤水下亦得。

治一切气及消宿食，朱砂圆方。

朱砂（三[64]分，细研） 木香（一分） 槟榔（一分） 丁香（一分） 乳香（一分，细研） 阿魏（半分） 皂荚（一钱，炙） 麝香（一钱，细研） 肉豆蔻（一分，去壳） 巴豆（二十粒，去皮心，以醋煮半日取出研令细）

右件药，捣罗为末，都研令匀，以糯米饭和，捣三二百杵，圆如麻子大。每服不计时候，以生姜橘皮汤下三圆至五圆。

治气消食，治心腹气痛，麝香圆方。

麝香（一分，细研） 木香（半两） 槟榔（半两） 五灵脂（半两） 陈橘皮（半两，汤浸去白瓤，焙） 巴豆（半两，去皮心） 硫黄（一两）

右件药，先以生绢袋盛硫黄、巴豆，同内汤中煮，悬袋于铛上，勿令着底，可半日久，去硫黄取巴豆晒干，与木香四味捣罗为末，次入麝香同研令匀，用水浸蒸饼和圆，如绿豆大。每服，以橘皮汤下五圆差。

化气消食，赤圆子方。

巴豆（半两，去皮，用冷水内浸一宿，取出去心膜于纸上，泣干后溲面作饼子，摊巴豆在内如作夹子厚，着面勿令薄，于热油内煮直候黄色，漉出去面，取巴豆于乳钵内一向手研，以细为度） 槟榔 肉豆蔻（去壳） 木香（细研） 桂心 干姜（炮裂，锉） 青橘皮（汤浸去白瓤，焙，以上各半两） 朱砂（半两，细研）

右件药，捣罗为末，入巴豆，更研令匀，以醋煮面糊和圆，如麻子大。以朱砂末内滚过，晒干。每服，以橘皮汤下三圆。

化气消食，五灵脂圆方。

五灵脂（一两） 巴豆（四十枚，去皮心膜，以湿纸三重裹，于焙[65]灰火内[66]令熟，取出细研，压去油） 木香（半两）

右件药，捣罗为末，研入巴豆令匀，以面糊和圆，如绿豆大。每服，以橘皮汤下五圆。

治冷气，破积聚，消宿食，巴豆圆方。

巴豆（一两，去皮，以浆水煮一复时，不住添热水后去心膜，纸裹压去油） 硫黄（一两，细研，水飞过） 木香（一两） 桂心（一两） 附子（半两，炮裂，去皮脐） 槟榔（半两）

右件药，捣罗为末，入巴豆硫黄，同研令匀，用软饭和圆，如绿豆大。每服，以生姜汤下五圆。

【校注】

---

① 一：日本抄本作“半”字。

② 四：底本无，据日本抄本补。

③ 三：日本抄本作“二”。

④ 一：日本抄本作“二”。

⑤ 二：日本抄本作“三”。

⑥ 一：日本抄本作“二”。

⑦ 三：日本抄本作“二”。

⑧ 三：日本抄本作“二”。

⑨ 梢：日本抄本作“稍”字。

⑩ 门：日本抄本作“困”字，义胜。

⑪ 一：日本抄本作“二”。

⑫ 四：日本抄本作“一”。

⑬ 一两半，炮裂，去皮脐：此八字底本无，据日本抄本补。

⑭ 半分，炮裂，锉：此五字底本无，据日本抄本补。

⑮ 半：其下日本抄本有“涂醋炙”三字。

⑯ 七分：此二字底本无，据日本抄本补。

⑰ 一：日本抄本作“二”。

⑱ 三：日本抄本作“半”字。

⑲ 一：日本抄本作“二”。

⑳ 内：日本抄本作“肉”，义长可从。

㉑ 一：日本抄本作“二”。

㉒ 一：日本抄本作“七”。

㉓ 刮：日本抄本作“锉”字。

㉔ 能：其下日本抄本有“饮”字。

㉕ 失：日本抄本作“朱”字，义长可从。

㉖ 三：日本抄本作“五”。

㉗ 三：日本抄本作“二”。

㉘ 三：日本抄本作“二”。

㉙ 锉：日本抄本作“剖”字。

㉚ 鳖：其下日本抄本有“甲”字。

㉛ 一：日本抄本作“二”。

㉜ 团：日本抄本作“圆”字。

㉝ 微：其下日本抄本有“煨锉”二字。

㉞ 两：日本抄本作“醋”字。

㉟ 黄：日本抄本作“干”字。

㊱ 半两，细研：此四字底本无，据日本抄本补。

㊲ 末：日本抄本作“捣”字。

㊳ 皮：日本抄本作“疼”字。

㊴ 也：日本抄本作“巴”字，义长可从。

㊵ 两：日本抄本作“分”字。

㊶ 衮：多作“滚”。滚，滚动。

㊷ 三：日本抄本作“二”。

㊸ 三圣：日本抄本作“巴豆”二字。

㊹ 三：日本抄本作“五”。

㊺ 二十：日本抄本作“五七”。

㊻ 三分，汤洗七遍，去滑：此八字底本无，据日本抄本补。

㊼ 汤浸：其下日本抄本有“去白瓤焙”四字。

㊽ 频：日本抄本作“类”字。

㊾ 人：日本抄本作“又”字。

㊿ 二两：日本抄本作“三分”二字。

51 纸：日本抄本作“细”字，义胜。

52 二：日本抄本作“三”。

53 川大黄：此三字底本无，据日本抄本补。

54 一：日本抄本作“半”字。

55 挺：日本抄本作“两”字。

56 任：日本抄本作“住”字。

57 皂荚：其下日本抄本有“一两”二字。

58 一：日本抄本作“三”。

59 一：日本抄本作“三”。

60 一：日本抄本作“二”。

61 一：日本抄本作“二”。

62 生：其下日本抄本有“捣罗为末”四字。

63 半：日本抄本作“生”字。

64 三：日本抄本作“二”。

65 焙：日本抄本作“煻”字。

66 内：其下日本抄本有“煻煨”二字。

卷第五十

五膈气论

夫五膈气者，谓忧膈、恚膈、气膈、寒膈、热膈也。忧膈之为病，胸治[①]气结烦闷，津液不通，饮食不下，羸瘦，全无气力。恚膈之为病，心下苦实满，噫辄醋心，食不消化，心下否涩，积结在于胃中，大小便不利。气隔之为病，胸胁逆满，咽塞不通，噫闻食臭。寒膈之为病，心腹胀满，咳逆，膈上苦冷，脐腹雷鸣，食不生肌。热膈之为病，脏有热气，五心中热，口烂生疮，骨烦四肢重，唇口干燥，身体头面手足或热，腰背疼痛，胸痹引水背，水谷不消，不能多食，羸瘦少气，此是五膈形证也。经云，阳脉结谓[②]之膈，言忧恚寒热，动气伤神，而气之与神，并为阳也，伤动阳气，致阴阳不和，而脏腑生病，结于胸膈之间，故称为膈气，众方说五膈，互有不同，但伤动之由有五，故云五膈气也。

治五膈气诸方

夫五膈气者，一曰忧膈，二曰恚膈，三曰气膈，四曰寒膈，五曰热膈，此[③]皆寒温失宜，食饮乖度，或恚怒气逆，思虑伤心，致使阴阳不和，胸膈否塞，故名膈气也。

治五膈气，胸中烦满，否塞不通，心腹虚胀，心下结实，饮食不下，诃黎勒散方。

诃黎勒（一两，煨用皮） 木香（三分） 人参（三分，去芦头） 青橘皮（半两，汤浸去白瓤，焙） 厚朴（三分，去粗皮，涂生姜汁，炙令香熟） 沉香（半两） 益智子（半两，去皮） 桂心（半两） 槟榔（半两） 枇杷叶（半两，拭去毛，炙微黄） 荜澄茄（半两） 赤茯苓（半两） 高良姜（半两，锉） 白豆蔻 （半两，去皮） 白术（半两） 前胡（一两，去芦头） 甘草（半两，炙微赤，锉）

右件药，捣筛为散。每服四钱，以水一中盏，入生姜半分，煎至六分，去滓，不计时候热服。

治五膈气噎闷，饮食不下，宜服半夏散方。

半夏（一两，汤洗七遍，去滑） 木通（一两，锉） 桂心（一两） 赤茯苓（二两） 陈橘皮（二④两，汤浸去白瓤，焙） 槟榔（二两）

右件药，捣粗罗为散。每服三钱，以水一中盏，入生姜半分，煎至六分，去滓，不计时候稍热服。

治五膈气噎，胸胁逆满，每食即气塞不通，前胡散方。

前胡（一两，去芦头） 半夏（一两，汤洗七遍，去滑） 陈橘皮（二⑤两，汤浸去白瓤，焙） 桂心（一肉） 诃黎勒皮（一两）

右件药，捣粗罗为散。每服三钱，以水一中盏，入生姜半分，煎至六分，去滓，不计时候稍热服。

治五膈气，胸心气滞，满闷不通，宜服利膈散方。

郁李仁（四两，汤浸，去皮了捣研如膏，有⑥多少入白面滴水和溲硬软得所，作饼子于鏊上熯令黄色） 木香（半两） 厚朴（半两，去粗皮，涂生姜汁，炙令香熟） 肉豆蔻（半两，去壳） 槟榔（半两） 陈橘皮（半两，汤浸去白瓤，焙） 诃黎勒（一两，煨用皮） 甘草（一分，炙微赤，锉） 桂心（半两） 麝香（半分，细研）

右件药，捣细罗为散。入麝香研令匀，不计时候，以生姜汤调下二钱。

治五膈气，壅塞不通，木香散方。

木香（一两） 吴茱萸（半两，汤浸七遍，焙干，微炒） 诃黎勒

（一[7]两，煨用皮） 桃仁（半两，汤浸去皮尖双仁，麸炒微黄） 麝香（一分，细研）

右件药，捣细罗为散。不计时候，以热酒调下二钱。

治五膈气，食饮不下，渐将羸瘦，桃花散方。

桃花（三两，当年者） 槟榔（三两） 缩砂（二两，去皮） 马牙消（二两） 吴茱萸（一两，汤浸七遍，焙干，微炒）

右件药，捣细罗为散。每日不计时候，以热酒调下一钱。

治五膈气，胸中不利，脏腑壅滞，宜服通中散方。

牵牛子（一两半，微炒） 槟榔（三分） 桂心[8] 干姜（一分，炮裂，锉） 木香（一分）

右件药，捣细罗为散。每服，以热酒调下二钱，空腹，可二服续续，更以一两盏热茶投之，得利三两行，下得恶物为效。

治五膈气，咽喉不利，难下饮食，胸背俱闷，或时呕哕，桂心圆方。

桂心 桃仁（汤浸，去皮尖双仁，麸炒微黄） 诃黎勒皮 木香 昆布（洗去咸味） 琥珀（细研） 陈橘皮（汤浸去白瓤，焙） 白术 干木瓜（去瓤） 沉香 鸡舌香 （以上各一两）

右件药，捣罗为末，炼蜜和捣三二百杵，圆如梧桐子大。每服，以生姜汤下二[9]十圆，或圆如弹子大，绵裹一圆，不问早晚，含化咽津亦得。

治五膈气，久不下食，心胸妨闷，多吐酸水，诃黎勒圆方。

诃黎勒皮（二两） 干姜（一两，炮裂，锉） 甘草（半两，炙微赤，锉） 枳壳（一两，麸炒微黄，去瓤[10]） 桂心（一两） 陈橘皮（二两，汤浸去白瓤，焙） 槟榔（一两）

右件药，捣罗为末，炼蜜和捣三二百杵，圆如弹子大。每日不问早晚，常含一圆咽津，如患甚，即将一圆，以煎汤嚼破服。

治五膈气，心胸壅噎，食不能下，木香圆方。

木香（一两） 肉豆蔻（一两，去皮） 诃黎勒皮（二[11]两） 槟榔（一两） 桂心（一两） 麝香（一分，细研）

右件药，捣罗为末，入麝香研匀，炼蜜和捣三二百杵，圆如梧桐子大。每服，不计时候，以生姜橘皮汤下二十圆。

治五膈气，胸心妨闷，食少胃虚，四肢无力，羚羊角圆方。

羚羊角屑（一两） 人参（一两，去芦头） 诃黎勒皮（二两） 桂心（一两） 干姜（半两，炮裂，锉） 甘草（半两，炙微赤，锉） 赤茯苓（二两）

右件药，捣罗为末，炼蜜和捣三二百杵，圆如梧桐子大。每服不计时候，以橘皮汤下三十圆。

治五膈气，胸膈不利，腹胁胀痛，胃气虚弱，食饮不下，蓬莪茂圆方。

蓬莪茂（一两） 诃黎勒皮（二两） 白术（一两） 桂心（二两） 干姜（一两，炮裂，锉） 赤茯苓（二两） 陈橘皮（二两，汤浸去白瓤，焙） 木香（一两） 甘草（半两，炙微赤，锉）

右件药，捣罗为末，炼蜜和捣三二百杵，圆如梧桐子大。每服不计时候，以粥饮下三十圆。

治五膈气，饮食难下，胸膈噎闷，四肢不利，草豆蔻圆方。

草豆蔻 （去皮） 附子（炮裂，去皮脐） 远志（去心） 桂心 细辛 干姜（炮裂，锉） 川椒（去目及闭口者，微炒去汗，以上各一两）

右件药，捣罗为末，炼蜜和捣三二百杵，圆如弹子大。不计时候，含一圆咽津。

治五膈气，心胸不利，痰饮留滞，宿食不消，或为霍乱，心痛醋心，心腹气满，积冷时多，人参圆方。

人参（三分，去芦头） 甘草（三分，炙微赤，锉） 赤茯苓（三分） 干姜（三分，炮裂，锉） 桂心（三分） 细辛（三分） 赤芍药（三分） 诃黎勒皮（一两半） 槟榔（一两） 陈橘皮（一两，汤浸去白瓤，焙） 厚朴（二两，去粗皮，涂生姜汁，炙令香熟） 草豆蔻（一两，去皮）

右件药，捣罗为末，炼蜜和捣三二百杵，圆如梧桐子大。每服，不计时候，以生姜枣汤下二十圆，如似有物，在咽喉中，即取十圆并成一圆，含化咽津。

治五膈气，心胸气壅，宿食不消，腹胃胀满，大肠秘涩，郁李仁圆方。

郁李仁（一两，汤浸去皮，微炒） 汉椒（半两，去目及闭口者，微炒去汗） 人参（半两，去芦头） 甘草（一分，炙微赤，锉） 桂心（半两） 干姜（半两，炮裂，锉） 细辛（半两） 赤芍药（半两） 陈橘皮（一两，汤浸去白瓤，焙） 厚朴（一两，去粗皮，涂生姜汁，炙令香熟） 胡椒（半两） 附子（半两，炮裂，去皮脐） 川大黄（二两，锉碎，微炒） 木香（一两） 诃黎勒皮（二两）

右件药，捣罗为末，炼蜜和捣三二百杵，圆如梧桐子大。每服，不计时候，以热酒下三十圆。

治五种膈气，喉咽不利，心胸壅塞，食少无力，琥珀圆方。

琥珀（一两，细研） 槟榔（二两） 木香（一两） 诃黎勒皮（一两） 陈橘皮（一两，汤浸去白瓤，焙） 五味子（半两） 桂心（一两） 桃仁（半两，汤浸去皮尖双仁，麸炒微黄） 川大黄（一两，锉碎，微炒） 半夏（一两，汤洗七遍，去滑） 昆布（半两，洗去咸味） 枳壳（一两，麸炒微黄，去瓤） 白术（一两）

右件药，捣罗为末，入琥珀研匀，炼蜜和捣三二百杵，圆如梧桐子大。每服不计时候，煎生姜枣汤下三十圆。

治五种膈气，壅滞气逆，心腹胀痛，宿食不消，宜服硇砂圆方。

硇砂（一两，细研） 沉香（一两） 木香（一两） 诃黎勒皮（一两） 附子（一两，炮裂，去皮脐） 槟榔（一两半） 干姜（一两，炮裂，锉） 桃仁（一百二十枚，汤浸去皮尖双仁，麸炒微黄）

右件药，捣罗为末，入硇砂同研令匀，炼蜜和捣三二百杵，圆如梧桐子大。每服不计时候，以生姜汤下二十圆。

治五膈气逆，腹胁妨闷，羸瘦著床，往来寒热，腹中不调，或利或呕，四肢少力，宜服川椒圆方。

川椒（一两，去目及闭口者，微炒去汗） 桂心（一两） 食茱萸（半两） 细辛（三分） 干姜（半两，炮裂，锉） 诃黎勒皮（一两） 厚朴（二两，去粗皮，涂生姜汁，炙令香熟） 远志（半两，去心） 杏仁（半两，汤浸去皮尖双仁，麸炒微黄） 木香（半两） 附子（半两，炮裂，去皮脐） 当归（半两，锉，微炒）

右件药，捣罗为末，炼蜜和捣三二百杵，圆如梧桐子大。每服不计时候，以热酒下二十圆。

治五膈气，心痛，咽中如有物，吐之不出，食饮渐少，干姜圆方。

干姜（一两，炮裂，锉） 麦门冬（一两半，去心，焙） 附子（半两，炮裂，去皮脐） 细辛（一两） 川椒（半两，去目及闭口者，微炒去汗） 远志（半两，去心） 甘草（半两，炙微赤，锉） 人参（半两，去芦头） 食茱萸（一两）

右件药，捣罗为末，炼蜜和捣三二百杵，圆如梧桐子大。每服不计时候，以生姜汤下二十圆。

治五膈气，或宿食不消，或为霍乱，或心腹疼痛，腹胀，不思饮食，宜服槟榔圆方。

槟榔（一两） 桂心（一两） 干姜（一两，炮裂，锉） 赤茯苓（一两） 诃黎勒皮（一两） 白豆蔻（半两，去皮） 陈橘皮（一两，汤浸去白瓤，焙） 甘草（一分，炙微赤，锉） 人参（半两，去芦头） 枳实（半两，麸炒微黄） 细辛（半两） 厚朴（一两，去粗皮，涂生姜汁，炙令香熟）

右件药，捣罗为末，炼蜜和捣三二百杵，圆如梧桐子大。每服不计时候，以生姜汤下三十圆。

治五膈气，胸背俱闷，不下饮食，宜服此方。

陈橘皮（二两，汤浸去白瓤，焙） 川朴硝（一两） 木香（一两）

右件药，捣罗为末，炼蜜和圆，如梧桐子大。每服不计时候，以热酒下三十圆。

治五膈气吐逆，食饮不下，心胸气壅滞，宜服此方。

丁香（二两，末） 生姜（一斤，取汁） 酒（一中盏）

右件药，相和令匀，以文火熬成膏，不计时候，以热酒调下半匙。

治五膈气，心胸噎塞，背闷不食方。

诃黎勒（十枚，煨五枚用皮，五枚生用） 大腹子（十枚，五枚煨用，五枚生用）

右件药，捣罗为散。每服三钱，如茶煎服之。

治五膈气，大黄圆方。

川大黄（锉碎，微炒） 诃黎勒（煨用皮，以上各半两）

右件药，捣罗为末，炼蜜和圆，如梧桐子大。每服，以温水下二十圆，以微利为度。

治膈气咽喉噎塞诸方

夫膈气者，由胸中气结烦闷，津液不通，饮食不下是也。凡阴注于内，阳结于外，谓之膈也。皆忧恚寒热，动气伤神，气之与神，并为阳也，伤动阳气，致阴阳不和，脏腑生病，结滞于胸膈之内，上搏于咽喉之间，或壅或塞，不得宣通，故言膈气咽喉不利也。

治膈气不顺，上攻咽喉，噎塞，或加烦热，四肢疼痛，羚羊角散方。

羚羊角屑（一两）　柴胡（一两半，去苗）　赤芍药（一两）　诃黎勒皮（一两）　桑根白皮（一两，锉）　半夏（三分，汤洗七遍，去滑）　大腹皮（一两，锉）　枳实（三分，麸炒微黄）　川大黄（一两，锉碎，微炒）

右件药，捣粗罗为散。每服三钱，以水一中盏，入生姜半分，煎至六分，去滓，不计时候稍热服之。

治膈气，咽喉噎塞，全不下食，射干散方。

射干（一两）　半夏（三分，汤洗七遍，去滑）　甘草（半两，炙微赤，锉）　诃黎勒皮（三分）　木通（三分，锉）　桂心（三分）　鸡舌香（三分）　紫苏子（三分）

右件药，捣粗罗为散。每服三钱，以水一中盏，入生姜半分，煎至六分，去滓，不计时候稍热服之。

治膈气，咽喉噎塞，心神虚烦，难下饮食，人参散方。

人参（三分，去芦头）　甘草（半两，炙微赤，锉）　射干（一两）　陈橘皮（三分，汤浸去白瓤，焙）　羚羊角屑（三分）　桂心（半两）　诃黎勒皮（一两半）　乌梅（一两，去核，微炒）

右件药，捣粗罗为散。每服三钱，以水一中盏，入生姜半分，煎至六分，去滓，不计时候稍热服之。

治膈气，咽喉噎塞，心胸满闷，不下饮食，赤茯苓散方。

赤茯苓（一两半）　桑根白皮（一两半，锉）　枳实（一两，麸炒微黄） 陈橘皮（一两，汤浸去白瓤，焙） 人参（一两，去芦头） 木香（三分） 甘草（三分，炙微赤，锉） 射干（三分） 大腹皮（一两，锉）

右件药，捣筛为散。每服三钱，以水一中盏，入生姜半分，煎至六分，去滓，不计时候稍热服。

治膈气，因食即噎塞，如有肉脔在咽中不下，陈橘皮散方。

陈橘皮（一两，汤浸去白瓤，焙） 槟榔（一两） 桔梗（一两，去芦头） 木通（三分，锉） 赤茯苓（一两） 百合（三分） 羚羊角屑（一两） 马蔺[12]子（一两，微炒） 紫菀（一两，去苗） 射干（三分） 枳壳（三分[13]，麸炒微黄，去瓤） 甘草（半两，炙微赤，锉）

右件药，捣粗罗为散。每服三钱，以水一中盏，入生姜半分，煎至六分，去滓，不计时候稍热服。

治膈气，全不思食，或食即欲呕，咽中噎塞，食稍难[14]下，宜服此柴胡散方。

柴胡（一两半，去苗） 桔梗（三分，去芦头） 槟榔（三分） 半夏（三分，汤洗七遍，去滑） 诃黎勒皮（三分） 赤芍药（三分） 陈橘皮（半两，汤浸去白瓤，焙） 桂心（半两）

右件药，捣筛为散。每服三钱，以水一中盏，入生姜半分，煎至六分，去滓，不计时候稍热服。

治膈气，咽喉噎塞，全不思食，肩背气壅，四肢烦疼，昆布圆方。

昆布（二两，洗去咸味） 羚羊角屑（一两） 陈橘皮（一两，汤浸去白瓤，焙） 赤茯苓（二两） 木香（一两） 射干（一两） 旋覆花（一两） 前胡（二两，去芦头） 川升麻（一两） 郁李仁（二两，汤浸去皮，微炒） 桔梗（二两，去芦头） 紫菀（一两，去苗）

右件药，捣罗为末，炼蜜和捣三二百杵，圆如梧桐子大。每服不计时候，以温酒下二十圆。

治膈气，咽喉噎塞，食饮不下方。

半夏（一两，汤洗七遍，去滑） 干姜（一两，炮裂，锉） 昆布（二两，洗去咸味）

右件药，捣粗罗为散。每服三钱，以水一中盏，入生姜半分，煎至六分，去滓，不计时候稍热服。

又方。

右以碓觜上细糠，蜜圆如弹子大。不计时候，含一圆，细细咽津。

治膈气妨闷诸方

夫膈气妨闷者，由忧恚思虑，冷热不调，气结胸中，上下否膈，饮食噎塞，津液不通，虚冷之气，攻迫咽喉，故令妨闷也。

治膈气妨闷，不能下食，吐逆烦喘，诃黎勒散方。

诃黎勒皮（一两） 木香（三分） 陈橘皮（一两，汤浸去白瓤，焙） 五味子（三分） 半夏（三分，汤浸七遍去滑） 人参（三分，去芦头） 桂心（三分） 赤茯苓（三分） 芦根（一两，锉） 枳壳（三分，麸炒微黄，去瓤）

右件药，捣粗罗为散。每服三钱，以水一中盏，入生姜半分，煎至六分，去滓，不计时候稍热服。

治膈气不散，胸中噎塞，不下食，时时妨闷，白术散方。

白术（半两） 半夏（一两，汤洗七遍，去滑） 青橘皮（三分，汤浸去白瓤，焙） 赤茯苓（一两） 大腹皮（一两，锉） 人参（半两，去芦头） 枇杷叶（一两，拭去毛，炙微黄） 木香（半两） 前胡（二两，去芦头） 槟榔（一两） 厚朴（一两，去粗皮，涂生姜汁，炙令香熟）

右件药，捣筛为散。每服三钱，以水一中盏，入生姜半分，煎至六分，去滓，不计时候稍热服。

治膈气，心胸妨闷，不能下食，槟榔散方。

槟榔（三分） 前胡（一两，去芦头） 桂心（半两） 郁李仁（三[15]分，汤浸去皮，微炒） 草豆蔻（半两） 川大黄（一两，锉碎，微炒） 枳壳（三分，麸炒微黄，去瓤） 干姜（半两，炮裂，锉） 木香（三分） 甘草（一分，炙微赤，锉）

右件药，捣筛为散。每服三钱，以水一中盏，入生姜半分，煎至六分，去滓，不计时候稍热服。

治膈气，心胸壅滞，妨闷，大腹皮散方。

大腹皮（锉）　赤茯苓　木香　丁香　芎䓖　白术　沉香　陈橘皮（汤浸去白瓤，焙）　人参（去芦头）　草豆蔻（去皮）　厚朴（去粗皮，涂生姜汁，炙令香熟）　桂心　（以上各一两）　甘草（半两，炙微赤，锉）

右件药，捣筛为散。每服三钱，以水一中盏，入生姜半分，煎至六分，去滓，不计时候稍热服。

治膈气，胸中妨闷，痰壅不下食，紫苏散方。

紫苏茎叶（二[16]两）　陈橘皮（一两，汤浸去白瓤，焙）　半夏（一两，汤洗七遍，去滑）　枳壳（三分，麸炒微黄，去瓤）　柴胡（二两，去苗）　槟榔（一两）　赤茯苓（一两）　桂心（一两）

右件药，捣筛为散。每服三钱，以水一中盏，入生姜半分，煎至六分，去滓，不计时候稍热服。

治膈气，心胸妨闷，常欲呕吐，汤水不下方。

桑根白皮（一两，锉）　桃仁（一两，汤浸去皮尖双仁，麸炒微黄）　木香（半两）

右件药，捣筛为散。每服三钱，以水一中盏，入生姜半分，煎至六分，去滓，不计时候稍热服。

治膈气胀满，吃食妨闷，脚手烦疼，渐加羸瘦，四肢无力，枳壳圆方。

枳壳（一两，麸炒微黄，去瓤）　木香（一两）　槟榔（一两）　麦门冬（一两半，去心，焙）　羚羊角屑（一两）　赤芍药（一两）　赤茯苓（二两）　前胡（一两，去芦头）

右件药，捣罗为末，炼蜜和捣三二百杵，圆如梧桐子大。每服不计时候，以粥饮下三十圆。

治膈气，心腹妨闷，不能下食，诃黎勒圆方。

诃黎勒皮（二两）　槟榔（一两）　木香（一两）　陈橘皮（一两，汤浸去白瓤，焙）　五味子（一两）　川芒硝（一两）

右件药，捣罗为末，以酒煮面糊和圆，如梧桐子大。不计时候，煎生姜枣汤下二十圆。

治膈气呕逆不下食诸方

夫膈气呕逆不下食者，由胃中有寒，寒从胃上，结搏于胸中，经络否涩，气不宣和，后有恚怒气逆，寒热不调，脾胃气虚，痰饮留滞，故令呕逆不能下食也。

治膈气，心胸不利，食即呕逆，草豆蔻散方。

草豆蔻（一两，去皮） 人参（三分，去芦头） 陈橘皮（一两，汤浸去白瓤，焙） 白术（半两） 桂心（半两） 木通（半两，锉） 槟榔（半两） 鸡舌香（半两） 赤茯苓（半两） 半夏（半两，汤洗七遍，去滑）

右件药，捣筛为散。每服三钱，以水一中盏，入生姜半分，煎至六分，去滓，不计时候稍热服。

治膈气，胸中壅滞，痰毒上攻，呕逆不能下食，半夏散方。

半夏（一两，汤洗七遍，去滑） 人参（一两，去芦头） 赤茯苓（一两） 陈橘皮（一两，汤浸去白瓤，焙） 射干（半两） 桂心（半两） 草豆蔻（一两，去皮） 旋覆花（半两） 枳实（半两，麸炒微黄）

右件药，捣筛为散。每服三钱，以水一中盏，入生姜半分，煎至六分，去滓，不计时候稍热服。

治膈气，肾虚呕逆，从朝至夜，不能饮食，胸中痛，气渐羸困，白术散方。

白术（一两） 人参（一两，去芦头） 干姜（半两，炮裂，锉） 甘草（半两，炙微赤，锉） 吴茱萸（半两，汤浸七遍，焙干，微炒） 五味子（半两） 曲末（一合，炒微黄） 大麦糵（一合，炒微黄）

右件药，捣粗罗为散。每服三钱，以水一中盏，入生姜半分，煎至六分，去滓，不计时候稍热服。

治膈气不多[17]下食，心腹气满，时或呕逆，诃黎勒散方。

诃黎勒皮（二两） 赤茯苓（一两） 木香（半两） 白术（一两）

桂心（一两）　大腹皮（一[18]两，锉）　木通（一两，锉）　草豆蔻（一两，去皮）　陈橘皮（一两，汤浸去白瓤，焙）

右件药，捣筛为散。每服三[19]钱，以水一中盏，入生姜半分，煎至六分，去滓，不计时候稍热服。

治膈气，不能食，腹内冷气，或吐逆，宜服厚朴散方。

厚朴（一两半，去粗皮，涂生姜汁，炙令香熟）　人参（一两，去芦头）　白术（一两）　吴茱萸（半两，汤浸去白瓤，焙）　木通（三分，锉）　桂心（三分）　赤茯苓（三分）　陈橘皮（一两，汤浸去白瓤，焙）　甘草（半两，炙微赤，锉）

右件药，捣筛为散。每服三钱，以水一中盏，入生姜半分，煎至六分，去滓，不计时候稍热服。

治膈气，呕逆，不下食，腹胁胀，四肢不和，宜服此方。

诃黎勒皮（一两）　人参（三分，去芦头）　青橘皮（一两，汤浸去白瓤，焙）　厚朴（一两，去粗皮，涂生姜汁，炙令香熟）　白术（三分）　枳壳（三分，麸炒微黄，去瓤）

右件药，捣筛为散。每服三钱，以水一中盏，入生姜半分、枣三枚，煎至六分，去滓，不计时候稍热服。

治膈气，呕逆，不能下食，脾胃气弱，四肢乏力，丁香散方。

丁香（半两）　青橘皮（一两，汤浸去白瓤，焙）　白茯苓（一两）　人参（一两，去芦头）　枇杷叶（半两，拭去毛，炙微黄）　桂心（一两）　半夏（一两，汤洗七遍，去滑）

右件药，捣筛为散。每服三钱，以水一中盏，入生姜半分、枣三枚，煎至六分，去滓，不计时候稍热服。

治膈气，噎塞不能下食，食即呕逆，人参散方。

人参（半两，去芦头）　厚朴（半两，去粗皮，涂生姜汁，炙令香熟）　陈橘皮（一两，汤浸去白瓤，焙）　白术（半两）　沉香（半两）　紫苏茎叶（一两）

右件药，捣筛为散。每服三钱，以水一中盏，入生姜半分、枣三枚，煎至六分，去滓，不计时候稍热服。

治膈气，不能饮食，食即呕逆，吴茱萸散方。

吴茱萸（半两，汤浸七遍，焙干，微炒） 当归（一两，锉，微炒） 人参（一两，去芦头） 青橘皮（三分，汤浸去白瓤，焙） 荜茇（三分） 高良姜（三分，锉） 槟榔（一分） 胡椒（半两）

右件药，捣细罗为散。每服不计时候，以热酒调下一钱。

治膈气，呕逆不能下食，脾气弱，陈橘皮散方。

陈橘皮（一两，汤浸去白瓤，焙） 粟米（半合，炒微黄） 甘草（半两，炙微赤，锉） 诃黎勒皮（二两） 丁香（一两）

右件药，捣细罗为散。每服不计时候，以生姜汤调下一钱。

治膈气，饮食不下，呕逆不定，日渐羸瘦，木香圆方。

木香（半两） 人参（半两，去芦头） 赤茯苓（半两） 甘草（半两，炙微赤，锉） 汉椒（半两，去目及闭口者，微炒去汗） 桂心（一两） 细辛（半两） 赤芍药（半两） 陈橘皮（一两，汤浸去白瓤，焙） 川大黄（一两，锉碎，微炒） 附子（半两，炮裂，去皮脐） 干姜（半两，炮裂，锉） 郁李仁（一两，汤浸去皮，微炒） 厚朴（一两，去粗皮，涂生姜汁，炙令香熟） 诃黎勒皮（一两半）

右件药，捣罗为末，炼蜜和捣三二百杵，圆如梧桐子大。每服不计时候，以生姜汤下二十圆。

治膈气，脾胃久冷，气滞呕逆，不能下食，枳壳圆方。

枳壳（三分，麸炒微黄，去瓤） 木香（半两） 草豆蔻（三分，去皮） 赤茯苓（三分） 当归（三分，锉） 桂心（三分） 莳萝（一两） 荜茇（一两） 人参（三分，去芦头） 胡椒（半两） 白术（三分） 诃黎勒皮（一两） 桔梗（三分，去芦头） 干姜（半两，炮裂，锉） 槟榔（三分） 甘草（一分，炙微赤，锉）

右件药，捣罗为末，以酒煮面糊和圆，如梧桐子大。每服不计时候，以姜枣汤下二十圆。

治膈气呕逆，不能下食方。

桑叶末（二两） 半夏（一两，汤洗七遍，去滑）

右件药，捣细罗为散。每服一钱，以醋浆水一中盏，煎至六分，入生姜汁少许，不计时候，稍热并滓服。

治膈气痰结诸方

夫膈气痰结者，由气脉闭塞，津液不通，因饮水积聚，在于胸膈之间，不能消散，故结成痰也。

治膈气，痰结气滞，不思饮食，肩背壅闷，四肢烦疼，赤茯苓散方。

赤茯苓（一两） 半夏（半两，汤洗七遍，去滑） 桂心（三分[20]） 大腹皮（一两，锉） 枳壳（一两，麸炒微黄，去瓤） 陈橘皮（一两，汤浸去白瓤，焙） 白术（半两） 木通（三分，锉） 旋覆花（半两） 前胡（一两，去芦头） 槟榔（一两） 诃黎勒皮（二两）

右件药，捣筛为散。每服三钱，以水一中盏，入生姜半分，煎至六分，去滓，不计时候稍热服。

治膈气，胸中痰结，食不消化，腹中胀满雷鸣，大腹皮散方。

大腹皮（一两，锉） 吴茱萸（一两，汤浸七遍，焙干，微炒） 白术（一两） 旋覆花（一两） 枇杷叶（一两，拭去毛，炙微黄） 桔梗（二两，去芦头） 甘草（三分，炙微赤，锉） 木香（三分） 桂心（一两） 厚朴（一两半，去粗皮，涂生姜汁，炙令香熟） 半夏（一两，汤洗七遍，去滑）

右件药，捣粗罗为散。每服四钱，以水一中盏，入生姜半分，煎至六分，去滓，不计时候稍热服。

治膈气，胸中痰结，否塞不通，不能饮食，旋覆花散方。

旋覆花（半两） 木香（半两） 赤茯苓（一两） 白术（一两[23]） 人参（一两，去芦头） 前胡（一两，去芦头） 半夏（一两，汤洗七遍，去滑） 桂心（一两） 青橘皮（三分，汤浸去白瓤，焙） 芎䓖（一两） 附子（半两，炮裂，去皮脐） 大腹皮（半两，锉）

右件药，捣筛为散。每服三钱，以水一中盏，入生姜半分，煎至六分，去滓，不计时候稍热服。

治膈气，痰结脾冷，不能下食，胸中刺痛，白术圆方。

白术（一两） 干姜（半两，炮裂，锉） 人参（一两，去芦头）

厚朴（二两，去粗皮，涂生姜汁，炙令香熟） 桂心（一两） 细辛（一两） 赤茯苓（一两） 当归（一两，锉，微炒） 枳壳（一两，麸炒微黄，去瓤） 五味子（一两） 附子（一两，炮裂，去皮脐） 吴茱萸（半两，汤浸七遍，焙干，微炒） 旋覆花（半两） 泽泻（一两）

右件药，捣罗为末，炼蜜和捣三二百杵，圆如梧桐子大。每服不计时候，以热酒下二十圆。

治膈气，痰结脾冷，食饮不下，胸中刺痛，槟榔圆方。

槟榔（一两） 白术（一两） 陈橘皮（一两，汤浸去白瓤，焙） 厚朴（二两，去粗皮，涂生姜汁，炙令香熟） 前胡（一两，去芦头） 高良姜（一两，锉） 桃仁（一两，汤浸去皮尖双仁，麸炒微黄） 半夏（一两，汤洗七遍，去滑）

右件药，捣罗为末，炼蜜和捣三二百杵，圆如梧桐子大。每服不计时候，以生姜汤下二十圆。

治膈气，痰结，心胸积滞，气不宣散，饮食不下，前胡圆方。

前胡（一两，去芦头） 川大黄（三分，锉碎，微炒） 白术（三分） 旋覆花（半两） 肉豆蔻（三分，去壳） 人参（三分，去芦头） 麦门冬（一两，去心，焙） 枳壳（三分，麸炒微黄，去瓤）

右件药，捣罗为末，炼蜜和捣三二百杵，圆如梧桐子大。每服不计时候，以热酒下二十圆。

治膈气，痰结否塞，心胸壅闷，芫花圆方。

芫花（一两，醋拌，炒令干） 巴豆（半两，去皮心研，纸裹压去油） 桂心（一两） 杏仁（一两，汤浸去皮尖双仁，麸炒微黄） 桔梗（一两，去芦头）

右件药，捣罗为末，炼蜜和捣三二百杵，圆如小豆大。食前，以温酒下二圆。

治膈气，痰结气逆，不能下食，半夏圆方。

半夏（一两，汤洗七遍，去滑） 陈橘皮（三分，汤浸去白瓤，焙） 薯蓣（一两） 干姜（半两，炮裂，锉） 甘草（一分，炙微赤，锉） 黄丹（一两，炒令紫色）

右件药，捣罗为末，入黄丹同研令匀，煮枣肉和圆，如梧桐子大。每于食前，煎人参生姜汤下二十圆。

治膈气，胸中痰结，气逆不下饮食方。

木香（一两） 青橘皮（二[21]两，汤浸去白瓤，焙） 白豆蔻（三分，去皮） 郁李仁（二两，汤浸去皮，微炒，锉，研如泥）

右件药，捣细罗为散，研入郁李仁令匀。每于食前，以川椒七粒，煎汤，调下一钱。

治五膈气呕吐酸水诸方

夫五膈气呕吐酸水者，胸中气滞，胃有宿令[22]，饮水停积，乘于脾胃，脾得水湿，则[23]不能消水谷，故令气逆胀满呕吐酸水也。

治五膈气呕吐酸水，寒气上攻，胸中刺痛，腹胁胀满，饮食不下，白术散方。

白术（一两） 木香（半两） 吴茱萸（半两，汤浸七遍，焙干，微炒） 桂心（一两） 陈橘皮（一两，汤浸去白瓤，焙） 荜茇（半两） 槟榔（一两） 人参（一两，去芦头） 川大黄（一两，锉碎，微炒） 厚朴（一两，去粗皮，涂生姜汁，炙令香熟）

右件药，捣粗罗为散。每服四钱，以水一中盏，入生姜半分、枣三枚，煎至六分，去滓，不计时候稍热服。

治五膈气，脾胃寒，不能下食，呕吐酸水，时复胸膈刺痛，槟榔散方。

槟榔（二[24]两） 人参（一两半，去芦头） 肉豆蔻（一两，去壳） 白术（一两） 陈橘皮（一两，汤浸去白瓤，焙） 半夏（三分，汤洗七遍，去滑） 荜茇（一两） 高良姜（一两，锉） 厚朴（二两，去粗皮，涂生姜汁，炙令香熟）

右件药，捣粗罗为散。每服三钱，以水一中盏，入生姜半分，煎至六分，去滓，不计时候稍热服。

治五膈气，心胸久冷结滞，时多呕吐酸水，不思饮食，厚朴散方。

厚朴（一两半，去粗皮，涂生姜汁，炙令香熟） 吴茱萸（半两，汤浸七遍，焙干，微炒）　人参（一两，去芦头）　陈橘皮（一两，汤浸去白瓤，焙）　白术（一两）　甘草（半两，炙微赤，锉）　高良姜（半两，锉）　桂心（半两）

右件药，捣粗罗为散。每服三钱，以水一中盏，入生姜半分，煎至六分，去滓，不计时候稍热服。

治五膈气，脾胃冷滞，每欲食则多呕吐酸水，宜服人参散方。

人参（一两，去芦头）　槟榔（一两）　高良姜（半两，锉）　陈橘皮（一[25]两，汤浸去白瓤，焙）　荜茇（一两）　白术（一两）

右件药，捣粗罗为散。每服三钱，以水一中盏，入生姜半分，煎至六分，去滓，不计时候稍热服。

治五膈气，脾胃虚冷，呕吐酸水，不能下食，四肢乏力，丁香散方。

丁香（半两）　白术（三分）　桂心（一两）　陈橘皮（一两，汤浸去白瓤，焙）　半夏（半两，汤洗七遍，去滑）　枳壳（一两，麸炒微黄，去瓤）　藿香（半两）　人参（三分，去芦头）　赤茯苓（一分）　干姜（半两，炮裂，锉）　诃黎勒皮（一[26]两）　甘草（一分，炙微赤，锉）　厚朴（一两半，去粗皮，涂生姜汁，炙令香熟）

右件药，捣筛为散。每服三钱，以水一中盏，入生姜半分，煎至六分，去滓，不计时候稍热服。

治五膈气，胃中宿冷，食不消化，呕吐酸水，陈橘皮散方。

陈橘皮（一两，汤浸去白瓤，焙）　白术（二[27]两）　人参（一两，去芦头）　胡椒（半两）　肉豆蔻（一两，去壳）　甘草（半两，炙微赤，锉）

右件药，捣筛为散。每服四钱，以水一中盏，入生姜半分，煎至六分，去滓，不计时候稍热服。

治五膈气，呕吐酸水，脾胃虚寒，不能下食，半夏散方。

半夏（半两，汤洗七遍，去滑）　槟榔（半两）　红豆蔻（半两，去皮）　桂心（三分）　木香（半两）　白术（三分）　陈橘皮（一两，汤浸去白瓤，焙）　赤茯苓（三分）　当归（半两，锉，微炒）　高良姜（半两，锉）

右件药，捣筛为散。每服三钱，以水一中盏，入生姜半分，煎至六

分，去滓，不计时候稍热服。

治五膈气，脾胃虚冷，食不消化，呕吐酸水，四肢不和，面色青黄，渐加羸弱，木香散方。

木香（半两）　陈橘皮（一两，汤浸去白瓤，焙）　荜茇（半两）　干姜（半两，炮裂，锉）　诃黎勒皮（一两）　大腹皮（三分）　桂心（半两）　附子（一两，炮裂，去皮脐）　甘草（一[28]分，炙微赤，锉）

右件药，捣细罗为散。每服不计时候，以热酒下一钱。

治五膈气，胸中噎塞，呕吐酸水，不能下食，诃黎勒散方。

诃黎勒皮（一两）　鸡舌[29]香（半两）　陈橘皮（一两，汤浸去白瓤，焙）　白豆蔻（半两，去皮）　人参（半两，去芦头）　赤茯苓（半两）　白术（三分）　前胡（三分，去芦头）　桂心（一两）　甘草（一分，炙微赤，锉）　厚朴（一两，去粗皮，涂生姜汁，炙令香熟）　高良姜（一两，锉）

右件药，捣细罗为散。每服不计时候，以陈米粥饮下二钱。

治五膈气及胃口不和，多吐酸水，不思饮食，木香散方。

木香（半两）　附子（三分，炮裂，去皮脐）　人参（三分，去芦头）　丁香（半两）　干姜（半两，炮裂，锉）　陈橘皮（一两，汤浸去白瓤，焙）　诃黎勒皮（一两）　草豆蔻（一两，去皮）　射干（半两）

右件药，捣细罗为散。每服不计时候，煎生姜枣汤调下三钱。

治五膈气，脾胃久冷，呕吐酸水，脐[30]腹疞痛，不思饮食，草豆蔻圆方。

草豆蔻（一两，去皮）　附子（一两，炮裂，去皮脐）　缩砂（一两，去皮）　陈橘皮（一两，汤浸去白瓤，焙）　干姜（半两，炮裂，锉）　枳实（一两，麸炒微黄）　吴茱萸（半两，汤浸七遍，焙干，微炒）　桂心（三[31]分）　鸡舌香（半两）　槟榔（半两）　木香（半两）　当归（半两，锉，微炒）

右件药，捣罗为末，以水浸蒸饼，和捣三二百杵，圆如梧桐子大。每服不计时候，以热酒下三十圆。

治五膈气滞，宿食不消，呕吐酸水，腹胀不能下食，赤茯苓圆方。

赤茯苓（一两）　陈橘皮（三两，汤浸去白瓤，焙）　大麦蘖（一两，炒微黄）　桂心（二两）　干姜（一两，炮裂，锉）　神曲（一两，

炒微黄） 木香（一两） 诃黎勒皮（二两） 甘草（半两，炙微赤，锉）

右件药，捣罗为末，炼蜜和捣三二百杵，圆如梧桐子大。每服不计时候，以生姜汤下三十圆。

治五膈气，脾胃久冷，呕吐酸水，不能下食，木香圆方。

木香（一两） 青橘皮（一两，汤浸去白瓤，焙） 桂心（一两） 白术（一两） 益智子（一两，去皮） 肉豆蔻（一两，去壳） 细辛（半两） 吴茱萸（半两，汤浸七遍，焙干，微炒） 干姜（半两，炮裂，锉）

右件药，捣罗为末，酒煮饭烂研，和圆如梧桐子大。不计时候，以生姜汤嚼下十圆。

治气膈心腹痞满诸方

夫气膈心腹痞满者，由寒气在胸膈逆满，咽塞不通，噫闻食臭，心腹胀满，此皆营卫不和，阴阳隔绝，脏腑否涩，而不宣通，故令心腹痞满也。

治气膈心腹痞满，不下饮食，肩背壅闷，四肢烦疼，柴胡散方。

柴胡（二两，去苗） 枳壳（一两，麸炒微黄，去瓤） 白术（一两） 甘草（半两，炙微赤，锉） 赤茯苓（二[32]两） 槟榔（二两） 陈橘皮（一两，汤浸去白瓤，焙） 赤芍药（一两） 诃黎勒皮（二两）

右件药，捣粗罗为散。每服四钱，以水一中盏，入生姜半分，煎至六分，去滓，不计时候稍热服。

治气膈吐涎痰，食不消化，心腹痞满雷鸣，枇杷叶散方。

枇杷叶（一两，拭去毛，炙微黄） 人参（一两，去芦头） 槟榔（一两） 半夏（一两，汤洗七遍，去滑） 桔梗（一两，去芦头） 陈橘皮（二两，汤浸去白瓤，焙）

右件药，捣筛为散。每服三钱，以水一中盏，入生姜半分，煎至六分，去滓，不计时候温服。

治气膈，心腹痞满，脾胃气虚弱，不能饮食，诃黎勒散方。

诃黎勒皮（一两） 人参（三分，去芦头） 京三棱（三分，微炮，锉） 草豆蔻（一两，去皮） 白术（三分） 赤茯苓（三分） 甘草（半两，炙微赤，锉） 槟榔（三分） 陈橘皮（一两，汤浸去白瓤，焙） 干姜（三分，炮裂，锉） 桂心（三分）

右件药，捣细罗为散。每服不计时候，煎生姜橘皮汤调下一钱。

治气膈，心腹痞满，四肢拘急，体重，白术散方。

白术（三分） 木香（半两） 诃黎勒皮（三分） 桂心（三分） 甘草（一分，炙微赤，锉） 丁香（半两） 人参（半两，去芦头） 厚朴（一两，去粗皮，涂生姜汁，炙令香熟） 陈橘皮（二两，汤浸去白瓤，焙） 草豆蔻（二两，去皮）

右件药，捣细罗为散。不计时候，煎生姜木瓜汤调下一钱。

治久患气膈，心腹痞满，咽喉噎塞，不下食饮，宜服此方。

枳壳（一两，麸炒微黄，去瓤） 诃黎勒皮（一两半）

右件药，捣细罗为散。每服不计时候，煎生姜橘皮汤，调下一钱。

治气膈，咽喉噎塞，心腹痞满，不下饮食，胸背俱闷，赤茯苓圆方。

赤茯苓（一两） 桂心（一两） 干姜（三分，炮裂，锉） 甘草（半两，炙微赤，锉） 枳壳（一两，麸炒微黄，去瓤） 羚羊角屑（一两） 诃黎勒皮（二两半） 陈橘皮（一两，汤浸去白瓤，焙） 槟榔（一两）

右件药，捣罗为末，炼蜜和捣三二百杵，圆如弹子大。不计时候，常含一圆咽津，如患甚，即将一圆，以煎汤研破服亦得。

治气膈，心腹痞满，不下饮食，或时呕吐，四肢不和，人参圆方。

人参（二两，去芦头） 桂心（一两） 赤茯苓（一两） 诃黎勒皮（一两） 甘草（一分，炙微赤，锉） 干姜（半两，炮裂，锉） 槟榔（一两） 陈橘皮（一两，汤浸去白瓤，焙）

右件药，捣罗为末，炼蜜和捣三二百杵，圆如梧桐子大。每服不计时候，以生姜汤下三十圆。

治气膈，脾胃久冷，心腹痞满，吃食无味，面色萎黄，沉香圆方。

沉香（半两） 丁香（半两） 木香（半两） 槟榔（半两） 桂心

（一两） 诃黎勒皮（一两） 川大黄（半两，锉碎，微炒） 肉豆蔻（半两，去壳） 麝香（一分，细研）

右件药，捣罗为末，入麝香研匀，炼蜜和捣三二百杵，圆如梧桐子大。不计时候，以姜枣汤下十圆。

治膈气宿食不消诸方

夫膈气宿食不消者，由寒气在于脾胃之间，使谷不化也，此皆脾脏虚弱，不能磨之，则经宿而食不消也。

治膈气，脾胃久冷，宿食不消，心腹虚胀，四肢瘦弱，宜服厚朴散方。

厚朴（一两，去粗皮，涂生姜汁，炙令香熟） 沉香（三分） 青橘皮（半两，汤浸去白瓤，焙） 槟榔（半两） 丁香（半两） 诃黎勒皮（一两半） 桂心（半两） 白术（三分） 高良姜（三分，锉） 草豆蔻（一两，去皮） 木香（三分） 人参（三分，去芦头） 甘草（一分，炙微赤，锉）

右件药，捣筛为散。每服四钱，以水一中盏，入生姜半分、枣三枚，煎至六分，去滓，不计时候稍热服。

治膈气，胸中不利，宿食不化，木香散方。

木香（一两） 桃仁（半两，汤浸去皮尖双仁，麸炒微黄） 草豆蔻（一两，去皮） 诃黎勒皮（二两） 桂心（一两） 槟榔（一两） 麦糵（三分，炒微黄） 白术（三分） 甘草（一分，炙微赤，锉）

右件药，捣筛为散。每服四钱，以水一中盏，入生姜半分，煎至六分，去滓，不计时候稍热服。

治膈气壅滞，不下饮食，或宿食不消，草豆蔻散方。

草豆蔻（三分，去皮） 青橘皮（三分，汤浸去白瓤，焙） 诃黎勒皮（一两） 益智子（半两，去皮） 人参（三分，去芦头） 细辛（半两） 赤茯苓（半两） 厚朴（一两，去粗皮，涂生姜汁，炙令香熟） 半夏（半两，汤洗七遍，去滑） 丁香（一分） 甘草（一分，炙微赤，锉） 槟榔（三分）

右件药，捣筛为散。每服三钱，以水一中盏，入生姜半分，煎至六分，去滓，不计时候稍热服。

治膈气壅滞，脾胃虚弱，宿食不消，四肢虚乏，荜澄茄散方。

荜澄茄（一两） 人参（半两，去芦头） 草豆蔻（半两，去皮） 细辛（一两） 木香（半两） 白术（三分） 大腹皮（三分，锉） 京三棱（半两，微煨，锉[33]） 五味子（半两） 半夏（半两，汤洗七遍，去滑） 高良姜（半两，锉） 甘草（半两，炙微赤，锉） 诃黎勒皮（一两） 青橘皮（半两，汤浸去白瓤，焙）

右件药，捣筛为散。每服三钱，以水一中盏，入生姜半分、枣三枚，煎至六分，去滓，不计时候稍热服。

治膈气壅滞，不下饮食，或宿食不消，人参散方。

人参（一两，去芦头） 木香（半两） 槟榔（半两） 干姜（三分，炮裂，锉） 白术（一两） 枳壳（半两，麸炒微黄，去瓤） 桂心（一两） 青橘皮（三分，汤浸去白瓤，焙） 京三棱（一两，微煨，锉） 甘草（半两，炙微赤，锉） 赤茯苓（一两） 诃黎勒皮（一两） 厚朴（二两，去粗皮，涂姜汁，炙令香熟）

右件药，捣筛为散。每服三钱，以水一中盏，煎至六分，去滓，不计时候稍热服。

治膈气，脾胃积冷，宿食不消，心胸不利，诃黎勒散方。

诃黎勒皮（一两） 人参（三分，去芦头） 白术（三分） 黄芪（三分，锉） 神曲（一两，炒微黄） 木香（三分） 桂心（三分） 麦糵（三分，炒微黄） 高良姜（三分，锉） 草豆蔻（三分，去皮） 陈橘皮（半两，汤浸去白瓤，焙）

右件药，捣细罗为末，不计时候，以生姜汤调下一钱。

治胸膈气滞，脾胃虚冷，饮食不消，面无颜色，人参散方。

人参（一两，去芦头） 赤茯苓（一两） 木香（半两） 白术（一两） 麦糵（一[34]分，炒微黄） 附子（一两，炮裂，去皮脐） 诃黎勒皮（一两） 缩砂（半两，去皮） 吴茱萸（一分，汤浸七遍，焙干，微炒）

右件药，捣细罗为散。每服不计时候，以粥饮调下一钱。

治膈气，心胸妨闷，不能下食，食不消化，诃黎勒圆方。

诃黎勒皮（一两半）　槟榔（二两）　桂心（一两）　甘草（半两，炙微赤，锉）　木香（一两）　陈橘皮（二两，汤浸去白瓤，焙）　白术（一两）　前胡（一两半，去芦头）　五味子（一两）

右件药，捣罗为末，以枣瓤和捣三二百杵，圆如梧桐子大。每服不计时候，以姜枣汤下三十圆。

治膈气不下食，纵食不能消化，神曲圆方。

神曲（四两，炒微黄）　麦蘖（四[35]两，炒微黄）　厚朴（二两，去粗皮，涂生姜汁，炙令香熟）　陈橘皮（一两，汤浸去白瓤，焙）　桂心（一两）　诃黎勒皮（一两半）　干姜（一两，炮裂，锉）　槟榔（一两）

右件药，捣罗为末，炼蜜和捣三二百杵，圆如梧桐子大。每服不计时候，以生姜汤下二十圆。

治膈气心胸中痛诸方

夫膈气心胸中痛者，由宿有寒气在于脏腑之间，因其经络否涩，不得宣通，脏虚邪盛，上攻于胸中，邪气与正气相击，故令心胸中痛也。

治膈气壅滞攻心，胸中连肩背痛，日夜不止，赤茯苓散方。

赤茯苓（一两）　桂心（一两）　人参（一两，去芦头）　陈橘皮（二两，汤浸去白瓤，焙）　白术（一两）　蓬莪茂（一两）　大黄（一两，锉碎，微炒）　吴茱萸（半两，汤浸七遍，焙干，微炒）　厚朴（二两，去粗皮，涂生姜汁，炙令香熟）

右件药，捣粗罗为散。每服三钱，以水一中盏，入生姜半[36]分，煎至六分，去滓，不计时候稍热服。

治膈气，心胸冷硬结痛，下气，槟榔散方。

槟榔（二[37]两）　木香（一两）　陈橘皮（一两半，汤浸去白瓤，焙）　枳实（一两，麸炒，微黄）　前胡（一两，去芦头）　川大黄（二两，锉碎，微炒）

右件药，捣粗罗为散。每服三钱，以水一中盏，入生姜半分，煎至六分，去滓，不计时候稍热服。

治膈气，心胸冷气，疼痛，不食少力，丁香散方。

丁香（半两） 厚朴（一两半，去粗皮，涂生姜汁，炙令香熟） 桂心（三分） 白术（一两） 甘草（半两，炙微赤，锉） 人参（一两，去芦头） 赤芍药（半两）

右件药，捣粗罗为散。每服四钱，以水一中盏，煎至五分，去滓，入酒半小盏，更煎三两沸，不计时候稍热服。

治膈气，心胸中伏滞冷气，疼痛，饮食不下，桂心散方。

桂心（一两） 前胡（二两，去芦头） 人参（一两，去芦头） 牛李根（一两，锉） 诃黎勒皮（二两） 青橘皮（一两，汤浸去白瓤，焙）

右件药，捣罗为散。每服四钱，以水一中盏，煎至六分，去滓，不计时候稍热服。

治膈气，心胸中烦满疼痛，及走疰，气欲绝，柴胡散方。

柴胡（一[38]两，去苗） 甘草（半两，炙微赤，锉） 当归（三分，锉，微炒） 木香（一两） 槟榔（一[39]两） 犀角屑（一两） 麝香（三[40]钱，细研）

右件药，捣筛为散。入麝香研匀，每服三钱，以水一中盏，煎至六分，去滓，不计时候稍热服。

治膈气，心胸中积冷气痛，心中满闷，不能下食，或时呕吐，半夏散方。

半夏（一两，汤洗七遍，去滑） 吴茱萸（半两，汤浸七遍，焙干，微炒） 桂心（一两） 人参（一两，去芦头） 甘草（半两，炙微赤，锉）

右件药，捣筛为散。每服三[41]钱，以水一中盏，入生姜半分、枣三枚，煎至六分，去滓，不计时候稍热服。

治膈气，心胸中气痛不可忍方。

木香（二[42]两） 吴茱萸（半两，汤浸七遍，焙干，微炒） 桂心（三分）

右件药，捣细罗为散。每服二[43]钱，以水一中盏，煎至六分，和滓，不计时候稍热服。

治膈气，心胸间痛，宜服此方。

白术（一两） 枳实（一两，麸炒微黄） 神曲（一两，炒微黄）

右件药，捣细罗为散。每服不计时候，以热酒调下一钱。

治膈气，心胸中虚寒疼痛，厚朴散方。

厚朴（一[44]两，去粗皮，涂生姜汁，炙令香熟） 吴茱萸（半两，汤浸七遍，焙干，微炒） 桂心（一两） 白术（一两） 陈橘皮（一两半，汤浸去白瓤，焙）

右件药，捣细罗为散。每服不计时候，以热酒调下一[45]钱。

治膈气，食后呕逆，心胸中疞痛方。

干姜（半两，炮裂，锉） 吴茱萸（半两，汤浸七遍，焙干，微炒） 白术（二两）

右件药，捣细罗为散。每服不计时候，以热酒调下一钱。

治膈气，心胸中气逆，时复疼痛，枳实散方。

枳实（一两，麸炒微黄） 桂心（一两）

右件药，捣细罗为散。每服不计时候，以热酒调下一钱。

治膈气，心胸气滞疼痛，连于腹胁，饮食不下，木香圆方。

木香（一两） 青橘皮（一两，汤浸去白瓤，焙） 槟榔（一两） 桂心（一两） 干姜（半两，炮裂，锉） 人参（三分，去芦头） 细辛（三[46]分） 吴茱萸（半两，汤浸七遍，焙干，微炒） 川乌头（半两，炮裂，去皮脐） 贝母（三分，煨微黄）

右件药，捣罗为末，炼蜜和捣三二百杵，圆如梧桐子大。每服不计时候，以粥饮下二十圆，常含三五元[47]嚥[48]津，甚佳。

治膈气，心胸间痛，气逆，饮食不下，小草圆方。

小草（三分） 桂心（三分） 川椒（三分，去目及闭口者，微炒去汗） 干姜（三分，炮裂，锉） 细辛（三分） 附子（半两，炮裂，去皮脐）

右件药，捣罗为末，炼蜜和捣三二百杵，圆如梧桐子大。每服不计时候，以粥饮下三十圆。

治五噎诸方

夫五噎者，一曰气噎，二曰忧恚噎，三曰食噎，四曰劳噎，五曰思噎。虽有五名，皆由阴阳不和，三焦隔绝，津液不行，忧恚嗔怒，所以谓之五噎，噎者，噎塞不通故也。

治五噎，胃管气滞，心月[49]满闷，咽中噎塞，不能下食，人参散方。

人参（半两，去芦头） 半夏（半两，汤洗七遍，去滑） 桂心（半两） 干姜（半两，炮裂，锉） 白术（半两） 草豆蔻（一两，去皮） 甘草（半两，炙微赤，锉） 陈橘皮（一两，汤浸去白瓤，焙） 枇杷叶（半两，拭去毛，炙微黄） 荜茇（半两） 大腹皮（一两，锉） 丁香（半两） 诃黎勒皮（一两） 厚朴（一两，去粗皮，涂生姜汁，炙令香熟）

右件药，捣粗罗为散。每服三钱，以水一中盏，入生姜半分，煎至六分，去滓，不计时候稍热服。

治五噎，心胸不利，痰壅食少，半夏散方。

半夏（一两，汤洗七遍，去滑） 槟榔（二[50]两） 前胡（一两，去芦头） 枳壳（一两，麸炒微黄，去瓤） 吴茱萸（半两，汤浸七遍，焙干，微炒） 人参（一两，去芦头） 甘草（半两，炙微赤，锉） 桔梗（一两，去芦头） 桂心（一两）

右件药，捣筛为散。每服三钱，以水一中盏，入生姜半分，小麦、小豆各五十粒，煎至六分，去滓，不计时候稍热服。

治五噎，食少，四肢乏力，木香散方。

木香（半两） 人参（半两，去芦头） 赤茯苓（三分） 神曲（三分，炒微黄） 桃仁（半两，汤浸去皮尖双仁，麸炒微黄） 麦糵（三分，炒微黄） 肉豆蔻（半两，去壳） 青橘皮（三分，汤浸去白瓤，焙） 甘草（一分，炙微赤，锉）

右件药，捣细罗为散。每服一钱，以水一中盏，煎至五分，和滓，不计时候稍热服。

治五噎，胸心气塞，三焦隔绝，咽喉不利，食饮难下，人参圆方。

人参（一两，去芦头） 半夏（一两，汤洗七遍，去滑） 桂心（一两） 防葵（一两） 小草（一两） 附子（一两，炮裂，去皮脐） 细辛（一两） 甘草（一两，炙微赤，锉） 食茱萸（一两） 紫菀（三分，去苗土） 干姜（三分，炮裂，锉） 赤芍药（三分） 枳实（三分，麸炒微焙[51]） 川乌头（三分，炮裂，去皮脐） 诃黎勒皮（一两）

右件药，捣罗为末，炼蜜和捣三二百杵，圆如梧桐子大。每服不计时候，以生姜汤下二十圆。

治五噎，胸中寒，呕逆气隔，饮食不下，食茱萸圆方。

食茱萸（三分） 干姜（一[52]分，炮裂，锉） 川椒（三分，去目及闭口者，微炒去汗） 桂心（三分） 人参（三分，去芦头） 细辛（三分） 赤茯苓（半两） 白术（半两） 附子（半两，炮裂，去皮脐） 陈橘皮（三分，汤浸去白瓤，焙）

右件药，捣罗为末，炼蜜和捣三二百杵，圆如梧桐子大。不计时候，以温酒下二[53]十圆。

治五噎，喉咽壅塞不通，胸膈忧恚气滞，胃寒食少，干姜圆方。

干姜（半两，炮裂，锉） 川椒（半两，去目及闭口者，微炒去汗） 食茱萸（半两） 羚羊角屑（一[54]两） 射干（一两） 马蔺子（一两，微炒） 人参（一两，去芦头） 桂心（一两） 细辛（一两） 白术（一两） 赤茯苓（一两） 附子（一两，炮裂，去皮脐） 陈橘皮（一两，汤浸去白瓤，焙） 诃黎勒皮（一两）

右件药，捣罗为末，炼蜜和捣三二百杵，圆如梧桐子大。不计时候，以生姜汤下三十圆。

治五噎，喉咽妨塞，食饮不下，宜服昆布圆方。

昆布（一两半，洗去咸味） 羚羊角屑（半两） 柴胡（三分，去苗） 麦门冬（一两半，去心，焙） 杏仁（半两，汤浸去皮尖双仁，麸炒微黄） 天门冬（一两半，去心，焙） 木通（三分，锉） 槟榔（三分） 诃黎勒皮（一两半） 郁李仁（一两，汤浸去皮，微炒） 川大黄（一两，锉碎，微炒） 射干（半两） 川朴硝（一两） 桂心（一两） 百合（一两） 紫苏子（半两，微炒） 陈橘皮（三分，汤浸去白瓤，

焙）

右件药，捣罗为末，炼蜜和捣三二百杵，圆如梧桐子大。不计时候，以热酒下三十圆，夜饭后，取一圆如弹子大，绵裹，含化咽津。

治五噎，心胸咽喉迫塞，痰毒壅滞，涕唾稠黏，不能下食，宜用此吐方。

硫黄（一分，细研） 阿魏（一[55]分，面裹煨令面熟为度） 密陀僧（一分，细研） 安息香（一分） 砒霜（一钱，细研） 朱砂（一分，细研） 乳香（一分，别研入） 麝香（一钱，细研）

右件药，同研令细，熔乳香安息香及炼了蜜少许，和圆如绿豆大。每服不计时候，以冷茶下五圆，当吐，如行十里未吐，即再服。

治五噎立效方。

枇杷叶（一两，拭去毛，炙微黄） 陈橘皮（一两，汤浸去白瓤，焙） 生姜（半两）

右件药，都以水二大盏半，煎至一盏半，去滓，不计时候，分温三服。

又方。

半夏（半两，汤洗七遍，去滑） 芦根（一两，锉） 甜葶苈（半两，隔纸炒令紫色）

右件药，捣筛，都以水二大盏半，入生姜半两，同煎至一盏半，去滓，不计时候，分温三服。

又方。

杏仁（二[56]两，汤浸去皮尖双仁，麸炒，微黄） 桂心（二两）

右件药，捣罗为末，炼蜜和圆，如酸枣大。不计时候，含一圆咽津。

治五噎，心膈气滞烦满，吐逆不下食方。

芦根五两细锉，以水三大盏煮取二盏，去滓，不计时候，稍热服三[57]合。

治五噎，胸膈咽喉不利，痰逆食少，宜服此方。

半夏（七枚小者，汤洗去滑）

右件药，捣细罗为散。都为一服，以浓生姜汤调服之，患年多者，不过三服差。

治噎不下食烦闷诸方

夫阴阳不和，则三焦隔绝，致津液不利，故令气塞不调，是以成噎也。此由忧恚所致，忧恚则气结，气结则不宣流，食饮不下，心胸烦闷，故令噎塞不通方。

治心胸噎塞烦闷，食饮不下，木香散方。

木香（半两） 赤茯苓（半两） 昆布（三分，洗去咸味） 桔梗（三分，去芦头） 木通（三分，锉） 桑根白皮（一两，锉） 半夏（三分，汤洗七遍，去滑） 射干（半两） 枇杷叶（三分，拭去毛，炙微黄） 枳壳（三分，麸炒微黄，去瓤） 桂心（三分） 人参（三分，去芦头）

右件药，捣粗罗为散。每服三钱，以水一中盏，入生姜半分，煎至六分，去滓，不计时候温服。

治噎不下食，心胸烦闷，不得眠卧，芦根散方。

芦根（一两，锉） 木通（半两，锉） 射干（三分） 半夏（三分，汤洗七遍，去滑） 赤茯苓（半两） 人参（一两，去芦头） 甘草（半两，炙微赤，锉） 枳壳（三分，麸炒微黄，去瓤）

右件药，捣筛为散。每服三钱，以水一中盏，入生姜半分，煎至六分，去滓，不计时候温服。

治噎，心胸烦满，食饮不下，腹胁妨闷，诃黎勒散方。

诃黎勒皮（一两半） 桂心（三分） 枳壳（三分，麸炒微黄，去瓤） 陈橘皮（一两，汤浸去白瓤，焙） 甘草（半两，炙微赤，锉） 芦根（一两，锉） 木瓜（三分，干者） 羚羊角屑（三分）

右件药，捣细罗为散。不计时候，煎木瓜汤调下一钱。

治噎，心胸短气，烦闷不能下食，半夏圆方。

半夏（一两，汤洗七遍，去滑） 木香（一两） 枳壳（二两，麸炒微黄，去瓤） 羚羊角屑（一两） 桂心（一两半）

右件药，捣罗为末，以生姜自然汁煮面糊和圆，如梧桐子大。每服不计时候，煎木瓜汤下二十圆。

治噎，不能下食，咽喉壅塞，心胸烦闷，生姜汁煎方。

生姜汁（五合） 白蜜（五两） 人参（二两，去芦头，捣罗为末） 百合（二两，捣罗为末） 牛酥（五合）

右件药，内铜锅中，以慢火煎如膏，不计时候，含一圆如半枣大，咽津，或煎人参汤调下一茶匙亦得。

又方。

右取舂杵头糠，细罗，以老牛涎和圆，如弹子大。不计时候，含一圆咽津。

治气噎诸方

夫气噎者，由阴阳不和，脏气不理，寒气填于胸膈，故噎塞不通，而谓之气噎，令人喘悸胸背痛也。

治气噎，食饮不下，腹中雷鸣，大便不通，利气槟榔散方。

槟榔（一两） 木香（半两） 芎䓖（半两） 诃黎勒皮（一两） 昆布（一两，洗去咸味） 桂心（半两） 甘草（一分，炙微赤，锉） 川大黄（一两，锉碎，微炒） 半夏（半两，汤洗七遍，去滑）

右件药，捣粗罗为散。每服四钱，以水一中盏，入生姜半分，煎至六分，去滓，不计时候稍热服。

治气噎不通，心悸喘急，胸背疼闷，咽喉壅塞，半夏散方。

半夏（三分，汤洗七遍，去滑） 柴胡（一两，去苗） 羚羊角屑（一两） 射干（三分） 赤茯苓（一两） 桔梗（一分，去芦头） 昆布（一两，洗去咸味） 甘草（半两，炙微赤，锉） 木香（半两）

右件药，捣粗罗为散。每服三钱，以水一中盏，入生姜半分，煎至六分，去滓，不计时候稍热服。

治气噎，心膈壅塞，不能下食，宜服此方。

赤茯苓（一两） 桂心（半两） 桑根白皮（一两）

右件药，捣粗罗为散。每服三钱，以水一中盏，入粟米一茶匙，煎至六分，去滓，不计时候温服。

治气噎极甚，咽喉胸膈壅塞不通，桂心散方。

桂心（一两）　吴茱萸（半两，汤浸七遍，焙干，微炒）　射干（一两）　赤茯苓（一两）　木香（半两）

右件药，捣粗罗为散。每服三钱，以水一中盏，入生姜半分，煎至六分，去滓，不计时候稍热服。

治咽喉不利，胸膈气噎，不能下食方。

半夏（一两半，汤洗七遍，去滑）　桂心（三分）　木香（半两）

右件药，捣粗罗为散。每服二钱，以水一中盏，入生姜半分，煎至六分，去滓，不计时候温服。

治胸中气噎不下食，喉中如有肉块方。

昆布（二两，洗去咸味）　小麦（二合）

右件药，以水三大盏，煎候小麦烂熟，去滓，每服不计时候，吃一小盏，仍拣取昆布，不住含三两片子，咽津极妙。

治气噎，胸膈不利，烦满不下食方。

蜜（半升）　酥（半升）　生姜汁（半升）

右件药相和，以慢火煎成膏，收于瓷盒中。每取半枣大，含化咽津，或内热酒中调服之，亦得。

治胸膈气噎塞，烦闷不下饮食，腹胁妨胀，秘涩不通，大腹皮圆方。

大腹皮（一两，锉）　木香（一两）　诃黎勒皮（一两）　桂心（半两）　川大黄（一两半，锉碎，微炒）　半夏（一两，汤洗七遍，去滑）　前胡（一两，去芦头）　枳壳（一两，麸炒微黄，去瓤）　青橘皮（一两，汤浸去白瓤，焙）　芎䓖（三分）　干木瓜（一两）　郁李仁（一两，汤浸去皮，微炒）

右件药，捣罗为末，炼蜜和捣三二百杵，圆如梧桐子大。每服不计时候，煎生姜木通汤下三十圆。

治食噎诸方

夫食噎者，此由脏冷而不理，津液涩少，而不能传行饮食，故食入则噎塞不通，故谓之食噎，胸内痛不得喘息，食不下是也。

治饮食喜噎，宜服半夏散方。

半夏（一两，汤洗七遍，去滑） 干姜（一两，炮裂，锉） 石膏（二两） 人参（一两，去芦头） 栝楼根（一两） 桂心（一两） 甘草（半两，炙微赤，锉） 吴茱萸（半两，汤浸七遍，焙干，微炒）

右件药，捣粗罗为散。每服三钱，以水一中盏，入生姜半分、枣二枚，小麦、小豆各五十粒，同煎至六分，去滓，不计时候稍热服。

治食噎，饮食不下，妨闷极甚，羚羊角散方。

羚羊角屑（一两） 前胡（一两，去芦头） 甘草（一两，炙微赤，锉） 人参（二两，去芦头） 陈橘皮（二两，汤浸去白瓤，焙） 赤茯苓（一两） 马蔺子（二两，微炒）

右件药，捣粗罗为散。每服三钱，以水一中盏，入生姜半分，煎至六分，去滓，不计时候稍热服。

治气隔食噎方。

川大黄（一两，锉碎，微炒） 诃黎勒皮（一两半）

右件药，捣罗为末，炼蜜和圆，如梧桐子大。每服不计时候，以粥饮下十圆。

治胸膈气滞，食噎不下方。

舂杵头细糠（一合） 昆布末（一两）

右件药，用老牛涎一合，生百合汁一合，二味以慢火煎，入少蜜，搅成膏，搜前二味圆如鸡头实大，不计时候，含一圆细细咽津。

又方。

右以手巾布裹舂杵头糠，时时拭齿。

又方。

右用炭火捣，细罗为散，炼蜜和圆，如酸枣大。不计时候，含一圆细细咽津。

治卒食噎方。

陈橘皮（一两，汤浸去白瓤，焙干，捣末）

右以水一大盏，煎取半盏，稍热顿服。

又方。

右用鸡毛烧灰五两，滑石末三两，相合令匀，不计时候，煎榆白皮汤调下一钱。

又方。

右取老牛涎沫如枣核大。置水中饮之，终身不噎。

又方。

鸬鹚喙，当噎时，以冲之则下。

又方。

羚羊角屑（一两）

右捣细罗为散。每服不计时候，以粥饮调服一钱，亦可以角水磨涂咽喉外。

治噎病方。

狼喉结曝干，捣罗为末，入半钱于饭内食之。

治卒噎方。

左右傍人，可与轻解衣带，勿令噎者知则愈。

治醋咽诸方

夫醋咽者，由上焦有停痰，脾胃有宿冷，故不能消谷，谷不能消，则胀满而气逆，所以好咽而吞酸，致气息酸臭也。

治哕逆醋咽，胃膈不利，食少腹胀，陈橘皮散方。

陈橘皮（二两，汤浸去白瓤，焙）　白槟榔（一两）　人参（一两，去芦头）　白术（一两）　厚朴（一两，去粗皮，涂生姜汁，炙令香熟）

右件药，捣粗罗为散。每服四钱，以水一中盏，入生姜半分、枣二枚，煎至六分，去滓，不计时候稍热服。

治食毕即醋咽，心胸气滞，腹胁疼痛，不能下食，人参散方。

人参（二两，去芦头）　吴茱萸（半两，汤浸七遍，焙干，微炒）　木香（半两）　半夏（一两，汤洗七遍，去滑）　陈橘皮（二两，汤浸去白瓤，焙）　高良姜（一两，锉）

右件药，捣粗罗为散。每服三钱，以水一中盏，入生姜半分、枣三枚，煎至六分，去滓，不计时候稍热服。

治酸咽吐水及白沫，食饮不消，腹胁胀满，槟榔散方。

槟榔（一两） 厚朴（二两，去粗皮，涂生姜汁，炙令香熟） 甘草（半两，炙微赤，锉） 川大黄（一两，锉碎，微炒） 白术（一两） 诃黎勒皮（一两） 陈橘皮（一两半，汤浸去白瓤，焙） 吴茱萸（半两，汤浸七遍，焙干，微炒） 桂心（一两）

右件药，捣粗罗为散。每服三钱，以水一中盏，入生姜半分，煎至六分，去滓，不计时候稍热服。

治食讫醋咽多噫，食不下，脾胃虚冷，白术散方。

白术（一两） 吴茱萸（半两，汤浸七遍，焙干，微炒） 高良姜（一两，锉） 桂心（一两） 人参（一两，去芦头）

右件药，捣粗罗为散。每服三钱，以水一中盏，入生姜半分，煎至五分，去滓，不计时候稍热服。

治醋咽，胸中气塞，食饮不下，半夏散方。

半夏（半两，汤洗七遍，去滑） 人参（一两，去芦头） 赤茯苓（一两） 甘草（半两，炙微赤，锉） 吴茱萸（半两，汤浸七遍，焙干，微炒） 诃黎勒皮（一两）

右件药，捣粗罗为散。每服三钱，以水一中盏，入生姜半分、枣三枚，煎至六分，去滓，不计时候稍热服。

治脾胃冷气上攻，胸膈切痛，醋咽不能下食，木香散方。

木香（一两） 厚朴（一两，去粗皮，涂生姜汁，炙令香熟） 槟榔（一两） 陈橘皮（二两，汤浸去白瓤，焙） 白术（一两） 甘草（半两，炙微赤，锉） 高良姜（一两，锉） 前胡（二两，去芦头）

右件药，捣粗罗为散。每服三钱，以水一中盏，入生姜半分，煎至六分，去滓，不计时候稍热服。

治胸胁支满，背上时寒，腹胀多噫，醋咽气逆，前胡圆方。

前胡（一两半，去芦头） 枳壳（一两，麸炒微黄，去瓤） 桂心（一两） 草豆蔻（一两，去壳） 高良姜（一两，锉） 干姜（半两，炮裂，锉） 赤茯苓（一两） 吴茱萸（一两，汤浸七遍，焙干，微炒）

赤芍药（一两） 厚朴（二两，去粗皮，涂生姜汁，炙令香熟） 川大黄（二两，锉碎，微炒） 杏仁（一两，汤浸去皮尖双仁，麸炒微黄）

右件药，捣罗为末，炼蜜和捣三二百杵，圆如梧桐子大。每服不计时候，以生姜汤下三十圆。

治脾肺气冷，上攻胸膈，呕吐酸水，不思饮食，腹胁虚胀，槟榔圆方。

槟榔（半两） 高良姜（三分，锉） 陈橘皮（半两，汤浸去白瓤，焙） 桂心（一分） 厚朴（半两，去粗皮，涂生姜汁，炙令香熟） 诃黎勒皮（半两） 半夏（半两，汤洗七遍，去滑） 草豆蔻（半两，去皮） 白术（半两）

右件药，捣罗为末，炼蜜和捣三二百杵，圆如梧桐子大。不计时候，以生姜汤下三十圆。

又方。

槟榔（二两） 陈橘皮（一两半，汤浸去白瓤，焙）

右件药，捣细罗为散。每服不计时候，以生姜蜜汤调下一钱。

【校注】

① 治：日本抄本作"诒"字。

② 谓：日本抄本作"弱"字。

③ 此：日本抄本作"出"字。

④ 二：日本抄本作"一"。

⑤ 二：日本抄本作"一"。

⑥ 有：日本抄本作"看"字，义胜。

⑦ 一：日本抄本作"半"字。

⑧ 桂心：其下日本抄本有"一分"二字，此处脱文。

⑨ 二：日本抄本作"三"。

⑩ 一两麸炒微黄去瓤：此八字底本无，据日本抄本补。

⑪ 二：日本抄本作"二"。

⑫ 蔺：日本抄本作"蔺"字。

⑬ 三分：日本抄本作"一两"字。

⑭ 稍难：日本抄本作"难稍"。

⑮ 三：日本抄本作"二"。

⑯ 二：日本抄本作"一"。

⑰ 多：日本抄本作"能"字。

⑱ 一：日本抄本作"二"。

⑲ 三：日本抄本作"二"。

⑳ 分：日本抄本作"两"。

㉑ 二：日本抄本作"一"。

㉒ 令：日本抄本作"冷"字。

㉓ 则：底本脱，据日本抄本补。

㉔ 二：日本抄本作"一"。

㉕ 一：日本抄本作“二”。
㉖ 一：日本抄本作“二”。
㉗ 二：日本抄本作“一”。
㉘ 一：日本抄本作“二”。
㉙ 鸡舌：日本抄本作“龙脑”二字。
㉚ 脐：日本抄本作“脾”字。
㉛ 三：日本抄本作“半”。
㉜ 二：日本抄本作“一”。
㉝ 半两微煨锉：此五字底本无，据日本抄本补。
㉞ 一：日本抄本作“三”字。
㉟ 四：日本抄本作“半”字。
㊱ 半：日本抄本作“五”。
㊲ 二：日本抄本作“一”。
㊳ 一：日本抄本作“二”。
㊴ 一：日本抄本作“半”字。
㊵ 三：日本抄本作“二”。
㊶ 三：日本抄本作“二”。
㊷ 二：日本抄本作“半”字。
㊸ 二：日本抄本作“三”。
㊹ 一：日本抄本作“二”。
㊺ 一：日本抄本作“二”。
㊻ 三：日本抄本作“半”字。
㊼ 元：同“圆”。
㊽ 嚥：同“咽”。
㊾ 月：日本抄本作“胸”字，义长可从。
㊿ 二：日本抄本作“一”。
51 焙：日本抄本作“黄”字。
52 一：日本抄本作“二”。
53 二：日本抄本作“三”。
54 一：日本抄本作“半”字。
55 一：日本抄本作“二”。
56 二：日本抄本作“三”。
57 三：日本抄本作“二”。